全国中等中医药教育规划教材

中医基础学

（供中医药类专业用）

主　编　何晓晖

副主编　张忠奎

主　审　袁银根

编　委　（以姓氏笔画为序）

王农银　李广德　李　彬

杜卫国　郑尚雪　徐宜兵

學苑出版社

图书在版编目(CIP)数据

中医基础学/何晓晖主编 .— 北京：学苑出版社，2002.6(2024.8 重印)
ISBN 978-7-5077-1973-4
全国中等中医药教育规划教材

Ⅰ.中… Ⅱ.何… Ⅲ.中国医学-中医基础理论-医学专科学校-教材 Ⅳ.R2.22

中国版本图书馆 CIP 数据核字(2002)第 000159 号

编　　审：严季澜
责任编辑：付国英
封面设计：李　戎　张致民
出版发行：学苑出版社
社　　址：北京市丰台区南方庄 2 号院 1 号楼
邮政编码：100079
网　　址：www.book001.com
电子邮箱：xueyuanpress@163.com
联系电话：010-67601101(营销部)　010-67603091(总编室)
印 刷 厂：廊坊市都印印刷有限公司
开本尺寸：787 mm × 1092 mm　1/16
印　　张：18
字　　数：425.9 千字
版　　次：2002 年 6 月第 1 版
印　　次：2024 年 8 月第 46 次印刷
定　　价：78.00 元

前　言

为适应全国中等中医药教育发展的需要，根据教育部和国家中医药管理局组织制订的中等中医药专业目录和各专业教学计划，在国家中医药管理局指导下，由全国中医药职业技术教育学会组织编写了全国中等中医药教育规划教材。本次编写出版的教材有《中医基础学》、《中药学》、《方剂学》、《人体解剖生理学》、《药理学》、《诊断学基础》、《中医内科学》、《外科学》、《中医妇科学》、《儿科学》、《针灸学》、《推拿学》、《针灸推拿学》、《中医伤科学》、《内科学》、《中医基础护理学》、《内科护理学》、《外科护理学》、《妇科护理学》、《儿科护理学》、《常见急症处理》、《中医学概要》、《卫生防疫概论》、《常用护理技术》等中医类专业主干课程教材共24门。

本次教材是在国家中医药管理局1988年统一组织编写出版的中等中医药教材基础上重新编写的全国中等中医药教育规划教材。进入21世纪，我国职业教育有较大的发展，人才培养模式、教学内容和课程体系的改革不断深入。为适应新形势的需要，本套教材编写出版遵循了坚持以市场为导向，岗位需要为前提，综合职业能力为基础，强化专业目标，淡化学科意识，突出职业教育特点等基本编写原则，根据中等中医药人才培养目标的要求，在教材编写形式和内容方面都有了较大的改进，在教材编写的组织管理、质量评价和出版发行上亦体现了改革意识，引入了竞争机制。为了保证本套教材的质量，国家中医药管理局科技教育司和全国中医药职业技术教育学会多次召开有关教材编写出版的会议，认真学习了教育部《关于制定中等职业学校教学计划的原则意见》等文件，制定下发了《中等中医药教育教材建设的指导性原则》、《中等中医药专业教材编写基本原则》、《中等中医药教育教材建设管理暂行办法》和《中等中医药教材出版基本原则意见》等相关文件，成立了各专业教材编审委员会和教材建设办公室，加强了对教材编写出版的组织与管理，力求提高本套教材质量，更好地为中等中医药教育和中医药人才培养服务。

鉴于本次教材编写从组织管理、运行机制到编写要求与内容都进行了较大改革，因此，存在不足之处在所难免，希望中等中医药教育战线的教育工作者和广大读者在使用过程中，提出宝贵意见，以利再版修订时日臻完善。

全国中医药职业技术教育学会

2002年4月27日

编写说明

本教材是国家中医药管理局科技教育司和全国中医药职业技术教育学会共同组织编写的，供全国中医药类各专业使用。各专业可根据教学大纲对本课程的不同要求选用。

本教材是按照国家中医药管理局科技教育司组织制订的教学计划和规定而编写的。《中医基础学》是中医学的专业基础课，是阐述中医学的基本理论与技能的综合性学科。掌握好中医基础学理论和技能，将为学好中医药学其他课程打下坚实的基础。

本书在1986年出版的《中医基础学》的基础上，对原有知识体系和结构作了调整与优化，并吸收了中医基础理论研究进展的新内容。书中针对职业教育的特点，力求突出实用性、实践性和技能性。理论知识以适度、必需、够用为原则，同时也为学生毕业后继续教育奠定一定的基础。本书重视实践性教学和基本技能的训练，首次引进系列的教学实验，使学生在实验中加深对中医理论的理解，并增强动手能力及分析问题、解决问题的能力。并制定了四诊技能考核标准，以便开展望、闻、问、切等基本技能的训练与考核，从而加强职业岗位技术应用能力的培养。

本书内容包括绪论、阴阳五行、精气血津液、藏象、经络、体质、病因、病机、诊法、辨证、养生与防治原则等，后附四诊技能考核标准和实验指导。绪论、阴阳五行、藏象、体质由江西省中医药学校何晓晖主任中医师、高级讲师编写，精气血津液和形体官窍由遵义中医学校王农银高级讲师编写，经络由重庆中医学校郑尚雪高级讲师编写，病因由四川绵阳中医学校李彬高级讲师编写，诊法由江西省中医药学校徐宜兵高级讲师、副主任中医师编写，八纲辨证和外感病辨证由安徽中医药高等专科学校李广德高级讲师编写，气血津液辨证和脏腑辨证由黑龙江省中医药学校张忠奎高级讲师、副主任中医师编写，病机和养生与防治原则由河南安阳中医药学校杜卫国高级讲师编写。安徽中医药高等专科学校袁银根主任中医师、高级讲师对本书进行了审阅。书中《实验指导》内容，是江西省中医药学校何晓晖、朱荣林、徐宜兵、余伯亮、周达喜等老师的教学研究成果。本书编写过程中，得到国家中医药管理局领导和全国中医药职业教育学会的热情关心，得到兄弟学校的大力支持，书中参考并引用了国内大中专教材的内容及部分学者的研究成果，在此谨致以衷心的谢意！

本书虽经集体讨论、共同审订，但限于编者水平，书中谬误之处在所难免，希望各学校广大师生和读者，在使用过程中，多提宝贵意见，以便教材质量能不断提高。

编　者

2002年3月

目　录

绪 论

中国医药学是中国人民几千年来同疾病作斗争的极为丰富的经验总结，是中华民族优秀文化的一个重要组成部分。在中国古代哲学思想的影响和指导下，通过长期医疗实践及学科之间的互相渗透，它逐步形成并发展成为独特的医学理论体系，为中国人民保健事业和中华民族的繁衍昌盛作出了巨大的贡献，也对整个人类健康和世界文明产生了积极的影响。

一、中国医药学是一个伟大的宝库

中医药学发祥于中国古代社会，并在历史的长河中得以不断发展，不断提高，它既有独特的理论体系，又具有丰富的实践经验。中医药现存古典医籍8000余种，记载着数千年来中医药的理论和实践经验。中医学防治疾病的方法丰富多彩，除广泛应用的方药和针灸外，还有推拿、按摩、刮痧、薄贴、火罐、熨疗、水疗、浴疗、泥疗、气功等许多行之有效的治疗方法。本草书籍记载的药物在3000种以上。中国医药学是一个伟大的宝库，是科学史上的奇迹和中华民族的骄傲。

（一）中医药学具有悠久而辉煌的历史

中医药有五千年的悠久历史，并有着灿烂辉煌的成就，至公元16世纪，一直居于世界医学的先进行列。早在3000多年前商代的甲骨文字中就有关于疾病和医药卫生的记载。在周代，已有了食医、疾医、疡医、兽医的医学分科，并开始进行除虫、灭鼠、改善环境卫生等防病活动。成书于春秋战国的《内经》，是中国医学史上现存最古老也是最宏伟的典籍，奠定了中医学的理论基础，书中许多解剖、生理、病理学的认识大大超越了当时的世界医学水平，其中血液在脉管内是“流行不止，环周不休”的观点，比英国哈维氏在公元1628年发现血液循环早1000多年。1800年前写成的药物学专书《神农本草经》，总结了汉以前的药物知识，书中记述的黄连治痢、常山截疟、麻黄治喘、海藻治瘿瘤、水银治疥疮等，是世界药物学上的最早记载。公元2世纪时，华佗首先使用麻沸散进行全身麻醉，施行剖腹手术，这是世界医学史上最早的外科手术记录；他倡导的“五禽戏”，成为体育疗法的先驱。晋代葛洪研究炼丹术，著《抱朴子》，详记了无机物炼制金丹的过程和服用方法，应用了升华、蒸馏等制药法，成为现代化学的先驱。公元659年，唐政府组织编写的《新修本草》，不仅是中国历史上由政府颁行的第一部药典，也是世界上最早的国家药典。宋代宋慈的《洗冤集录》（1247年）在法医学方面有很高的成就，比欧洲最早的法医学著作还早350多年，是世界上最早的法医学专著。大约在公元11世纪，古人即开始应用“人痘接种法”预防天花，成为世界医学免疫学的先驱，为“人工免疫”预防接种的发明开创了道路。16世纪中叶著名的医药学家李时珍在长期实践的基础上，集中了历代劳动人民的智慧与经验，编写了闻名世界的《本草纲目》，该书不仅丰富了我国药物学的内容，而且奠定了植物学的基础，被誉为“东方医药巨著”。以上事实足以证明中医药学具有的历史辉煌。

（二）中医药学具有鲜明的学术特色及优势

在科技发展日新月异的今天，许多经验性的自然学科由于自身的局限性，相继被实验科学淘汰了，而中医药学却历经数千年而不衰，至今仍屹立于世界医学之林，仍在人类的医疗保健中发挥着重要的作用。究其原因，这是由自身理论的科学性和优势所决定的，随着疾病谱的变化，崇尚利用天然药物潮流的形成，老龄化社会的到来和健康观的转变，中医药学的优势特色越来越显现出来。中医药学所具备的整体医学特征、重视大生态的“天人合一”思想、养生保健思想、个体化诊疗和应用自然药物、自然疗法等特点，不仅符合当今人类医疗保健要求，更显示着自身的科学价值。中医药学具有以下学术优势：

1. 理论上的优势

中医理论融会了阴阳、五行、精气等哲学概念，以临床实践为基础，吸收了古代自然、社会、生物、心理等多学科的重要成就，从整体、联系、运动的观点出发，综合地研究人体的生命活动及病理变化。它十分重视自然、社会环境对人体健康的影响，在其理论形成之初，就确立了“自然—生物—心理—社会”的医学模式雏形，孕育着许多现代医学和生物学的新理论、新学说的胚胎和萌芽。正是这些宝贵的理论精髓，赋予了中医药学强大的生命力。

2. 治疗上的优势

辨证论治是中医临床诊治的特色，因人、因时、因地制宜及个体化诊疗，以及整体调节思想，符合人体多样性的特点，符合现代治疗学的发展趋势。中医药学以其独特的理论与实践，对诸如病毒性疾病、心脑血管疾病、免疫性疾病、代谢性疾病、心身疾病及老年病等一系列疾病，具有独特的治疗效果。

3. 方药上的优势

天然药物蕴藏丰富，我国有中药材12807种，历代医籍记载方剂10多万首，目前我国生产的中成药有5000多种，是新药筛选开发的巨大资源，这些经过长期临床实践应用的有效方药，具有开发投资少、风险小、周期短的特点，将成为全球新药研究开发的一个热点，也将成为我国的新兴支柱产业。

4. 养生保健方面的优势

中医药学在养生保健和延年益寿方面拥有系统的理论和许多有效的方法，其中根据“药食同源”理论研制开发的具有延缓衰老、调节免疫、抗疲劳等多种功能食品，有着巨大的市场需求。“人人享有卫生保健”是人类卫生工作面临的重要任务，天然中药及自然疗法具有毒副作用小、医疗成本低、易应用于基本卫生保健的突出优势。

（三）中医药学对世界医学作出了重大贡献

历史上，随着古代中国的对外贸易发展，医药对外交流也不断扩大，中医药在日本、朝鲜、东南亚、印度、伊朗、阿拉伯及欧洲各国产生了极大的影响，因此，对世界医药学发展产生了积极的促进作用。如我国的人痘接种术曾经日本、朝鲜，传至俄国、土耳其、英国等，为免疫学的发展开创了道路。《本草纲目》先后被译成拉丁、朝鲜、日本、俄国、英国、法国等多种文字，广泛地流传国外，被英国科技史家李约瑟博士称为“中国博物学中的无冕之王”。《洗冤集录》先后被译为英国、法国、德国、荷兰、日本、朝鲜等多种文字，流传世界各国，为世界法医学作出了杰出的贡献。

建国以来，尤其是改革开放以来，中医药对外交流与合作日益增多，层次与水平不断提高，目前我国已与世界许多国家和地区建立了多种形式的中医医疗、教学与科研合作关系，来我国学习自然科学的外国留学生中，学习中医的人数连续多年来位居第一。针灸已在140多个国家和地区得到应用，在西方发达国家，针灸已经被逐渐纳入医疗体系之中。部分国家与地区已确定了中医药的合法地位。中药已出口到130多个国家和地区，我国先后与几十个国家和地区进行了中药研制开发的多形式合作。中医药正全面走向世界，为人类的卫生保健做出了新贡献。

中医药学是中华民族优秀传统文化的瑰宝，也是世界人民的共同财富。当前，还有许许多多疾病严重地危害着人类的健康。中医学具有独特的理论和治疗方法，在治疗心脑血管疾病、恶性肿瘤、老年性痴呆、病毒性肝炎、艾滋病、自身免疫性疾病、血液病、多脏器衰竭、肾功能衰竭以及脏器纤维化、病毒性感冒等难治性疾病方面大有作为，并已在许多领域处于世界领先地位。中医药学特色和优势的发挥，必将对人类健康事业做出更大贡献。

二、中医理论体系的形成和发展

中医学具有悠久的历史，经过数千年的发展，形成了一门具有独特理论体系的学科。中医学理论体系的形成和发展，大体上可以分为五个时期：

（一）先秦、秦、汉时期

先秦、秦、汉时期，中医学发展的特点是在前代的基础上，进行了系统的总结，在人体结构、生理、病因、病机、诊法、辨证、治则、治法、方剂和中药等各个领域，形成了相对完整的理论体系，为后世中医学发展奠定了基础。这一时期的代表著作有以下四部：

1.《黄帝内经》

成书于春秋战国时代。分《素问》、《灵枢》两部分，共18卷，162篇。《黄帝内经》的成书，标志着中医学理论体系的初步形成，它不仅反映了当时的医学成就，同时也初步确立了中医学独特的理论体系，成为中医学进一步发展的基础和源泉。

《黄帝内经》以当时的唯物论和辩证法哲学思想为指导，以精气学说、阴阳学说、五行学说为论理工具，从整体出发，系统地阐述了人体的结构、生理、病因、病理，以及疾病的诊断、预防、治疗等，同时书中蕴含了社会医学、气候医学、时间医学、心理学等丰富内容。该书的许多方面处于当时的世界领先水平。例如在形态学方面，对人体骨骼、血脉的长度、内脏器官的大小和容量等的记载，已相当接近现代医学的认识，如食道与肠的比例是1:35，现代解剖学是1:37。在血液循环方面，已认识到血液在脉中是“流行不止，环周不休”。在发病学上，强调人体的抗病力量，“正气存内，邪不可干”，并提出了“治未病”的论点。在治疗方法上，已有药物疗法、针灸疗法、推拿疗法、导引疗法、物理疗法、手术疗法、饮食疗法、心理疗法等丰富的手段。《内经》不愧是博大精深的医学百科全书，是中华民族宝贵的文化遗产。

2.《难经》

又名《八十一难经》，成书约在秦汉之际，作者不详，托名秦越人撰。本书用假设问答、解释疑难的方式，阐述了人体的结构、生理、病因、病机、诊断、治则和治法等，尤其在脉诊、经络、命门和三焦等方面，在《内经》的基础上有所发展。

3.《伤寒杂病论》

为东汉末年张仲景所著。宋代林亿等整理出版时，将该书分为《伤寒论》和《金匮要略》两书。《伤寒杂病论》的问世，代表了临床医学的发展和辨证论治的确立。张仲景继承了《黄帝内经》的学术思想，结合前人和同代医家的临床经验，以六经论伤寒，以脏腑论杂病，提出了包括理、法、方、药在内的辨证论治原则，使中医基础理论与临床实践紧密结合起来，为中医临床医学的发展奠定了坚实的基础。《伤寒论》载方113首，《金匮要略》载方262首，除去重复，两书实载方剂269首，使用药物达214种，这些方剂一直被后世医家所沿用，故《伤寒杂病论》对方剂学的发展，也作出了重要贡献，被誉为"方书之祖"。

4.《神农本草经》

成书于汉代，托名神农所著，是我国现存最早的药物学专著。该书总结了汉以前的药物学知识，共收载中药365种，根据功效和有毒无毒，分为上、中、下三品，并将药物分为寒、凉、温、热四性，酸、苦、甘、辛、咸五味，奠定了中药理论体系发展的基础。书中记述的黄连治痢、常山截疟、麻黄治喘、海藻治瘿瘤、水银治疥疮等，均是世界药物学上的最早记载。

（二）晋、隋、唐时期

晋隋唐时期，中医学理论和医疗实践有着显著发展。晋代皇甫谧著《针灸甲乙经》，总结了秦汉三国以来的针灸学成就，为现存最早的针灸学专著。晋代王叔和的《脉经》，深入地阐明了脉理，确立了寸口诊脉法，首创"三部九候"及脏腑分配原则，为我国最早的脉学专著。隋代巢元方等著《诸病源候论》，是我国第一部病因、病机和证候学专书，分别论述了内、外、妇、儿、五官等各科疾病的病源和症状，如指出寸白虫（绦虫）病是吃了不熟的牛肉所致。唐代王冰潜心钻研《内经》，对《黄帝内经素问》重新编次和注释，对中医理论有所发挥。唐代孙思邈所著《千金要方》和《千金翼方》，是两本以记载处方和其他各种治疗手段为主的方书，《千金要方》一书载方5300首，较系统地总结和反映了自《黄帝内经》以后至唐代初期的医学成就，尤其是在脏腑辨证方面有了较大的发挥。

（三）宋、金、元时期

宋金元时期，医学家们在前代的理论和实践的基础上，深入研究，提出了许多独特的见解，在各抒己见、百家争鸣的学术氛围中，中医学有了突破性的进展。

宋代陈无择的《三因极一病证方论》，阐述了"三因致病说"，把复杂的病因分为内因、外因、不内外因三大类，发展了张仲景的病因学说，使中医病因学说进一步系统化、理论化，对后世有深远的影响。宋代钱乙在《小儿药证直诀》中系统地论述了小儿的生理、病理特点，提出了以五脏为纲的儿科辨证方法。

金元时期，学术争鸣气氛活跃，涌现了许多各具特色的医学流派，最具代表性的医家是刘完素、李东垣、张从正、朱丹溪，后人尊之为"金元四大家"。刘完素（河间）提倡"火热论"，认为外感"六气皆从火化"，"五志过极，皆为热甚"，因此治病多用寒凉方药，故后世称他为"寒凉派"。李杲（东垣）创立了"内伤脾胃学说"，提出"内伤脾胃，百病由生"，在治疗上善用温补脾胃之法，故被称之为"补土派"。张从正（子和）提出"古方不能尽治今病"的革新观点，批评当时"强补"之风，倡导"攻邪论"，主张治病应当首先以驱邪为要务，善用汗、吐、下三法，后世称之为"攻邪派"。朱震亨（丹溪）创立"相火论"，提出"阳常有余，阴常不足"理论，治病时善用养阴方药，被后世称为"滋阴派"。

（四）明清时期

明清时期，中医学理论体系有了进一步的完善，藏象理论得到不断丰富，临床各科的辨证有了进一步的提高，尤其是温病学理论迅速发展。

明代赵献可在《内经》、《难经》的基础上阐发了“命门学说”，强调命门之火的重要生理作用。明代医家张景岳深入研究《内经》，先后用三十年时间编写《类经》，以类分门，详加注释；晚年结合毕生临床经验，辑成《景岳全书》，他在阴阳学说及藏象学说等方面的学术观点对后世医学发展产生了较大影响。明代李中梓在总结前人对脏腑认识的基础上，明确提出了“肾为先天之本，脾为后天之本”。清代医学家王清任重视解剖，著《医林改错》，改正古医书在人体解剖方面的错误，发展了瘀血理论，并创立了一系列活血化瘀的方剂。

温病学说的理论渊源于《黄帝内经》、《难经》和《伤寒论》，宋金元时期温病开始脱离伤寒学说体系，明清时期已逐渐成为一门独立学科。明代吴又可著《温疫论》，创立了“戾气”学说，提出了传染病的病因是一种被称为“戾气”的致病物质，传染途径是从口鼻而入。清代叶天士在总结前人学术成就及临床实践的基础上，创立了“卫气营血辨证”，并创造性地发展了察舌、验齿、辨别斑疹和白㾦的方法，故被尊为温病学派的创始人。吴瑭进一步总结并发展了温病学说，著成《温病条辨》，以三焦为纲，病名为目，创立了三焦辨证方法。三焦辨证与卫气营血辨证一纵一横，形成了一套完整的温热病辨证论治体系。此外，清代薛生白的《湿热条辨》、王士雄的《温热经纬》，对温病学的发展均有一定的贡献。

（五）近代和现代

鸦片战争以后，西方医学传入中国。由于中西两种医学体系不同，在长期论争过程中，中西医双方在学术上逐渐沟通。一些有识之士，率先提倡中西汇通，唐容川、恽铁樵、张锡纯为中西医汇通派的代表人物。张锡纯著《医学衷中参西录》，从医理、临床各科病证以及治疗用药各方面，均大胆地引用中西医理互相印证，并大胆并用中西药物，对后人有较大的影响。同时，西医界也不断吸收和研究中医，如麻黄素、延胡索乙素等都是西医药学家研究中药取得的成果。

新中国成立后，党和政府十分重视中医药事业的发展。1956 年之后，全国各地相继成立了中医院校，各版本的中医学统编教材相继问世，使中医理论体系得以不断完善与提高，达到系统化和规范化。近三十年来，中医理论的研究发展迅速，获得了一大批研究成果。学者们应用传统的方法，对阴阳、五行、藏象、气血、经络、诊法、治则等中医基本理论进行了系统的研究，出版了 500 余种中医药古籍，同时还出版了大量的理论专著。学者们还积极运用现代科学技术和方法，对中医药基本理论进行了大量的探讨研究，促进了中医药学与现代科学的沟通，特别是在中医藏象、证候和经络的研究方面成绩显著，进一步丰富了中医药理论体系，促进了中医药学的发展。

三、中医学的唯物辨证观及思维方法

中医学产生于中国古代，其理论体系的形成和发展深受中国传统文化的影响。中华民族的五千年文明史，在发展过程中，因受自然环境、社会发展和科技水平等综合因素的影响，形成了自己的文化体系，并具有独特的观察、认识和研究世界的角度与方法。《周易》的宇宙生成论、动态整体观以及道家、儒家、墨家、兵家、阴阳家等诸子的自然科学、人文科学思想，都成为中医学理论的哲学及学术思想基础。具有深厚哲学素养的古代医学家们，在这样的认知思路和思维方法指导下，对人体的结构、生理功能和病理变化进行仔细的观察和分析，并在长期的医疗实践中不断的探索及反复验证，逐步地构筑了独特的中医理论体系。

（一）中医学的唯物辩证观

恩格斯在《自然辩证法》中指出：“不管自然科学家们采取什么样的态度，他们总还是在哲学的支配之下”。中医学也不例外，在其形成与发展过程中，受到古代唯物论和辩证法思想的深刻影响，因而在它的理论体系中始终贯穿着唯物辩证的观点。

1. 唯物论

（1）唯物生命观：对生命起源与主宰的认识，中国古代经历了“图腾”时代、神权时代，到《内经》成书时，人们对生命起源和主宰的认识已有了本质的转变，确定了唯物的生命观。主要体现在以下四个方面。

世界是物质的，“气”是物质世界的本源，物质世界（天地）是阴阳二气相互作用的结果。《素问·阴阳应象大论》曰：“清阳为天，浊阴为地”。一切事物都是气运动变化的结果，而“五行”则是构成物质世界的元素，所以我国早期的阴阳五行，乃属物质概念，用以说明物质世界的运动变化。

人类是物质世界的产物，并依赖物质世界而生存。天地是生命起源的基地，有了天地，然后“天复地载，万物方生”（《素问·阴阳离合论》），所以说：“天复地载，万物悉备，莫贵于人。人以天地之气生，四时之法成”，生命形成后，又必须依赖物质世界而生存，故曰：“天食人以五气，地食人以五味”（《素问·六节藏象论》）。

精（气）是生命的本原物质。这种精气先身而生，具有遗传特性，故曰：“夫精者，身之本也”（《素问·金匮真言论》）。《灵枢·经脉》说：“人始生，先成精。”父母之精气相合，“以母为基，以父为楯”（《灵枢·天年》），形成胚胎发育的原始物质。

形与神俱，不可分离。形，即形体；神，即精神。形神关系，实质上就是物质与精神的关系。《灵枢·天年》说：“血气已和，营卫已通，五脏已成，魂魄毕具，乃成为人。”《素问·六节藏象论》又说：“气和而生，津液相成，神乃自生。”由此说明中医学在对物质与意识关系这一哲学的问题上，体现了唯物主义的观点，认为形体是第一性，精神是第二性；有形体才有生命，有生命才产生精神活动。人体脏腑组织的功能活动以及气血的运行，又受“神”的主宰和影响。故说“形乃神之宅，神乃形之主”，二者相互依存，不可分离。

（2）天人可知论：中医学认为自然界是独立存在之物，并按自身规律（道）运动变化。尽管“道”非常精深微妙，但人们可以通过对其各种征象的观察，加以分析和认识，并掌握其规律。如遵循其道，则会收到立竿见影之效，违背此道，就会受到惩罚，正如《素问·天元纪大论》所说：“敬之者昌，慢之者亡，无道行私，必得夭殃。”

在疾病的发生与诊治的认识方面，中医学坚持可知论。产生于两千多年前的《内经》，就反复批判鬼神作祟的疾病发生观点，认为疾病是“邪”侵犯人体而使机体阴阳协调平衡状态受到破坏的结果，而人体发病与否的关键在于人体正气的强弱，即“正气存内，邪不可干”，“邪之所凑，其气必虚”。《素问·五脏别论》发出了“拘于鬼神者，不可与言至德”的断言。《内经》坚信任何病痛都是可以认识和治疗的，因而宣称“言不可治者，未得其术也”（《灵枢·九针十二原》）。两千多年来，这种信念一直激励着历代医学家不懈地探索生命科学与医学科学的未知领域，促进了中医学的不断发展与进步。

2. 辩证观

中医学理论含有十分丰富的辩证法思想，具体反映于以下四个方面：

（1）人体结构和生理的辩证观：中医学认为人体自身是一个有机的对立统一体，在生理状态下，人体的内与外、气与血、脏与腑、物质与功能等，都处于这个统一体中，阴阳之间相互促进又相互制约；五行配五脏，五脏之间既有相互资生的关系，又有相互制约的关系，即“生中有克”、“克中有生”。因此，阴阳之间及五脏之间达到相对的动态平衡，人体就处于“阴平阳秘，精神乃治”的健康状态。

（2）发病学中的辩证观：中医学认为，致病因素（外因）与抗病免疫能力（内因）双方作为发病的必要条件，缺一不可，疾病是它们相互作用的结果。《素问·刺法论》说：“正气存内，邪不可干。”强调内因在发病中的主导作用，认为正气不足是发病的内在根据。在重视正气的同时，也并不排除邪气的重要作用，倡导积极地预防邪气的侵入，“虚邪贼风，避之有时”（《素问·上古天真论》）。

（3）诊断学中的辩证观：人体是内外统一的有机整体，因此内在的病理变化，可通过外在症状和体征表现出来。《内经》提出用“以表知里”、“司外揣内”的察象识病的方法来把握内在病变的本质。中医强调四诊合参，尤其是在真热假寒、真寒假热、大虚似实、大实似虚等表现与本质相反的复杂病证的辨别中，通过去粗存精、去伪存真的综合分析，透过现象抓住疾病的本质，从而作出正确的诊断。

（4）治疗学中的辩证观：中医治疗学包含着丰富的辩证思维，如标本缓急、正治反治、三因制宜、病治异同等。如标本治法的临床应用，一般是“治病必求于本”；但在某些情况下，标病甚急，如不及时解决，可危及患者生命，则应采用“急则治其标”；若标本并重，则应标本兼顾，标本同治，这是在处理根本矛盾、主要矛盾和次要矛盾之间关系的辩证思维。又如同一疾病，可因人、因时、因地的不同，或由于病情的发展、病机的变化以及邪正消长的差异，治疗上应根据不同的情况，采取不同的治法，这是“同病异治”；不同的病证，在其发展过程中，出现了相同的病机变化，也可采取相同的方法进行治疗，这是“异病同治”。病治异同，是从运动的观点而不是从静止的观点，从相互联系的观点而不是孤立的观点，来看待疾病的转机及治疗，这是符合辩证法思想的。

（二）中医学的主要思维方法

人类对自然的认识，是一个由浅入深、由局部到整体、由现象到本质的不断深化的过程，不同时代，由于科学技术水平不同，所采用的研究方法也不同。在古代缺乏现代科技手段的条件下，中医的研究方法主要是直观察验和理性思辨，并逐步形成了一整套独特的思维方法，最具有特色的是以表知里、比较、演绎、取象比类、试探与反证。

1. 以表知里

以表知里，又叫司外揣内，是通过观察事物的外在表现，来分析判断事物内在状况和变化的一种思维方法。事物的内外是一个整体，相互间有着密切联系，“有诸内，必形诸外”，内在的变化，可通过某些效应，在外部表现出来，因此通过观察表象，可一定程度认识内在的变化机理。这一认知方法是中医学常用的方法，藏象学说就是以此方法论为根基的，它借助于对外在生理病理现象的观察分析，来推知判断内在脏腑的功能变化。例如见咳嗽、喘息、鼻煽则知为肺病，见颧红、舌蹛、言蹇则知为心病。

2. 比较

客观事物之间，既具有相同之处，又有差异，同中有异，异中有同。比较法就是考察其研究对象之间的同与异，以认识事物本质与特点的方法。比较法被所有科学广泛应用，在中医学中也是用得最多的方法之一。如藏象学中的比较，五脏“藏而不泻”，六腑“泻而不藏”；肝主疏泄，肾主封藏；脾以升为健，胃以降为顺。辨证学中，寒证与热证，虚证与实证，亡阴证与亡阳证等，均是在比较中进行鉴别。因为“有比较才能有鉴别”，就可深入地研究人体生命现象。

3. 取象比类

取象比类，又称“援物比类”、“类比”，是将两个特殊的事物（或两类事物）进行比较，根据两者有一系列的共同点（属性相同），推论和证明它们在另一些特性和规律上也是相同的。这是一种由一事例推到另一事例的推理方法。德国近代著名哲学家康德曾指出：“每当理智缺乏可靠论证的思路时，类比这个方法往往能指引我们前进。”中医学从整体观念出发，常以自然界的事物来和人体内的事物相类比，由此形成了许多重要的基本理论。如自然界的风可以使树枝摇动，故认为人体四肢抽搐、震颤、眩晕、突然仆倒等动摇不定的病症是由风邪所致的。类比法也存在着一定的局限性，因为事物之间存在着同一性与差异性，同一性提供了类比的逻辑依据，差异性则限制着类比结论的正确性，如果要推导的内容正好是它们的不同点，那么此时的结论可能是错误的。因此，类比法是一种或然性的推理，对于类比的结论，必须通过反复的实践加以验证。

4. 演绎

演绎，又称“推演络绎”，是由一般性的原理推出特殊性结论的推理形式。人们以归纳所得到一般的共性结论为依据，去研究个别的尚未深入研究的或新出现的事物，再探讨新的结论。如五行归类，肺属金行，肺与大肠相表里，肺开窍于鼻，肺主皮毛，所以大肠、鼻、皮毛等便随肺被纳入金行。“金曰从革”，具肃杀、收敛、潜降等特性，秋季万物萧条故属金，秋季气候干燥，所以燥也随秋季而纳入金行。又如脾胃属土，脾为阴，胃为阳，故脾为湿土，胃为燥土，湿土喜燥，燥土喜润，因而脾喜燥恶湿，胃喜润恶燥，临床治疗时，常用香燥药健脾化湿，用滋润药养胃和中。

5. 试探与反证

试探，古代又称“消息法”，是对研究对象先作一番考察，尝试性提出初步设想，依据这种设想采取相应的措施，然后根据实践的结果再作出适当调整，完善和修改原设想，以决定下一步措施的一种认知方法。反证，是以结果来追溯和推测原因，并加以证实的一种逆向思维方法。这两种方法的相同之处，是它们都从结果来进行反推；不同之处，试探法要事先采取一定的措施后观察结果，而反证法则不必采取措施。这两种方法在中医学中被广泛应用。

古代医学家常借助试探法来审视病由。东汉张仲景在《伤寒论》中写道：“若不大便六七日，恐有燥屎，欲知之法，少与小承气汤，汤入腹中，转矢气者，此为燥屎也，乃可攻之。若不转矢气者，此但初头硬，后必溏，不可攻之，攻之必胀满，不能食也。”这里少用小承气汤便是进行试探。临床常用此种试探性治疗。反证法也在中医学中被广泛应用，骨折病人在服用补肾药后痊愈加速，耳鸣、耳聋病人服用补肾药后症状逐渐消失，由此反证，骨、耳与肾有着密切联系，所以说“肾主骨”、“肾开窍于耳”。又如中医认识病因的“审证求因”法是典型的反证法，它通过对症状和体征的仔细审辨甄别，从结果出发而追索反推病因。

中医学与现代医学相比，研究方法与思维方式有较大的不同。了解中医学的思维方法，有利于对中医学基本理论的学习与理解，更有利于提高中医临床实践能力。

四、中医学理论体系的主要特点

中医学具有独特的理论体系，整体观念、恒动观念和辨证论治是最基本的三大特点。

(一) 整体观念

整体，就是指联系性、统一性和完整性。整体观念认为事物是一个整体，事物内部的各个部分是互相联系不可分割的，事物和事物之间也有着密切的联系。中医学的整体观念既重视人体自身的统一性和完整性，又认为人和自然环境、社会环境之间是互相影响的不可分割的整体。整体观念是古代唯物论和辩证法思想在中医学中的体现，它贯穿于中医生理、病理、诊法、辨证、养生和治疗等各个方面。

1. 人体是一个有机的整体

中医学认为人体是一个以心为主宰、五脏为中心的有机整体。其结构上不可分割，生理上相互联系，病理上相互影响。因此，在诊断与治疗疾病时，必须从整体出发，才能诊断明确，治疗得当。

在生理上，构成人体的五脏、六腑、五体、五官、九窍等具有各自不同的生理功能，通过经络系统“内属于脏腑，外络于肢节”的作用，组成了以心、肺、脾、肝、肾为中心的五大功能系统，五个系统又在心的主宰之下，构成一个表里相联、上下沟通、密切联系、协调共济、井然有序的统一整体，并且通过精、气、血、津液等的作用来完成机体统一的机能活动。脏腑之间，既有相辅相成的协同作用，又有相反相成的制约作用，维持五大系统间的动态平衡。这种五脏一体观、动态平衡观在中医生理学中具有重要的指导意义。

在对疾病病理机制的分析时，中医学十分重视机体的整体性。脏腑发生病变，可以通过经络反应于体表、组织或官窍；体表、组织、官窍有病，也可以通过经络影响脏腑；脏腑之间亦可以相互影响。如发生了“肝火”，肝火上炎于目，可见目赤肿痛；肝热移胆，胆热循经上冲，则耳鸣耳聋；热灼肝经，筋脉失养，则出现手足抽搐。肝火可传入心，而见心肝火旺，烦躁易怒；传入肺，为肝火犯肺，出现胁痛咯血；传入胃，即肝火犯胃，而见脘痛泛酸，甚至呕血。由此可见，整个机体在病理状态下也是密切联系着的。

中医在诊断疾病时，亦从整体出发，采用“察外知内”的方法，通过观察五官、形体、舌脉等外在变化，了解把握内在病变。如舌诊是中医望诊的重要内容，人体内脏腑的虚实，气血的盛衰、津液的盈亏，以及疾病的轻重顺逆，都可呈现于舌，故察舌可测知内脏的功能状态。另外，切脉、望面色、观毛发、望爪甲、听声音等，也可推测脏腑的状况。这些都是整体观念在中医诊断学中的具体运用。

在治疗疾病时，中医更强调整体观念，既注意脏、腑、形、窍之间的联系，也注意五脏之间的影响。如心开窍于舌，心与小肠相表里，所以可用清心泻小肠火的方法治疗口舌糜烂。中医常以调整整体的方法治疗局部的病变，这是中医治病的特色。

2. 人与外界环境的统一性

外界环境包括自然环境和社会环境，两者均是人类赖以生存的必要条件，环境的变化影响着人，左右着人的机能活动。中医学认为人与自然及社会有着密切关系。

（1）人和自然界的统一性：人类生活在自然界中，自然界的变化直接或间接地影响人体，而机体则相应地产生反应。属于生理范围内的，即是生理的适应性；超越了这个范围的，即是病理性反应。故《灵枢》曰“人与天地相应也”、“人与天地相参也，与日月相应也”。

季节对人体的影响非常明显。在一年四季之中，有春温、夏热、秋凉、冬寒的气候变化，自然界的生物就会发生春生、夏长、秋收、冬藏等相应的适应性变化。人体也必须与之相适应，如《灵枢·五癃津液别》说“天暑衣厚则腠理开，故汗出……；天寒衣薄则腠理闭，气湿不行，水下留于膀胱，则为溺与气。”这是说在天气炎热时，人体就以开泄腠理、出汗散热来适应；而天气寒冷时，为了保温，皮肤就密闭而少汗，多余的水液从小便中排出。人体四时的脉象也随之有相应的变化，春夏脉多浮大，秋冬多沉小。不同的季节，多发病及流行病也不同。此外，一些慢性疾病，往往在气候剧变或季节交替时容易发作或增剧，如慢性咳嗽、哮喘、痹证等。不同季节，治病用药和饮食调养也应有所不同，炎热的夏季，应少用热药，饮食应以清凉为宜；寒冷的冬天，应慎用寒凉之药，饮食应以温热为佳。

昼夜晨昏的阴阳消长，人体亦与之相应。《素问·生气通天论》说：“故阳气者，一日而主外，平旦人气生，日中而阳气隆，日西而阳气已虚，气门乃闭。”昼夜的变化也影响到疾病的过程，一般病证，大多是白天病情较轻，傍晚加重，夜间最重，故《灵枢·顺气一日分为四时》说：“夫百病者，多以旦慧昼安，夕加夜甚。”这是因为早晨、中午、黄昏、夜半，人体阳气存在着生、长、衰、入的规律，从而影响到邪正斗争，病情也呈现出慧、安、加、甚的起伏变化。临床对疾病的观察和治疗时，必须注意昼夜变化的规律。

不同地区的气候、土质和水质不同，故对人体产生不同的影响。如江南地势低，气候温暖而湿润，故人体的腠理多疏松；北方地势高，气候寒冷干燥，故人体的腠理多致密。人们生活在已经习惯的环境中，一旦异地而居，就会感到不适，习惯上称“水土不服”，但经过一段时间之后，也就会逐渐适应。由于地域不同，人的体质不同，所患疾病亦有差异，特别是一些地方性疾病，与地理环境的关系更为密切。因此，在诊断和治疗疾病时，都应遵循因地制宜的原则。

中医学认为，“人与天地相应”，所以因时、因地、因人制宜成为中医治疗学上的重要原则。但是，“天人相应”不是消极的、被动的，而是积极的、主动的，人类不仅能主动地适应自然，更能主动地改造自然，和自然作斗争，从而减少疾病，提高健康水平。

（2）人和社会关系密切：人生活在社会之中，人能影响社会，社会的变动对人也发生影响。如社会的安定与动乱、社会经济与文化的发展，以及人的社会地位变动，都可以引起人体身心机能的变化。

社会的治与乱，直接影响着人的心身健康。社会安定，天下太平，人们丰衣足食，生活有规律，抗病力强，患病较少，故寿命也较长，如《论衡》所说：“太平之世多长寿人”。反之，社会动乱，战火纷飞，缺衣少食，民不聊生，抗病能力下降，各种疾病皆易发生，常瘟疫流行，故死亡人数多，平均寿命短。社会的进步，有利于人类的健康，如经济的发展为人们的生活创造了良好的物质条件，文化的提高使人们掌握了更多的预防保健知识。因此，人类的寿命随着社会的进步而越来越延长。但是在社会经济发展的同时，也给人们的健康带来诸多的负面影响，如激烈的社会竞争，使人的精神过度紧张；噪音的强烈刺激使人心神不宁；水、土壤及大气的污染成了新的致病因素。此外，个人的社会地位改变，也势必带来物质和精神生活的变化，甚至可影响健康，导致疾病。

（二）恒动观念

恒动，就是不停顿的运动、变化和发展。恒动观念是指在分析研究生命、健康和疾病等医学问题时，应持有运动的、变化的、发展的观点，而不可拘泥一成不变的、静止的、僵化的观点。

世界是运动着的世界，一切物质，包括整个自然界，都处于永恒的无休止的运动之中，动而不息是自然界的根本规律。《素问·六微旨大论》指出："夫物之生从于化，物之极由乎变，变化之相薄，成败之所由也……。成败倚伏生乎动，动而不已，则变作矣。"中医理论认为，运动是绝对的、永恒的，静止则是相对的、暂时的和局部的。一切事物的发生、发展、变化乃至衰亡，都根基于运动，人类的生命具有恒动的特性。

中医学理论认为人体的生理功能是一个不断运动变化的平衡协调过程，而生理功能的主要物质基础气血津液也处于恒动变化之中。气是构成人体和维持人体生命活动的基本物质之一，它具有很强的活力，无处不到，激发和推动着体内的各种生理活动，气的运动失常，则百病乃生。血液须在脉管中"流行不止，环周不休"，如血液循环发生障碍，则血脉瘀阻，发生疾病。津液也同样，在体内处于不断新陈代谢的过程之中，摄入、输布和排泄之间维持着动态的平衡。

五脏六腑的生理功能，都是建立在脏腑之气的运动变化之上。如在心气的推动下，心脏不停地进行着收缩舒张运动；在肺气的作用下，通过一张一缩，肺脏进行着节律性的呼吸运动，而吐故纳新；脾是以健运不息为其特征的，脾主运化水谷和水液，维持着人体的消化吸收及水液代谢正常功能。因此，运动不息也是脏腑的生理特点。

中医学同样强调以恒动观念来认识疾病过程及病理变化。从病因作用于机体到发病，机体一直在与致病因素进行着争斗，随着正邪相争的胜与负，疾病也处于不停的变化之中，如病证由表入里、由实转虚、由寒化热、由阳变阴；或由里出表、由虚转实、由热变寒、由阴转阳；脏腑之间、经络之间、六经之间、卫气营血之间均可发生传变。因此，诊治疾病也必须以恒动观念为指导，不断把握患者出现的新情况、新变化，细心探索，深入分析，随时调整治法及用药，而不可拘泥于一时结论，死守一法一方，贻误病情。

（三）辨证论治

辨证论治是中医学诊断和治疗疾病的基本原则，是中医学对疾病的一种特殊的研究和处理方法，也是中医学的基本特点之一。辨证论治不同于辨病论治和对症治疗，病、症、证三者的概念是：

病，即疾病。病是指有特定病因、发病形式、病机、发展规律和转归的一种完整的病理过程，如感冒、痢疾、哮喘和疟疾等。

症，包括症状与体征。症是疾病的临床表现，即病人主观的异常感觉或某些病态变化，如发热、咳嗽、呕吐、头痛等。而能被觉察到的客观表现则称为体征，如面黄、目赤、舌紫、脉数等。

证，即证候。"证"与"症"在古代文字上曾通用，但目前已被严格区别。证是指疾病发展过程中某一阶段的病理概括。它包括疾病的病因、病位、病性和邪正关系，能反应出疾病发展过程中某一阶段的病理变化的本质。

病、证、症三者之间既有密切联系，又有严格区别。症是病与证的个性表现，病是以症的形式表现出来，证也是由症所组成。每一个病有不同阶段的病理变化，因而可以出现不同的证。由于病是疾病的全过程，而证是反应疾病在某一特定阶段的病理变化本质，所以证比病更具体，更贴切，更具有操作性。证是病理本质的反应，而症仅仅是疾病的个别表面现象，因而证比症更能深刻和准确地揭开疾病的实质。

辨证论治，分为辨证和论治两个阶段。辨证，即辨别证候，就是将四诊（望、闻、问、切）所收集的资料、症状和体征，通过分析、综合，辨清疾病的原因、性质、部位和邪正之间的关系，概括、判断为某种证。论治，即治疗疾病，则是根据辨证的结果，确定相应的治疗方法。辨证和论治，是诊疗疾病过程中，相互联系不可分割的两个方面，辨证是确定治疗方法的前提和依据，论治是辨证的目的，通过论治的效果，可以检验辨证是否正确。

中医在认识与治疗疾病的过程中，既辨病又辨证，由辨病再进一步辨证，并重于辨证，只有从辨证入手，才能正确地进行论治。例如，患者临床表现为恶寒发热、头痛、鼻塞、咳嗽、流涕等症状，初步诊断为感冒（病），再根据患者寒热的轻重、流涕的清浊、咳痰的颜色与稀稠、口渴与否、脉象、舌象等情况进行辨证。若患者恶寒重，发热轻，无汗，头痛，流清涕，咳嗽痰稀薄色白，口不渴，舌苔白润，脉浮紧，其证为风寒表实证（病因为风寒，病位在表，病性为寒，正邪相争有力）。若患者身热较著，微恶风寒，头胀痛，咳嗽痰黏稠而黄，咽喉肿痛，鼻流浊涕，口微干，舌苔薄白微黄，脉浮数，其证为风热表实证（病因为风热，病位在表，病性为热，正邪抗争有力）。风寒表实证治疗原则为辛温解表；风热表实证治疗原则为辛凉解表，然后分别根据不同治则进行处方用药。这就是中医辨证论治的全过程。可见辨证论治既区别于那种不分主次，不分阶段，一方一药治一病的辨病定治；又不同于见痰治痰，见血止血，头痛医头，脚痛医脚的对症治疗。

个体化诊疗是辨证论治的特点和优势，符合现代临床医学发展的趋势。同一种疾病，由于发病的时间、地区以及患者机体的反应性不同，或处于不同的发展阶段，所以表现的证不同，因而治法也不一样，这叫做“同病异治”。如麻疹因病变发展的阶段不同，因而治疗方法也各有不同。初起麻疹未透，宜发表透疹；中期热毒蕴肺，治宜清热解毒；而后期则为余热未尽，肺胃阴伤，则又须以养阴清热为主。不同的疾病，在其发展过程中，由于发生了相同的病理变化，出现了具有相同性质的证，因而也可采用同一方法治疗，这叫做“异病同治”。如久泻之后，出现脱肛，属于中气下陷证；而产后调理不当，引起子宫下垂，也属于中气下陷证，这两种病都可以用升提中气的方法治疗。这种针对疾病发展过程中不同质的矛盾采用不同方法去解决的法则，就是辨证论治的精髓。

五、《中医基础学》的主要内容及学习方法

（一）主要内容

《中医基础学》主要是阐述人体的生理、病理、病因以及对疾病的诊断、防治等基本理论知识和基本技能的一门综合性学科。内容包括六个部分：中医学的哲学基础、中医对正常人体的认识、中医对疾病的认识、中医诊法、中医辨证、中医养生和防治原则。

阴阳学说、五行学说、气一元论是中医学的主要哲学思想方法。精气血津液理论、藏象

学说、经络学说和体质学说是对人体脏腑、经络、形体、官窍、神志及精气血津液等生理现象的认识。病因病机学说，是研究探讨疾病的原因和疾病发生、发展与变化的机理。诊法是收集病情资料，诊察疾病的方法，包括望、闻、问、切四个方面。辨证，是根据四诊所提供的病情资料，进行综合分析以判断疾病证候的过程，也是认识疾病的基本方法。养生及防治原则，为养生和预防治疗疾病的基本法则。以上内容，相互联系、相互衔接，从而构成一个完整的中医基础学理论体系。

（二）学习方法

《中医基础学》是学习中医学的入门课程，是学习中医药各门课程的基础，因此要充分认识学好中医基础理论的重要性，明确学习目的，讲究学习方法，善于思考，在理解中增强记忆。中医基础学是一门实践性很强的基础学科，它来源于中医医疗实践，又指导着中医医疗实践，因此在学习过程中，应坚持理论联系实际，开展病案讨论及实验教学，加强技能训练及临床见习，通过实践加深对理论的理解。中西医是两个不同的医学理论体系，各有长短，要坚持以辩证唯物主义和历史唯物主义为指导思想，正确认识中医学的学术特点与优势，正确处理两个医学体系的关系，努力掌握中医基础学的基本知识和基本技能，为学好中医药学各门课程打下坚实的基础。

第一章 阴阳五行

阴阳五行学说是古人用以认识自然和解释自然的世界观和方法论，是我国古代的唯物论和辩证法。阴阳五行学说对我国古代唯物主义哲学有着深远的影响，并成为我国古代自然科学的唯物主义世界观和方法论的基础。它不仅与当时的天文学、历法、农学、气象学、地理学等自然科学密切联系在一起，尤其是对中医学的发展产生了极为深刻的影响。

中国医药学来源于我国劳动人民几千年来同疾病作斗争的实践。古代医学家们在长期医疗实践的基础上，将阴阳五行学说运用于医学领域，借以阐明人体的生理功能和病理变化，并用以指导临床的诊断和治疗，成为中医学理论体系的重要组成部分。

第一节 阴阳学说

阴阳，是中国古代哲学的一对范畴。阴阳学说萌生于商周时代的《易经》，成熟于战国与秦汉之际。它是古人在长期的生产实践中，观察到各种对立的自然现象，如天地、日月、昼夜、寒暑、男女、上下、内外、动静等，进行抽象所得出来的概念。

一、阴阳的概念和特征

（一）阴阳的基本概念

阴阳是宇宙中相互关联的事物或现象对立双方属性的概括。阴和阳，既可代表相互对立的事物，又可以代表同一事物内部所存在的相互对立的两个方面。故《类经·阴阳类》说："阴阳者，一分为二也。"

阴阳的最初涵义是很朴素的，是指日光的向背而言，朝向日光则为阳，背向日光则为阴。向阳的地方光明、温暖；背阳的地方黑暗、寒冷，于是古人就以光明与黑暗、温暖与寒冷分阴阳。在长期的生活实践中，先民们遇到种种两极现象，于是不断地引申其义，将天地、上下、日月、昼夜、水火、升降、动静、内外、雌雄等相对立的事物和现象，都以阴阳加以概括。

阴阳学说是中国古代朴素的对立统一理论，是用以认识自然和解释自然的一种世界观和方法论。阴阳是一个抽象的概念，并不专指某一具体的事物和现象，故《灵枢·阴阳系日月》说："阴阳者，有名而无形。"

（二）事物的阴阳属性

阴和阳代表着相互对立，又相互关联的事物属性。阳代表着积极、进取、刚强等特征和具有这些特性的事物和现象；阴代表着消极、退守、柔弱的特征和具有这些特性的事物和现象。一般说，凡是运动的、外向的、上升的、温热的、无形的、明亮的、兴奋的、亢进的都属于阳；静止的、内守的、下降的、寒冷的、有形的、晦暗的、抑制的、衰退的，都属于阴。

《素问·阴阳应象大论》说："水火者，阴阳之征兆也。"古人通过长期观察，认为水与火这一对事物的矛盾最为突出，最为典型。水具有寒凉、幽暗、趋下等特性，可作为阴性事物或现象的代表；火具有温暖、光亮、向上等特性，可作为阳性事物或现象的代表。

表1-1　事物和现象的阴阳属性归类表

	空间	时间	温度	湿度	季节	重量	亮度	事物运动	
阳	上、外	白天	温热	干燥	春夏	轻	光亮	上升	动
阴	下、内	黑夜	寒凉	湿润	秋冬	重	晦暗	下降	静

(三) 阴阳的普遍性、相关性、相对性和可分性

1. 阴阳的普遍性

阴阳学说认为，世界是物质性的整体，世界本身是阴阳二气对立统一的结果。宇宙间的任何事物，都包含着阴和阳相互对立的两个方面；一切事物的发生、发展和变化，都是阴和阳的对立统一矛盾运动的结果。由此可见，阴阳是自然界的根本规律，是一切事物生长、发展、变化的根源。所以说："阴阳者，天地之道也，万物之纲纪，变化之父母，生杀之本始，神明之府也。"（《素问·阴阳应象大论》）

2. 阴阳的相关性

任何事物，虽然均可以阴阳的属性来区别，但必须指出，用阴阳来概括或区分事物的属性，必须是相互关联的一对事物，或是一个事物的两个方面，才具有实际意义，如上与下，左与右，男与女。不相关的事物或现象是不宜分阴阳的，如将外与寒，昼与降分阴阳，就毫无意义，甚至是荒唐的。

3. 阴阳的相对性

事物的阴阳属性，并不是绝对的，不可变的，而是相对的，可变的。阴阳的相对性表现在两个方面：一是阴阳的属性是在与自己的对立面的比较中确定的，并随着条件的变化而改变。例如60℃的水，同20℃的水相比当属阳；但同100℃的水相比，则应属阴了。二是阴阳中复有阴阳，即阴阳无限可分。

4. 阴阳的可分性

宇宙间的任何事物都可以概括为阴阳两类属性，而任何一种事物的内部又可以分为对立的两个方面，即阴中有阴阳可分，阳中也有阴阳可分，如此分下去，以至无穷。例如，昼为阳，夜为阴；而上午为阳中之阳，下午为阳中之阴；前半夜为阴中之阴，后半夜为阴中之阳。所以《素问·阴阳离合论》说："阴阳者，数之可十，推之可百；数之可千，推之可万；万之大，不可胜数，然其要一也。"

二、阴阳学说的基本内容

阴阳学说的基本内容，包括阴阳的对立制约、互根互用、消长平衡和相互转化四个方面。

(一) 阴阳的对立制约

阴阳学说认为自然界一切事物都存在着相互对立的阴阳两个方面，如天与地、上与下、内与外、出与入、动与静、升与降、明与暗、寒与热、昼与夜等等。这说明了阴阳是代表了

事物和现象中相互对立的不可分割的两个方面。阴阳既是对立的，又是统一的，统一是对立的结果，没有对立就没有统一，没有相反也就没有相成。

阴阳双方的相互对立，主要表现于它们之间的相互制约、相互对抗、相互斗争。例如水可以灭火，火可以使水蒸发；温热可以驱散寒冷，冰冷可以降低高温。阴阳制约斗争的结果，使事物保持动态平衡。如春夏秋冬四季有温、热、凉、寒的气候变化，夏季阳热盛，但夏至以后阴气却渐次以生，用以制约炎热的阳；而冬季阴寒盛，但冬至以后阳气却随之而复，用以制约严寒的阴。春夏之所以温热是因为春夏阳气上升抑制了秋冬的寒凉之气；秋冬之所以寒冷是因为秋冬阴气上升抑制了春夏的温热之气，这是自然界阴阳相互制约、相互斗争的结果。人体的阴阳也是在对立斗争中取得统一，维持着动态平衡状态，即所谓“阴平阳秘”。如心位居于上，其性类火，属于阳；肾位居于下，其性类水，属于阴；心火必须下降于肾，才能使肾水不寒；肾水亦必须上济于心，才能使心火不亢。这种“水火既济”、“心肾相交”的两脏间动态平衡，是人体内阴阳对立制约的结果。

阴阳的相互对抗、相互斗争、相互制约，不仅推动着自然界一切事物的发展变化，也贯穿于人体生命过程的始终。阴阳通过相互对抗达到相互制约，在相互制约中取得动态平衡。如果这种动态平衡遭到破坏，就会导致疾病的发生。

（二）阴阳的互根互用

阴阳学说认为阴阳两个方面不仅是相互对立、相互制约的，而且又是相互依存、相互为用的。阴依存于阳，阳依存于阴，双方均以对方存在为自己存在的前提。上为阳，下为阴，没有上，无所谓下；没有下，也无所谓上。左为阳，右为阴，没有左，无所谓右；没有右，也无所谓左。热为阳，寒为阴，没有热，无所谓寒；没有寒，也无所谓热。阴阳的这种相互依存关系，称之为阴阳互根。

阴阳在一个共同体中具有相互资生、相互资助的协调关系，如《素问·阴阳应象大论》说：“阴在内，阳之守也，阳在外，阴之使也。”这就是阴阳在事物统一体中双方互为其用的关系。结合人体生理来说，阴指物质，阳指功能。物质居于体内，所以说“阴在内”；功能表现于外，所以说“阳在外”。在外的阳是内在物质运动的表现，所以说阳为“阴之使”；在内的阴是产生机能的物质基础，所以说阴为“阳之守”。如果阴阳双方失去了互为存在的条件，有阳无阴谓之“孤阳”，有阴无阳谓之“孤阴”。孤阴不生，孤阳不长，机体的生生不息之机也就遭到破坏，甚至“阴阳离决，精气乃绝”而死亡。

（三）阴阳的消长平衡

消，即减少；长，即增多。消长是指事物的盛衰变化。阴阳的消长平衡，是指阴阳在不断消长运动中维持着相对的平衡状态。

事物或现象中对立着的阴阳两个方面，并不是处于静止的和不变的状态，而是在阴阳之间的盛衰变化运动中维持着相对平衡。阴阳对立双方，一消一长、一盛一衰、一进一退，始终处于不断运动的状态。阴阳消长与平衡，符合事物运动变化的一般规律，即运动是绝对的，静止是相对的；消长是绝对的，平衡是相对的，阴阳在绝对的消长之中维持着相对的平衡。阴阳消长是阴阳运动的量变过程，这一消长运动是在一定范围、一定限度内进行。如果这种“消长”运动超出一定限度，便将出现阴阳某一方面的偏盛或偏衰，平衡被破坏，在自然界则形成灾害，在人体则发生疾病。阴阳消长到极盛阶段，又可循阴阳转化规律运动变化。

阴阳消长大体可概括为四种类型：

1．此长彼消

即阴长阳消，阳长阴消。阴阳中的任何一方增长而强盛，势必制约对方太过，从而使对方消减。以四时气候变化为例，从冬至春及夏，“阳长阴消”，气候由寒逐渐变热；从夏至秋及冬，“阴长阳消”，气候由热逐渐变寒。以人体病理变化为例，热盛则伤阴，寒盛则伤阳，即《素问·阴阳应象大论》所说：“阴胜则阳病，阳胜则阴病。”

2．此消彼长

即阴消阳长，阳消阴长。阴阳中的任何一方的衰减，制约对方力量减弱，势必引起对方增长，甚至偏亢。以一日昼夜变化为例，中午至黄昏及夜半，为阳消阴长；夜半至清晨及中午，为阴消阳长。以人体病理变化为例，阴虚生内热，阳虚生内寒，临床上常见的阴虚火旺证和阳虚阴盛证，其发病机理就是阴消阳长和阳消阴长。

3．此长彼长

即阴随阳长，阳随阴长。这是互根互用得当的结果。阴阳双方相互依存和资助，若互用得当，一方旺盛，则可促进另一方亦随之增长。临床上气旺生血，血盛助气，故治疗时，补气以生血，补血以养气，皆以此为理论基础。

4．此消彼消

即阴随阳消，阳随阴消。这是阴阳互根互用不及所造成的。阴阳双方中的任何一方虚弱，无力资生助长对方，结果对方亦随之消减而虚弱。临床上常见到的气虚引起血虚、血虚并发气虚、阳损及阴、阴损及阳皆属此类。

表1－2　阴阳消长的四种类型比较表

类　型	消长变化机理	消长变化形式	临床意义举例
此长彼消	阴阳中的任何一方增长而强盛，制约对方太过致使对方消减	阴长阳消 阳长阴消	阴胜则阳病 阳胜则阴病
此消彼长	阴阳中的任何一方的衰减，制约对方力量减弱，导致对方增长	阴消阳长 阳消阴长	阴虚生内热 阳虚生内寒
此长彼长	阴阳双方相互依存和资助，一方旺盛，可促进另一方随之增长	阴随阳长 阳随阴长	气旺生血 血盛助气
此消彼消	阴阳双方中的一方虚弱，无力资助对方，使对方随之消减	阴随阳消 阳随阴消	阳损及阴 阴损及阳

（四）阴阳的相互转化

阴阳的相互转化，是指阴阳双方在一定条件下，可以各自向其相反的方向转化。阴可以转化为阳，阳也可以转化为阴。阴阳转化，一般都发生在事物变化的“物极”阶段，即“物极必反”。事物发展变化，不外乎量变和质变两个方面，量变是质变的开始，质变必须先有量变的过程。如果说阴阳消长是一个量变的过程，那么阴阳转化就是在量变基础上的质变，阴阳转化是阴阳消长超过一定限度的必然结果。阴阳的转化既可以表现为突变的形式，也可表现为渐变的形式。炎热夏季突然雷电暴雨，气温骤降；急性热病高热突然体温下降，四肢厥冷等，即是突变的例子。一年四季之中的寒暑交替，一天之中的昼夜转化，慢性疾病由实转虚等，即是渐变的例子。

阴阳双方发生转化的内在根据是阴阳的互藏互寓。阴阳之所以能够转化，是因为对立双方相互倚伏着向对立面转化的因素。阴中寓阳，阴才有向阳转化的可能性；阳中藏阴，阳才有向阴转化的可能性。因此，阴阳对立斗争与互根互用是阴阳可能转化的内在根据，动而不已的阴阳消长是转化的前提与基础。

阴阳的相互转化，必须具备一定的条件。《素问·阴阳应象大论》说："重阴必阳，重阳必阴"，"寒极生热，热极生寒"，这里的"重"、"极"都是促进转化的条件。阴发展到"重"的阶段，就会转化为阳；阳发展到"重"的阶段，就会转化为阴。寒发展到"极"的阶段，就要向热的方面转化；热发展到"极"的阶段，也要向寒的方面转化。没有一定的条件，阴阳是不可能转化的。

以季节气候变化为例，春夏属阳，秋冬属阴，春夏秋冬四季运转不已，就具体体现了阴阳的互相转化。当寒冷的冬季结束转而进入温暖的春季的交替过程，便是阴转化为阳；当炎热的夏季结束转而进入凉爽的秋季的交替过程，则由阳转化为阴。以人体疾病的发展变化为例，某些急性热病，由于热毒极盛，持续高热，大量消耗机体正气，可突然出现体温下降、面色苍白、四肢厥冷、脉微欲绝等一派阴寒危象，这种病证变化即属于阳证转化为阴证。若抢救及时，治疗得当，病人又四肢转温，面色转红，脉象转和，阳气恢复，转危为安，即由阴转阳。临床上还有各种原因引起的由实转虚，由虚转实，由表入里，由里出表等病证变化，都是阴阳转化的例证。

总之，阴阳之间既相互对立，又相互统一，阴阳二气在相互作用的运动变化中维系着动态平衡。阴阳二气在运动中相互感应而交合的过程，称之为"阴阳交感"。交，即接触交合；感，即感应相错。阴阳交感相错是宇宙万物产生和变化的本原，其运动的表现形式为阴阳对立、互根、消长、转化。

阴阳的对立、互根、消长及其转化，是从不同角度来说明阴阳之间的相互关系及其运动规律的，它们之间不是孤立的、静止不变的，而是互相联系，互相影响，相反相成，互为因果的。阴和阳两方面不仅是相互对立与制约，又是相互依存，互根互用的，以达到对立统一。阴阳的互相转化，是以阴阳的互根互用、互藏互寓为内在根据的。阴阳消长是一个量变的过程，阴阳转化是一个质变过程，动而不已的阴阳消长是阴阳转化的前提与基础。

三、阴阳学说在中医学中的应用

阴阳学说贯穿在中医学理论体系的各个方面，用来说明人体的组织结构、生理功能、病理变化，并指导着临床诊断与治疗。

（一）说明人体的组织结构

人体是一个有机整体，人体内部充满着阴阳对立统一的现象。《素问·宝命全形论》说："人生有形，不离阴阳"，人的一切组织结构，既是有机联系，又可以划分为相互对立的阴阳两部分。《素问·金匮真言论》提出："夫言人之阴阳，则外为阳，内为阴。言人身之阴阳，则背为阳，腹为阴。言人身之脏腑中阴阳，则脏者为阴，腑者为阳。肝、心、脾、肺、肾五脏皆为阴，胆、胃、大肠、小肠、膀胱、三焦六腑皆为阳。"

脏腑之中又各分阴阳，即阴中有阳，阳中有阴，如五脏中心肺居上属阳，肝、脾、肾居下属阴。各脏又有阴阳之分，如心有心阴心阳，肾有肾阴肾阳。经络也有阴阳之分，经分阴经、阳经；络分阴络、阳络。

表1－3　人体组织结构的阴阳属性归纳表

	人体部位	脏腑组织
阳	上部　体外　背　四肢外侧	六腑　络脉　气　皮毛
阴	下部　体内　腹　四肢内侧	五脏　经脉　血　筋骨

（二）说明人体的生理功能

中医学认为人体的正常生理活动，是由于阴阳双方保持着对立统一的协调平衡的结果。对人体的各种生理活动，也可以用阴阳来加以概括。

表1－4　人体生理功能的阴阳属性归纳表

	生理活动	气机运动
阳	兴奋　亢进　温煦　功能活动	升　出
阴	抑制　衰退　滋润　营养物质	降　入

以物质与功能关系为例：人体生理活动的基本规律可概括为阴精（物质）和阳气（功能）的矛盾运动。阴精是阳气的物质基础，没有阴精，无以化生阳气，即没有物质基础，就不可能产生能量。阳气是阴精的能量表现，没有阳气，无以化生阴精，即没有功能活动，就不可能转化为营养物质。只有这样，阴和阳才能共同处于相互对立、依存、消长和转化的协调统一之中，才能保持阴与阳、物质与能量的动态平衡，也才能维持人体的正常生理活动。

（三）说明人体的病理变化

“阴平阳秘”，即阴阳的平衡协调，是人体生理活动的基础，是人体健康的保证。这种平衡协调关系一旦受到破坏，阴阳失去平衡，便会发生疾病。因此，阴阳失调是疾病发生的基础。

疾病的发生发展取决于两方面的因素，一是邪气，二是正气。邪气有阴邪（如寒邪、湿邪）和阳邪（如风邪、暑邪、热邪、燥邪）之分，正气有阴精和阳气之别。阳邪致病，可致阳偏盛而伤阴；阴邪致病，可致阴偏盛而伤阳。无论疾病的病理变化如何复杂，都不外乎阴阳的偏胜（盛）和偏衰。

1．阴阳偏胜

即阴胜、阳胜，是属于阴或阳任何一方高于正常水平的病理状态。

（1）阳胜则热，阳胜则阴病：阳邪亢盛，性质为热，因而出现热证；阳长则阴消，阳偏胜必然导致阴液的损伤。

（2）阴胜则寒，阴胜则阳病：阴邪亢盛，性质为寒，因而出现寒证；阴长则阳消，阴偏胜必然导致阳气的损伤。

2．阴阳偏衰

即阴虚、阳虚，是属于阴或阳任何一方低于正常水平的病理状态。

（1）阳虚则寒：人体的阳气虚损，阳虚不能制约阴，则阴相对的偏胜而出现寒象。

（2）阴虚则热：人体的阴液不足，阴虚不能制约阳，则阳相对的偏胜而出现热象。

由于阴阳之间互根互用，所以阴阳任何一方虚损到一定程度时，必然导致另一方的不足。阳虚至一定程度时，因不能化生阴液，而同时出现阴虚的现象，称“阳损及阴”。阴虚至一定程度时，因不能资生阳气，而同时出现阳虚的现象，称“阴损及阳”。“阳损及阴”、“阴损及阳”，最终导致“阴阳两虚”。阴阳两虚是阴阳的对立双方均处在低水平的状态，是一种病态。

表1－5　阴阳失调归纳表

- 阴阳失调
  - 阴阳偏胜
    - 阳胜
      - 阳胜则热→实热证
      - 阳胜则阴病→阴亏
    - 阴胜
      - 阴胜则寒→实寒证
      - 阴胜则阳病→阳损
  - 阴阳偏衰
    - 阳虚→阳虚则寒→虚寒证　阳损及阴
    - 阴虚→阴虚则热→虚热证　阴损及阳
    - （阳损及阴、阴损及阳）→阴阳两虚

（四）用于疾病的诊断

“善诊者，察色按脉，先别阴阳。”（《素问·阴阳应象大论》）由于疾病的发生、发展、变化的根本在于阴阳失调，所以任何疾病，尽管其症状与体征千变万化，错综复杂，但都可用阴阳来加以概括说明。

1．按照阴阳特征来辨别疾病症状、体征的阴阳属性，为辨证提供依据。

表1－6　症状、体征的阴阳属性归纳表

	望诊		闻诊		脉诊		
	颜色	光泽	语音	呼吸	部位	至数	形势
阳	赤黄	鲜明	高亢洪亮	声高气粗	寸部	数	浮大洪滑
阴	青白黑	晦暗	低微无力	声低气怯	尺部	迟	沉小细涩

2．用阴阳概括病证，帮助认识疾病的本质，做到执简驭繁。

表1－7　病证的阴阳属性归纳表

	表里	寒热	虚实
阳证	表证	热证	实证
阴证	里证	寒证	虚证

（五）用于指导疾病的防治

1．指导养生

人体的阴阳，是生命的根本，故养生最重要的就是善于调理阴阳，以保持人与自然界的协调统一。

《素问·四气调神大论》说：“圣人春夏养阳，秋冬养阴，以从其根，故与万物沉浮于生长之门”，指出了调养四时阴阳的基本原则。

2. 确定治疗原则

由于疾病的基本病机是阴阳失调，因此，调整阴阳，补其不足，泻其有余，恢复阴阳的相对平衡，就是治疗的最基本原则。

阴阳偏胜，是有余之证，应损其有余。“阳盛则热”属实热证，宜用寒凉药以制其阳，以寒治热，即“热者寒之”。“阴盛则寒”属实寒证，宜用温热药以制其阴，以热治寒，即“寒者热之”。若出现“阳胜则阴病”、“阴胜则阳病”的情况，则当兼顾其不足，配合益阴或扶阳之法。

阴阳偏衰，是不足之证，应补其不足。“阴虚则热”是阴不制阳而致阳亢，属虚热证，一般不能用寒凉药直折其热，须用“壮水之主，以制阳光”的方法。“阳虚则寒”是阳不制阴而致阴盛，属虚寒证，不宜用辛温发散药以散阴寒，须用“益火之源，以消阴翳”的方法。

至于阳损及阴、阴损及阳、阴阳俱损的治疗原则，根据阴阳互根的原理，阳损及阴则应治阳要顾阴，在充分补阳的基础上补阴；阴损及阳则应治阴要顾阳，在充分补阴的基础上补阳；阴阳俱损则应阴阳俱补，以纠正这种低水平的状态。

3. 归纳药物的性能

阴阳也用来概括药物的性能，以指导临床用药。药物的性能包括性、味和升降浮沉，皆可以用阴阳来归纳说明。药性有寒、热、温、凉四种，又称“四气”。其中，寒、凉药物能减轻或消除热证，属阴；温、热药物能减轻或消除寒证，属阳。五味有辛、甘、酸、苦、咸五种。其中，辛、甘属阳，酸、苦、咸属阴。升降浮沉是药物在体内发挥作用的趋向，其中，具有升、浮作用趋向的药物属阳，具有沉、降作用趋向的药物属阴。

表1－8　药物性能的阴阳属性归纳表

	四　气	五　味	升降浮沉
阳	温　热	辛　甘（淡）	升　浮
阴	凉　寒	酸　苦　咸	降　沉

第二节　五行学说

五行学说为古代哲学的范畴。五行学说是以木、火、土、金、水五种物质的特性及其“相生”和“相克”规律来认识世界、解释世界和探索宇宙规律的一种世界观和方法论。五行学说认为世界是物质的，宇宙世界是由木、火、土、金、水五种基本物质所构成。

五行学说来源于古代劳动人民长期的生活和生产实践。早在殷商时期，先民们已具备了五行的概念。《尚书·洪范》记载：“水火者，百姓之所饮食也；金木者，百姓之所兴作也；土者，万物之所资生也，是为人用。”说明人们在长期的生活和生产实践中，认识到木、火、土、金、水五种物质是人们生活中不可缺少的东西。后来人们把这五种物质的属性加以抽象推演，用来说明整个物质世界。并认为这五种物质不仅具有相互资生、相互制约的关系，而且是在不断运动、变化之中，故称之为“五行”。

中医理论体系在其形成过程中，受到五行学说极其深刻的影响，它同阴阳学说一样也已成为中医学独特理论体系的重要组成部分。

一、五行的概念、特性及归类

（一）五行的概念

“五”，是指木、火、土、金、水五种基本物质；“行”，即运动变化。五行，即木、火、土、金、水五种物质及其运动变化。

五行学说中的“五行”，不再特指木、火、土、金、水五种物质本身，而是一个抽象的哲学概念，古人以五行的抽象特性来归纳自然界各种事物和现象。

（二）五行的特性

古人通过长期的生活和生产实践，对木、火、土、金、水五种物质悉心观察，在积累了大量直观的朴素认识基础上，进行抽象引申而逐渐形成了五行特性的基本概念。

1．木的特性

“木曰曲直”。“曲直”是指树木的生长形态，木具有树干曲直，向上向外舒展的特性。因而引申为具有生长、升发、条达、舒畅等性质和作用的事物和现象，均归属于木。

2．火的特性

“火曰炎上”。“炎上”是指火具有温热、上升的特性。因而引申为具有温热、升腾性质和作用的事物和现象，均归属于火。

3．土的特性

“土爰稼穑”。“稼穑”是指土有播种和收获农作物的作用。因而引申为具有生化、承载、受纳性质和作用的事物和现象，均归属于土。故有“土载四行”、“土为万物之母”之说。

4．金的特性

“金曰从革”。“从”，由也；“革”，即变革。“从革”，是说明金是通过变革而产生的，金之质地沉重，且常用于杀戮，因而引申为具有清洁、肃降、收敛等性质和作用的事物和现象，均归属于金。

5．水的特性

“水曰润下”。“润下”是指水具有滋润和向下的特性，引申为具有寒凉、向下、滋润的性质和作用的事物和现象，均归属于水。

（三）事物属性的五行归类

古人运用取象比类法和推演络绎法，将自然界各种事物和现象，以及人体的脏腑组织、生理病理现象分别归属于木、火、土、金、水五行之中。

1．取象比类法

事物属性与木的特性相类似，则将其归属于木，与火的特性相类似，则将其归属于火。如以方位配五行：日出东方，富有生机，与木之升发特性相类似，故东方归属于木；南方炎热，与火的特性相类似，故南方归属于火；西方为日落之处，与金之肃杀沉降相类似，故西方归属于金；北方寒冷，与水之寒凉特性相类似，故北方归属于水；中央地带，土地肥沃，气候适中，万物繁茂，与土的生化、承载特性相类似，故中央归属于土。

2．推演络绎法

秋季万物萧条，类似于金之肃降，故属金；而秋季气候干燥，故燥也就归属于金。又如肝属木，由于肝合胆、主筋、其华在爪，开窍于目，故推演络绎胆、筋、爪、目皆属于木。

表1-9　事物属性的五行归类表

自然界							五行	人体						
五音	五味	五色	五化	五气	五方	五季		五脏	五腑	五官	五体	五志	五液	五脉
角	酸	青	生	风	东	春	木	肝	胆	目	筋	怒	泪	弦
徵	苦	赤	长	暑	南	夏	火	心	小肠	舌	脉	喜	汗	洪
宫	甘	黄	化	湿	中	长夏	土	脾	胃	口	肉	思	涎	缓
商	辛	白	收	燥	西	秋	金	肺	大肠	鼻	皮	悲	涕	浮
羽	咸	黑	藏	寒	北	冬	水	肾	膀胱	耳	骨	恐	唾	沉

五行学说以天人相应为指导思想，以五行为中心，以空间结构的五方、时间结构的五季、人体结构的五脏为基本间架，将人体的生命现象与自然界的事物和现象联系起来，形成了联系人体内外环境的五行结构系统，用以说明人体以及人与自然环境的统一性。

二、五行学说的基本内容

（一）五行的相生相克和制化

五行相互之间不是孤立的、静止不变的，而是存在着有序的“相生”、“相克”以及制化关系，从而维持事物生化不息的动态平衡。这是五行之间关系的正常状态。

1. 相生

生即资生、助长、促进之意。五行之间互相滋生和促进的关系称之为相生。

五行相生的次序：木生火，火生土，土生金，金生水，水生木。

在相生关系中，任何一行都具有“生我”、“我生”两方面的关系，构成“母子关系”，即“生我”者为母，“我生”者为子。以水为例：因为金生水，水生木，故水的“生我”者为金，水的“我生”者为木，金为水之母，木为水之子。

金 —生我→ 水 —我生→ 木
（母）　　　　　　　（子）

2. 相克

克即制约、克制、抑制之意。五行之间相互制约的关系称之为相克。

五行相克的次序：木克土，土克水，水克火，火克金，金克木。

在相克关系中，任何一行都具有“我克”、“克我”两个方面的关系，我克者为“所胜”，克我者为“所不胜”。以水为例：因为土克水，水克火，故水的“克我”者为土，水的“我克”者为火；土为水之“所不胜”，火为水之“所胜”。

土 —克我→ 水 —我克→ 火
（所不胜）　　　　　（所胜）

3. 制化

制，即制约、克制；化，即化生、变化。五行制化是指五行之间相互生化，相互制约，

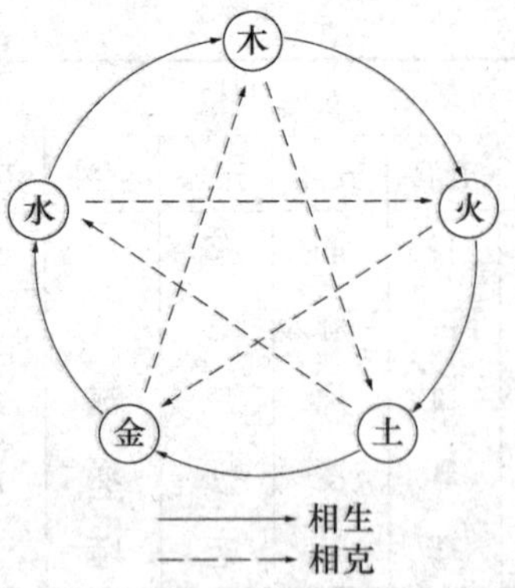

图1-1 五行相生、相克示意图

以维持平衡协调的关系。

由于五行中每一行都存在着“生我”、“我生”、“克我”、“我克”四个方面的联系，因此对每一行来说都是克中有生，生中有克，形成五行间既相互生化，又相互制约的“制化”关系。没有生，就没有事物的发生和成长；没有克，就不能维持正常协调关系下的变化与发展。只有“化中有制”，“制中有化”，才能维持和促进事物相对的平衡协调和发展变化。

（二）五行的相乘相侮和母子相及

五行的相乘和相侮，是五行之间的异常克制现象；母子相及则是五行之间相生关系异常的变化。

1. 相乘

乘，凌也，即以强凌弱之意。相乘，是指五行中某一行对所胜一行的过度克制。

五行相乘的次序与相克相同，即木乘土，土乘水，水乘火，火乘金，金乘木。

导致相乘的原因有太过与不及两种情况：一是五行中某一行过度亢盛（太过），对其“所胜”一行克制太过，使其虚弱。以木克土为例，木过度亢盛，而土虽不虚，但难以承受木的过度克制，造成土的不足，此为木亢乘土的相乘现象。二是五行中某一行过于虚弱（不及），难以抵御其“所不胜”一行的正常限度的克制，而更加虚弱。以木克土为例，正常情况下，木克土，以维持木土之间的相对平衡。如果土自身不足，木虽然属于正常水平，但也会乘土之虚而克之，这种相克超过了正常的制约程度，将会使土更虚。

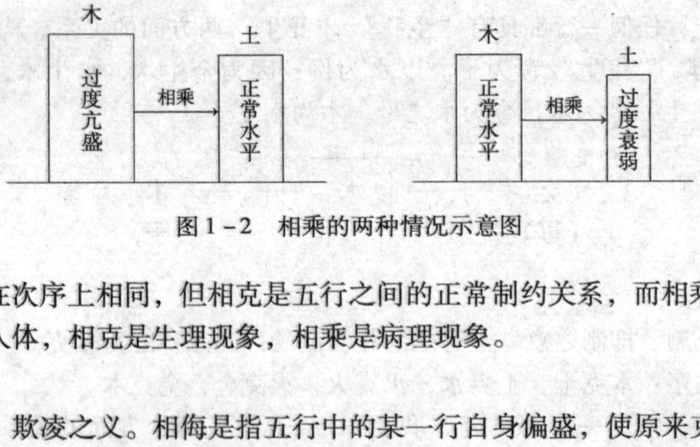

图1-2 相乘的两种情况示意图

相乘与相克在次序上相同，但相克是五行之间的正常制约关系，而相乘是五行之间的异常制约现象。在人体，相克是生理现象，相乘是病理现象。

2. 相侮

侮，为欺侮、欺凌之义。相侮是指五行中的某一行自身偏盛，使原来克它的一行，不仅不能去制约它，反而被它所克制，即反克，又称反侮。

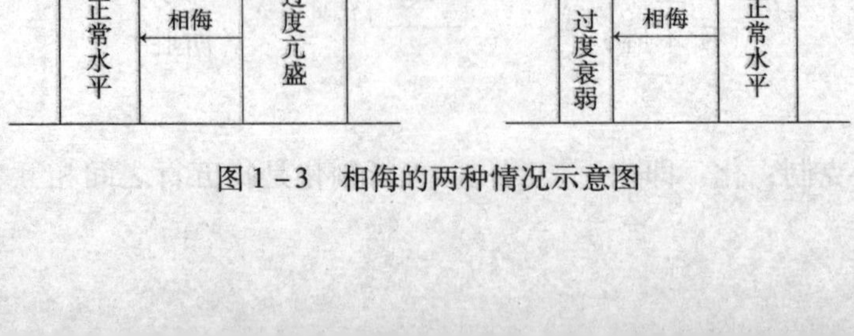

图1-3 相侮的两种情况示意图

五行相侮的次序与相克、相乘的方向相反，即木侮金，金侮火，火侮水，水侮土，土侮木。

导致相侮的原因，也有“太过”与“不及”两种情况。太过所致的相侮，是指五行的某一行过于强盛，使其“所不胜”一行不仅不能克制它，反而受到它的反向克制。以木为例，金原是克木的，但由于木过度亢盛，则金不仅不能去克木，反而被木所克制，使金受损。不及所致的相侮，是指五行中某一行过于虚弱，不仅不能制约其“所胜”的一行，反而受到其“所胜”的一行的“反克”。如正常情况下，金克木，但当金过度衰弱时，木乘金之衰而反侮之。

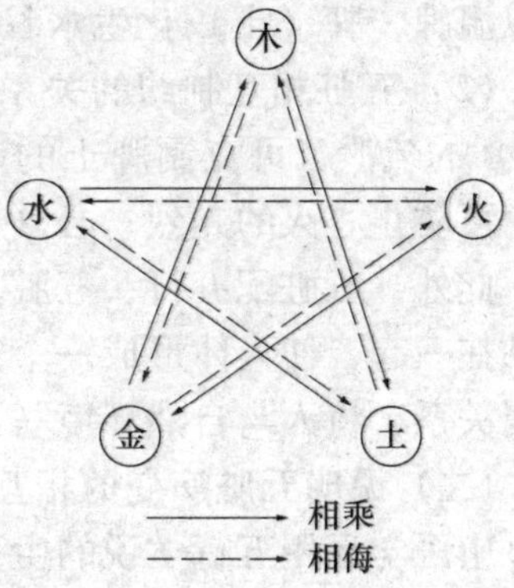

图1-4　五行相乘、相侮示意图

相乘和相侮均是五行间生克制化的异常，二者之间既有联系又有区别。相乘是按五行的相克次序发生的过强克制，相侮是发生与五行相克次序相反方向的克制。但在发生相乘时，也可同时发生相侮；发生相侮时，也可同时发生相乘。如木气过亢时，不仅会过度克制其所胜之土（相乘），而且可以恃己之强反向克制己所不胜之金（相侮）；反之，木气虚弱时，则不仅金来乘木，而且其所胜之土也乘其虚而反侮之。

3. 母子相及

及，即连累的意思。母子相及为相生异常的变化，包括母病及子和子病及母两种情况。

母病及子：指五行中的某一行异常，影响到其子一行，结果母子皆异常。例如水生木，水为木母，木为水子，若水之不足无以生木，则木干枯而母子皆衰。

子病及母：指五行中的某一行异常，影响到其母一行，结果母子皆异常。例如木生火，木为火之母，火为木之子，若火热太旺，势必过度焚烧木母，木损则生火无力，火势亦衰，结果母子皆衰，子病及母又称为“子盗母气”。

三、五行学说在中医学中的应用

五行学说在中医学中的应用，主要是以五行的特性和生克乘侮的规律，具体地分析研究人体各脏腑组织器官的功能及相互关系，解释人体病理机制，并指导临床诊断和治疗。

（一）说明五脏的生理功能及相互关系

1. 说明五脏的生理功能

五行学说将人体的脏腑组织分别归属于五行，以五行的特性来说明五脏的生理功能。

木有生长升发、舒畅条达的特性，肝喜条达而恶抑郁，故以肝属“木”。火有温热的特性，心阳具有温煦作用，故以心属“火”。土有生化万物的特性，脾主运化水谷，为气血生化之源，故以脾属“土”。金有清肃、收敛的特性，肺有肃降的作用，故以肺属“金”。水具有滋润、下行的特性，肾主水，肾阴有滋养全身的作用，故以肾属“水”。

2. 说明五脏之间的相互关系

五脏的功能活动不是孤立的，而是互相联系着的。五行学说用五行生克制化规律说明脏腑之间的生理联系。

（1）五脏相互资生的关系：肾（水）之精以养肝，肝（木）藏血以济心，心（火）之热以温脾，脾（土）化生水谷以充肺，肺（金）清肃下行以助肾。

（2）五脏相互制约的关系：肺（金）气清肃下降，可牵制肝气的升发，防其太过；肝（木）的疏泄，可克制脾土的壅郁；脾（土）的运化，可制止肾水的泛滥；肾（水）的滋润，可防止心火的亢烈；心（火）的阳热，可制约肺金的清肃太过。

此外，五脏配五行，五脏又联系所属的六腑、五体、五官、五志等，从而把机体各部分联结在一起，使人体形成一个完整的有机整体。还通过五行与自然界的五方、五时、五气等配属关系，将人与自然环境联系起来，体现了天人相应的整体观念。

（二）说明五脏病变的相互影响

中医学运用五行学说的生克乘侮理论，来说明人体病理状况下五脏之间的相互影响，即本脏之病可以传至他脏，他脏疾病也可以传至本脏，这种病理上的相互影响称之为传变。脏腑间的传变，可分为相生关系的传变和相克关系的传变。

1．相生关系的传变

包括“母病及子”和“子病犯母”两个方面的传变。母病及子：是指疾病传变次序从母脏传及子脏，如肾病及肝、肝病及心、心病及脾、脾病及肺、肺病及肾。子病犯母：是指疾病传变次序从子脏传及母脏，又称“子盗母气”，如心病犯肝、肝病犯肾、肾病犯肺、肺病犯脾、脾病犯心。一般认为，按相生规律传变时，母病及子病情较轻，子病及母病情较重。

2．相克关系的传变

包括“相乘”与“相侮”两个方面的传变。相乘，是指相克太过为病，以肝木和脾土为例，相乘传变有“木旺乘土”和“土虚木乘”两种情况。相侮，又称反侮，即反向克制为病，如“木火刑金”、“土虚水侮”。一般认为，按相克规律传变时，相乘传变病情较重，而相侮传变病情较轻。

需要指出的是，五脏病变时的相互传变，在临床上并不能完全用五行之间的生克规律来阐释。因为疾病的发生发展变化，与受邪的性质、患者禀赋的强弱，以及各个疾病本身的发生发展规律之差异密切相关，所以疾病的五脏传变次序，并不完全符合五行的生克乘侮规律，切不可生搬硬套，应根据具体病情加以分析，灵活应用五行学说的原理。

（三）用于疾病的诊断

人体内脏功能活动及其相互关系的异常变化，可以从人的面色、声音、口味、脉象等方面反应出来。五脏六腑及五色、五味、五志等都可归属于五行，而五行中同一行的事物之间有着一定的联系，故某一行的内脏有病时，可影响到同行中的其他方面。所以临床对望、闻、问、切四诊所得的材料，可根据五行的配属关系及其生克乘侮的变化规律，进行综合分析来推断病情。如面见青色，喜食酸味，脉见弦象，其病多在肝；面见赤色，口味苦，脉洪，可诊断为心火亢盛；脾虚的病人，面见青色，为木来乘土；心脏病人面见黑色，为水来克火等。

古人还以五行生克关系，从色脉来判断病情的顺逆，色脉相合，其病顺；若色脉不符，得克则死，得生则生。如肝病色青见脉弦，为色脉相合，其病顺；若不得弦脉反见浮脉则属克己之脉（金克木），为逆；若得沉脉则为生我之脉（水生木），为顺。但是，在临床的实际应用中，对于疾病的诊断及预后的推断，必须坚持“四诊合参”，而非单凭色脉，更不要拘泥于色脉之间的“相生”或“相克”。

（四）用于疾病的治疗

1. 指导脏腑用药

不同药物，有不同的颜色与气味。色有青、赤、黄、白、黑“五色”，味有酸、苦、甘、辛、咸“五味”。根据五行归属理论，青色、酸味入肝；赤色、苦味入心；黄色、甘味入脾；白色、辛味入肺；黑色、咸味入肾。如白芍、山茱萸味酸入肝经以补肝，黄连味苦以泻心火，白术色黄味甘以补益脾气，石膏色白味辛入肺经以清肺热，玄参、熟地色黑味咸入肾经以滋养肾阴等。但这种用药方法是较片面的，临床脏腑用药，除色味外，必须结合药物的四气（寒、热、温、凉）和升降浮沉等理论综合分析，辨证用药。

2. 指导控制疾病传变

一脏受病，可以波及他脏而致疾病发生传变。因此，在治疗时，除对本脏病进行治疗外，同时还要根据五行的生克乘侮规律，来调整脏腑的太过和不及，以控制其进一步的传变。《金匮要略》指出：“见肝之病，知肝传脾，当先实脾”。就是说，肝病时，如肝气太过，木旺则必克脾土，根据木乘土的规律，治疗时就要先一步健脾，以防肝病传脾。

3. 指导确定治则治法

（1）根据相生规律确定治则、治法：运用母子相生规律来治疗疾病，其基本治疗原则是“补母”与“泻子”，即“虚则补其母，实则泻其子”。虚则补其母，主要适用于母子关系的虚证，重点是补母，常用方法有滋水涵木法、培土生金法、金水相生法、益火补土法等。实则泻其子，主要适用于母子关系的实证，重点是泻子，如肝火泻心法、心火泻胃法。

表1－10　五行学说治则治法归纳表

- 五行学说指导确定治则治法
  - 相生规律
    - 补母
      - 滋水涵木法——即滋肾养肝法。通过滋肾阴以养肝阴，适用于肾阴亏损而致的肝阴不足或肝阳上亢证。
      - 培土生金法——即健脾补肺法。通过培补脾气以助益肺气，适用于肺脾虚弱证。
      - 金水相生法——即滋养肺肾法。通过肺肾同治以滋养肺肾之阴，适用于肺肾阴虚证。
      - 益火补土法——即温肾健脾法。指用温壮肾阳以补助脾阳的方法，适用于脾肾阳虚证。
    - 泻子
      - 肝火泻心法——指用清心火以治肝火旺的方法。适用于心肝火旺证。
      - 心火泻胃法——指用泻胃火以治心火旺的方法。适用于胃腑有热，熏蒸于心，神志不宁之证。
  - 相克规律
    - 抑强
      - 抑木扶土法——即疏肝健脾法。是以疏肝、平肝，佐以健脾治疗肝旺脾虚的方法。
      - 泻南补北法——又称泻火补水法或滋阴降火法，即泻心火（南）滋肾水(北)，适用于肾阴不足，心火偏亢，水火不济，心肾不交证。
    - 扶弱
      - 培土制水法——是指通过温运脾阳以治疗水湿停聚的方法。适用于脾虚不运，水湿泛滥而致的水肿胀满之证。
      - 佐金平木法——即泻肝清肺法。是清肃肺气以抑制肝木的一种治疗方法。适用于肝火偏盛，影响肺气清肃之证。

（2）根据相克规律来确定治则、治法：相克异常有相乘和相侮两种病理变化。虽然有相克太过、相克不及和反克等情况，但总的可归纳为“强”、“弱”两个方面。克者为强，表现为机能亢进；被克者属弱，表现为机能衰退。因此治疗时采用“抑强”与“扶弱”的法则。抑强用于相克太过，扶弱用于相克不及。常用的方法有抑木扶土法、泻南补北法、培土制水法、佐金平木法等。

4. 指导中医情志疗法

情志疗法主要用于情志疾病。情志生于五脏，五脏之间有着生克关系，所以情志之间也存在着这种关系。因此在临床上可以用情志的相互制约关系来达到治疗的目的。如怒伤肝，悲胜怒（金克木）；喜伤心，恐胜喜（水克火）；思伤脾，怒胜思（木克土）；忧伤肺，喜胜忧（火克金）；恐伤肾，思胜恐（土克水）。古代医家运用这类治法获得了许多成功的经验，可供参考。

5. 指导针灸取穴

针灸学将手足十二经四肢末端的穴位分属于五行，即井、荥、俞、经、合五种穴位分属于木、火、土、金、水，临床根据不同的病情，以五行生克乘侮规律进行选穴治疗。

阴阳学说和五行学说虽各具特点，但又是相互联系，不可分割。也就是说，论阴阳则往往联系到五行，言五行又常常离不开阴阳。如在探讨脏腑功能时，不仅脏腑可以分阴阳，而各脏之间又存在着相互生克制化的关系。反之，以五行的生克制化来探讨五脏之间相互关系时，又离不开五脏阴阳之间的相互联结和制约。因此，阴阳五行学说的结合，不仅可以阐释事物矛盾双方的一般规律，还有利于解释人体复杂的生命现象和病理过程。

但是，应该指出，阴阳五行学说属于古代的哲学范畴，由于社会历史条件的限制，还不能摆脱唯心论和形而上学的影响，理论上比较朴素，在医学上运用的范围也有一定的局限性。我们必须以历史唯物主义和辩证唯物主义为指导，取其精华，弃其糟粕，使其更好地为医疗实践服务。

第二章　精气血津液

精气血津液，是构成人体的基本物质，是脏腑、经络等组织器官进行生理活动的物质基础。精，是人体内最精专的精微物质；气，是活力很强，运行不息，无形可见的极细微物质；血，是循行于脉中的红色液体；津液，是人体内一切正常水液的总称。

机体的脏腑经络等组织器官进行生理活动，必须依靠气的推动温煦和精血津液的滋养濡润。而精气血津液的生成和代谢，又依赖于脏腑、经络等组织器官的正常生理活动。因此，无论在生理还是病理方面，精、气、血、津液和脏腑、经络等组织器官之间，始终存在着十分密切的关系。

精气血津液学说是研究人体基本生命物质的生成、输布及其生理功能的学说。它从整体角度来研究构成人体和维持人体生命活动的基本物质，着重揭示人体脏腑、经络等组织器官生理活动和病理变化的物质基础。

第一节　精

一、精的概念

（一）精的哲学概念

精，又称“精气”，是指存在于宇宙中，运行不息的极精微物质，是生命产生的本源，是天地万物发展变化的动力源泉。

《管子》曰：“精也者，气之精者也。”精气学说认为，精是气中的精粹部分。精气在宇宙中运行不息，宇宙万物都是精气凝聚而生成的。精气既是宇宙万物生成的共同物质基础，又是推动和调控宇宙万物发生、发展及变化的动力。

（二）精的医学概念

精是指体内的精微物质，是构成人体和维持人体生命活动的基本物质之一，正如《素问·金匮真言论》所说：“夫精者，身之本也。”精有广义和狭义之分，广义之精泛指体内一切精微的物质，包括气、血、津液以及从饮食物中吸收的水谷精微等，统称为“精气”。狭义之精，指肾中所藏之精，又称“肾精”，分为先天之精和后天之精。

先天之精又称“生殖之精”，是禀受于父母，与生俱来，具有生命活力，能形成胚胎，构成人体的原始物质，为生命的基础。后天之精又称“脏腑之精”，是机体从饮食物中摄取的营养精华和脏腑代谢化生的精微物质。

二、精的生成

（一）先天之精

《灵枢·经脉》说：“人始生，先成精。”《灵枢·决气》也说：“两神相搏，合而成形，常先身生，是谓精。”即男女两性之精相结合后，在母体中孕育，构成身形。由于此精是先身而生，人身即由此精而生成，故称为“先天之精”和“生殖之精”。

（二）后天之精

人出生之后，通过脾胃运化，不断地吸纳水谷之精微，以充养五脏，脏腑代谢生化精气，盈者贮藏于肾，以不断地滋养“先天之精”，如《素问·上古天真论》说：“肾者，主水，受五脏六腑之精而藏之。”《素问·五脏别论》又说：“五脏者，藏精气而不泻也。”后天之精化生于脾，贮藏于五脏，所以又称为“脏腑之精”。

先天之精与后天之精都贮藏于肾，融合为一，不可分离，统称为“肾精”。两者相互促进和资生，先天之精依赖后天之精的不断培育和充养，才能保持充盈；而后天之精又需要先天之精的活力资助，方可不断化生，故说：“先天生后天，后天养先天。”先天有所不足，可借助调补后天来改善与弥补。

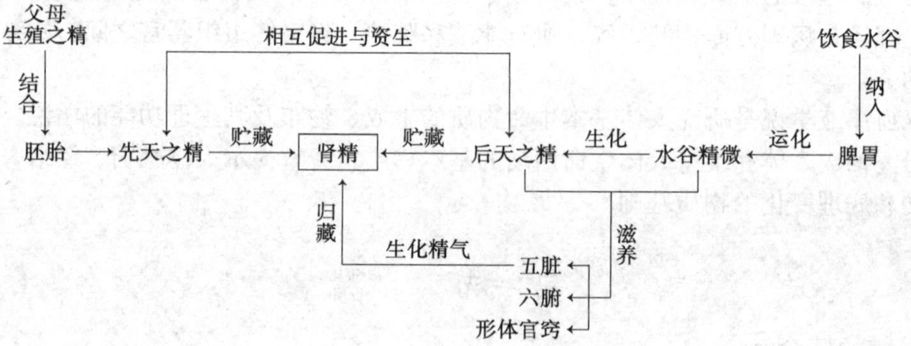

图2-1 精的生成过程示意图

三、精的生理功能

（一）繁衍生殖

生殖之精是生命的原始物质，是生身之本，具有生殖繁衍的作用。男子二八天癸至，精气溢泻；女子二七天癸至，月事以时下。男女媾精，阴阳和调，胎孕方成，故能有子而繁衍后代。由此可见，精是繁衍生殖的物质基础，故肾精充足，则生殖力强；肾精不足，则生殖功能障碍。

（二）促进生长发育

人之生，始于精，由精而成形，精是形成胚胎和促进胎儿生长发育的物质基础。人出生之后，从婴儿至青年生长成熟时期，均依赖阴精的充养。随着精气盛衰的变化，人则呈现出生长壮老已的生命运动规律。如果肾精不足，人体的生长发育就会迟缓或障碍，临床常用补肾精的方法进行治疗。

（三）濡润脏腑

饮食物经脾胃消化吸收，转化为水谷精微。水谷之精输布到五脏六腑等全身各组织器官之中，起着滋养作用，以维持人体的生理活动。其剩余部分归藏于肾，储以备用。精是维持人体生命活动的基本物质，如精不足，则脏腑失养，人体呈现虚弱及衰竭状态，抗病力弱，易发生疾病。

（四）生髓化血

肾藏精，精能化髓。髓有脑髓、脊髓、骨髓之分，肾精充盛，则脑海充盈，骨骼得养。

反之，肾精不足，髓生无源，则脑海空虚，骨骼失养。

精生髓，骨髓可以生血，为血液生化之器，精足则血充，故有“精血同源”之说。因此，临床上常用补益精髓法以治疗血虚之证。

第二节　气

一、气的概念

（一）气的哲学概念

气是存在于宇宙中的运行不息且无形可见的极细微物质，是构成天地万物的最基本元素，是宇宙的本原。

气一元论认为，世界上的一切都是气构成的。《庄子·知北游》曰：“通天下一气耳”，《易经·系辞》说：“天地氤氲，万物化生”，《洛河原理》更明确指出：“太极一气产阴阳，阴阳化合生五行，五行既萌，遂含万物”。中国古代哲学用气一元论的物质概念，肯定了世界的物质性，认为气是自然界万物（包括人类）的本原。

气一元论内涵丰富，与中医学关系密切的内容有以下几点：

1．气是构成万物的本原

气是天地万物的本原。在天体自然演变的初期，整个宇宙弥漫着浑浑沌沌的烟云样性状不定的无形物质，这就是气。气之轻清者，散而为天；气之重浊者，凝而为地。天地之间的万物，亦由气所化生，阴气和阳气感应交合于天地之间，氤氲而化生万物，故万物之化生，皆源于气。

构成天地万物的气，有无形和形质两种基本状态。一种是以弥散而剧烈运动的状态存在，因其细微而分散，用肉眼难以看到，故称之为“无形”，由于气的活力很强，故能从事物的运动变化中，测知无形之气的存在。另一种是以凝聚状态存在，由细小分散的气，集聚而形成看得见摸得着的实体，称之为“形质”。习惯上把弥散状态的气称为气，而把有形质的实体称为形。形气之间处于相互转化之中，如《医门法律》所说：“气聚则形存，气散则形亡。”

2．运动是气的根本属性

天地之气动而不息，运动是气的根本属性。气始终处于运动变化之中，或动静、聚散，或絪缊、清浊，或升降、屈伸，以运动变化作为自已存在的条件和形式。《素问·天元纪大论》说：“物生谓之化，物极谓之变。”自然界的一切事物的变化，如动物之生、长、壮、老、已，植物之生、长、化、收、藏，无生命物质的生、化、聚、散等，无不根于气的运动。

3．气是万物之间的中介

气充斥于天、地、万物之间，成为物体与物体之间的中介。气环流贯通于有形与无形之间，浸入潜出地进行着升降出人、凝聚发散等更叠与交换活动。借此，大千世界一气牵系，相互贯通，相互影响，天、地和万物联系成为一个整体，人也是这个整体的一部分。乐器共振、声音共鸣、磁石吸铁、月之盈亏引起潮汐……，都是以气为中介而相互感应的自然现象。日月、昼夜、季节、气候对人体生理和病理的影响，也是通过气的中介而实现的。

（二）气的医学概念

气是指体内活力最强，不断运动着的极细微物质；是构成人体和维持人体生命活动的基本物质之一。

1．气是构成人体的基本物质

《素问·宝命全形论》说：“人以天地之气生”“天地合气，命之曰人。”气是构成天地万物的最基本物质，而人来源于自然，是自然界发展到一定阶段的产物，也就是“天地之气”的产物。人的形体构成，实际上是以“气”为其最基本的物质基础。所以说，气是构成人体的最基本物质。

2．气是维持人体生命活动的基本物质

《素问·六节藏象论》说：“天食人以五气，地食人以五味。”人生存于自然界中，自然界中存在着人类赖以生存的物质条件。人的生长、发育和各种生命活动都需要从“天地之气”中摄取营养物质，并与周围环境进行物质和能量的交换，以维持人体生命活动。所以，气是维持人体生命活动的基本物质。

中医学理论中，气的含义十分广泛，除以上论述外，还有专门指代人体各脏腑功能活动的“脏腑之气”，即心气、肺气、脾气、肝气、肾气、胃气、胆气等；专门指代人体经络生理功能的“经络之气”；专门指代机体生理功能和抗病能力的“正气”；专门指代从饮食物中吸取的营养物质的“水谷精气”、“谷气”；专门指代正常气候的“六气”；专门指代致病因素的“邪气”；专门指代体内不正常水液的“水气”；专门指代中药寒、热、温、凉四种性质和作用的“四气”；以及专门指代外感热病发展过程中的一个病理阶段的“气分”等等。但是，值得注意的是这些“气”与本节所论述的构成人体和维持人体生命活动的基本物质的“气”的内涵是有区别的。

二、气的生成

（一）气的来源

气来源于三个方面：一是来源于禀受父母的先天之精气；二是来源于饮食物中的营养物质，即水谷之精气，简称“谷气”；三是来源于存在于自然界中的清气。先天之精气，因其先身而生，禀受于父母的生殖之精而得名，它是构成胚胎的原始物质。水谷之精气和自然界清气都是人出生以后，从后天获得的，故合称为“后天之精气”，它是人类赖以生存的物质条件。

（二）气的生成过程

气的生成，主要是通过肾、脾胃、肺等脏腑生理功能的综合协同作用，将先天之精气、水谷之精气和自然界清气三者结合起来而生成的。

1．肾为气之根本

肾主藏精，肾藏之精包括先天之精和后天之精。《类经》说：“精化为气，元气由精而化也。”肾精是化生元气的物质基础，元气是人体最根本、最原始、源于先天而根于肾之气。肾中精气充盛，则气的生化泉源不竭。

2．脾胃为气血生化之源

脾司运化，胃主受纳腐熟，为水谷之海，二者一纳一运，纳运结合，能将饮食水谷中的营养物质化生为水谷精气。所以,《灵枢·营卫生会》说:“人受气于谷”。

3. 肺为气之主

肺司呼吸，为体内外气体交换的场所，人体通过肺的呼吸运动，以吸入自然界的清气，呼出体内的浊气，实现体内外气的交换，从而，肺不断的呼浊吸清，保证了自然界的清气能源源不断地进入体内，参与人体的新陈代谢。

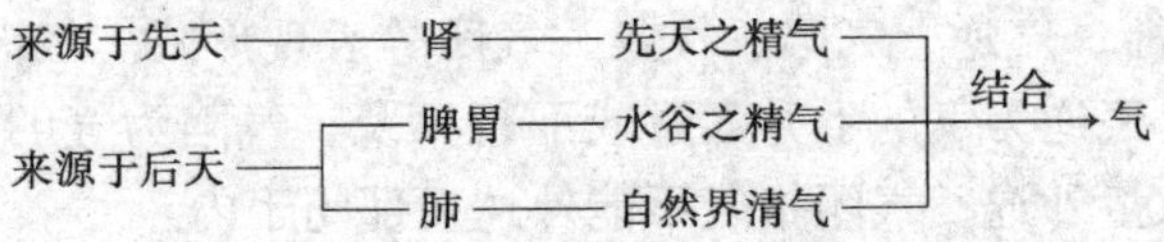

图2-2　气的生成过程示意图

(三) 气生成的基本条件

气生成的基本条件主要有两个方面：一是物质来源充足，即先天精气、水谷精气和自然界清气的供应充足；二是脏腑生理功能活动正常，主要是肾、脾胃、肺等脏腑的生理功能正常。肾、脾胃、肺等脏腑的生理功能正常，人体的气才能充沛；反之，肾、脾胃、肺等脏腑的生理功能失常，均能影响气的生成，或影响气的生理效应，形成气虚等病理变化。

三、气的运动

(一) 气机的概念

气的运动，称为“气机”。气是不断运动着的精微物质。人体内的气无时不处在不断的运动变化之中,它流行于全身各脏腑、经络等组织器官,无处不到,无处不有。气的运动时刻推动和激发着人体脏腑、经络等组织器官的各种生理活动，维持着人的正常生命运动；气的运动一旦停止，也就失去了其维持人体生命运动的作用，也就意味着人的生命活动的终结。

(二) 气的运动形式

升、降、出、入是气运动的四种基本形式。升，是指气由下向上运动；降，是指气由上向下运动；出，是指气由内向外运动；入，是指气由外向内运动。气的升降出入运动，是人体生命活动的根本。

人体的脏腑、经络等组织器官，是气的升降出入运动的场所。只有在脏腑、经络等组织器官的生理活动中，才能具体地体现气的升降出入运动。例如：肺的宣发，把气、血、精、津液向上向外输布为升；肺的肃降，把水液向下布散于肾为降；肺的呼气，把体内的气体呼出体外为出；肺的吸气，把体外的气体吸入体内为入。脾胃的消化功能，以脾主升清，胃主降浊来概括整个机体对饮食物的消化、吸收、输布和排泄过程。机体的水液代谢，是以脾胃的运化转输，肺的宣发肃降，肾的蒸腾气化和摄清排浊，来概括水液代谢的全过程。以上脏腑的生理活动充分体现了气的升降出入运动，所以说人体脏腑的各种生理活动，实质上都是气的升降出入运动的具体体现。

气的升和降，出和入，是对立统一的矛盾运动。从局部而言，并不是每一脏腑组织器官的生理活动，都必须具备升降出入，而是各有侧重。是以升降为主，还是以出入为主，则是由该脏腑的生理特性和位置等来决定的。一般来说，五脏贮藏精气，宜升；六腑传导化物，宜降。就五脏而言，肺位居上焦，又借气道与外界相通，其生理活动就有升、降、出、入四种形式。心位居上焦，主降；肾位居下焦，主升；肝与肺则左升右降；脾胃同居中焦，但是，脾主运化以升为主，胃主受纳以降为主。升降出入虽各有侧重，但是，从整个机体的生理活动而言，则升与降，出与入之间又必须保持协调平衡。气的升与降，出与入之间只有在相对协调平衡的状态下，才能发挥其维持人体生命活动的作用。

气机正常，也就是气的运行畅通协调，升降出入之间和谐平衡，通常称之为“气机调畅”。反之，如果气机失常，也就是气的运行受阻，升降出入运行障碍时，称之为“气机失调”。气机失调常有气滞、气逆、气陷、气脱、气闭等表现形式。气滞为气的运行不畅，或在局部发生阻滞不通；气逆为气的上升太过或下行不及；气陷为气的上升不及或下行太过；气脱指气不能内守而大量外逸；气闭指气不能外达而郁闭于内。

四、气的生理功能

气对于人体来说具有十分重要的生理作用。所以《难经·八难》说：“气者，人之根本也”；《类经·摄生类》说：“人之有生，全赖于气”。

气的生理功能主要有以下几个方面：

（一）推动作用

气的推动作用，是指气具有激发和推动的作用。气活力很强，能激发和促进人体的生长发育和各脏腑、经络等组织器官的生理功能；能推动血液的生成、运行，以及津液的生成、输布和排泄等。如当气的激发、推动作用减弱时，都能影响人体的生长、发育，或出现早衰，或使脏腑、经络等组织器官的生理功能减弱，出现血液和津液的运行和代谢障碍等病理变化。

（二）温煦作用

气的温煦作用，是指阳气具有温煦人体的作用。《难经·二十二难》说：“气主煦之”，即是说气是人体热量的来源。人体的体温，需要气的温煦作用来维持恒定；各脏腑、经络等组织器官，也需要在气的温煦作用下，才能进行正常的生理活动；血和津液等液态物质，同样也需要依赖气的温煦作用，才能进行正常的循环运行。故说“血得温而行，得寒而凝”。如气的温煦作用失常，则会出现畏寒喜热、四肢不温、体温低下、血和津液运行迟缓等寒象。

（三）防御作用

气的防御作用，是指气具有卫护肌肤、抗御邪气、维护机体健康的作用。气的防御作用，主要体现在两个方面：一是抵御外邪的入侵；二是驱邪外出。《素问·评热病论》说：“正气存内，邪不可干”；“邪之所凑，其气必虚”。即是说气的防御功能正常时，邪气不易侵入；或虽有邪气侵入，也不易发病；即使发病，也易于治愈。反之，气的防御功能减弱时，机体抗病能力下降，易染疾病或患病后难以治愈。所以，气的防御作用与疾病的发生、发展和转归都有着密切的关系。

（四）固摄作用

气的固摄作用，是指气对精、血、津液等液态物质具有统摄和控制，防止其无故流失的作用。具体表现在三个方面：一是固摄血液，防止血液溢出脉外，保证血液在脉中的正常循行；二是固摄汗液、尿液、唾液、胃液、肠液等，控制其分泌和排泄量，以防止体液无故丢失；三是固摄精液，防止其妄泄。若气的固摄功能减弱，则可导致体内的液态物质大量丢失。如气不摄血，则可导致各种出血；气不摄津，则可导致自汗、多尿、小便失禁、流涎、泛吐清水、泄泻滑脱等；气不固精，则可导致遗精、滑精、早泄等。

气的固摄作用与推动作用是相反相成的两个方面。一方面，气推动着血液的运行和津液的输布、排泄；另一方面，气又固摄着体内的液态物质，防止其无故流失。气的推动和固摄作用相互协调，控制和调节着体内液态物质的正常运行、分布和排泄，这是维持人体正常的血液循环和水液代谢的重要环节。

（五）气化作用

气化，是指通过气的运动而产生的各种变化。具体地说，气化是指精、气、血、津液各自的新陈代谢及其转化的过程。饮食水谷转化成水谷精气，化生成精、气、血、津液；津液经过代谢转化成汗液和尿液；饮食物经过消化和吸收后，其残渣转化成糟粕等，都是气的气化作用的具体表现。如气的气化功能失常，则可影响精、气、血、津液的新陈代谢，影响饮食物的消化吸收，影响汗液、尿液和粪便等的排泄，从而形成各种代谢异常的病变。

（六）营养作用

气的营养作用，主要是指由脾胃化生的水谷精气对脏腑组织的营养功能。气中的营气，是水谷精微中的精专部分，营气流注全身，发挥着营养作用。

五、气的分类

人体的气，根据其构成来源、分布部位和功能特点的不同可划分为元气、中气、宗气、营气和卫气等。

（一）元气

1. 基本含义

元气又称原气、真气、真元之气。是人体中最基本、最重要的气，是人体生命的原动力。

2. 生成

元气根源于肾，主要由肾精所化，是从父母禀受先天之精气，经肾的化生作用和水谷精微的滋养而成。所以说元气来源于先天，滋养于后天。

3. 分布

元气发源于肾，通过三焦而流行全身，内至脏腑，外达肌肤腠理，无处不到。《难经·六十六难》说：“三焦者，原气之别使也。”

4. 主要功能

元气具有推动人体的生长、发育，温煦和激发各脏腑、经络等组织器官生理功能的作用，是人体生命活动的原动力，是维持生命活动的最基本的物质。因此，元气愈充沛，脏腑就愈强盛，身体也就愈健康。反之，如果元气衰惫，则就会造成人体生长发育迟缓，以及各脏腑组织生理功能低下而发生多种病变。

（二）宗气

1. 基本含义

宗气是积聚于胸中之气，又称“大气”。宗气在胸中积聚之处，称为“上气海”，又名“膻中”。

2. 生成

宗气主要是由脾胃转输的水谷精气和肺吸入的自然界清气结合而成。宗气的生成与脾胃的运化和肺的呼吸功能密切相关。因此，脾胃的运化和肺的呼吸功能正常与否，直接影响着宗气的盛衰。

3. 分布

宗气积聚胸中，贯注心肺，通过心肺的作用布散周身。上出于肺，循行咽喉而走息道；下蓄丹田，经气街注入足阳明胃经，并下行于足。

4. 主要功能

宗气的主要功能表现在两个方面：一是助呼吸。宗气走息道，具有促进肺的呼吸运动的作用。所以凡言语、声音、呼吸的强弱，均与宗气的盛衰有关。二是行气血。宗气贯心脉，具有协助心气推动血液运行的作用。所以《灵枢·邪客》说："宗气积于胸中，出于喉咙，以贯心脉，而行呼吸焉"。古人常以虚里（相当于心尖搏动部位）的搏动情况来测知宗气的盛衰。此外，宗气与人体的视、听、言、嗅、动等机能相关。

（三）中气

1. 基本含义

中气是积聚于中焦之气，因脾胃位居于中焦，故把脾胃之气称为"中气"。

2. 生成

中气由布散在脾胃的元气与脾胃运化产生的水谷精气结合而生成。脾胃的运化功能正常与否，直接影响着中气的盛衰。

3. 分布

中气以中焦为基地，布散于脾胃肝肠之中，升上达下，斡旋不息。

4. 主要功能

中气的功能包括三个方面：一是促进脾胃消化。中气充足，则脾胃功能健旺；中气不足，则脾胃运化失健。二是维持内脏位置的恒定。如中气下陷，则发生内脏下垂。三是生化营气、卫气。营气与卫气都是来源于脾胃化生的水谷精微，故常说，营气出于中焦，卫气滋生于中焦。

（四）营气

1. 基本含义

营气是行于脉中，富有营养作用的气，又称"荣气"。因营气与血同行脉中，故常"营血并称"。营气与卫气相对而言属于阴，故又称为"营阴"。

2. 生成

营气主要是由脾胃转输的水谷精气所化生。饮食水谷，在脾胃的作用下，化生为精微物质，并由脾上输于肺，在肺的作用下，水谷精微中精专的部分进入脉道，成为营气。

3. 分布

营气出于中焦，经肺进入经脉后，沿十四经依次循行，周流全身。

4. 主要功能

营气的主要功能，表现在两个方面：一是化生血液。营气经肺注入脉中，成为血液的组成部分。《灵枢·邪客》说："营气者，泌其津液，注之于脉，化以为血。"二是营养全身。营气由水谷精微中的精专柔和部分所构成，循脉流注全身，内至脏腑，外达皮毛筋骨，为脏腑、经络等组织器官的生理活动提供营养物质。故《素问·痹论》说："营者，水谷之精气也，和调于五脏，洒陈于六腑。"

(五) 卫气

1. 基本含义

卫气是行于脉外，具有保卫作用的气。因卫气与营气相对而言，属于阳，故又称"卫阳"。

2. 生成

卫气主要是由脾胃转输的水谷精气所化生。饮食水谷，在脾胃的作用下，化生为精微物质，并由脾上输于肺，在肺的作用下，水谷精微中慓疾滑利的部分，被敷布到经脉之外，成为卫气。所以《灵枢·营卫生会》说："谷入于胃，以传于肺，五脏六腑，皆以受气，其清者为营，浊者为卫，营在脉中，卫在脉外。"此外，肾中先天之精气，在卫气的生成过程中，起着激发作用。故有"卫气本源于下焦，滋生于中焦，宣发于上焦"之说。

3. 分布

卫气的特性是"慓疾滑利"。也就是说它的活动力特别强，流动很迅速。故其不受脉管约束，在脉外运行于皮肤、分肉之间，熏于肓膜，散于胸腹。

4. 主要功能

卫气的主要生理功能表现在三个方面：一是护卫肌表，防御外邪入侵。二是温养脏腑、肌肉、皮毛等。三是控制腠理的开合，调节汗液的排泄，以及维持体温的相对恒定等。故《灵枢·本藏》说："卫气者，所以温分肉，充皮肤，肥腠理，司开合者也。"

表2-1　气的分类归纳表

种类	概念	生成	分布	与脏腑关系	特点	功能
元气	为人体原始之气，根本之气	以先天精气为根基，赖脾胃水谷之精气充养	藏于肾中，以三焦为通道，流行于全身	肾中精气	为人体最重要之气，是生命活动的原动力	1. 推动人体生长发育 2. 温煦和激发脏腑、经络的生理功能
宗气	为聚于胸中之气	肺吸入的自然之清气与脾吸收的水谷精气在胸中结合而成	积于胸中 贯注心肺 上走息道 下注气街	心肺之气	积于上焦，与呼吸、心脏搏动、语言密切相关	1. 走息道而司呼吸 2. 贯心脉以行气血
中气	为中焦之气	由布散于中焦的元气与脾胃运化的水谷之精气结合而成	以中焦为基地，布散于脾胃肝肠之中，升上达下	脾胃之气	与脾胃运化功能相互维系	1. 促进脾胃运化 2. 维持内脏位置恒定 3. 化生营、卫气
营气	为行于脉中，具有营养作用之气	由中焦脾胃的水谷之精气所化生	行于脉内，营运于全身	出于中焦（脾胃）	为水谷之精气，精专柔和	1. 化生血液 2. 营养周身
卫气	为行于脉外，具有保卫功能之气	由脾胃吸收的水谷之悍气所化生	行于脉外，布散于皮肤、分肉、肓膜、胸腹	本源于下焦 滋生于中焦 宣发于上焦	为水谷之悍气，慓悍滑利	1. 护卫肌表 2. 温养脏腑 3. 调控汗孔

第三节　血

一、血的概念

血，是循行于脉中，流布于全身，富有营养和滋润作用的红色液态物质，是构成人体和维持人体生命活动的基本物质之一。

脉是血液循行的管道，具有阻遏血液逸出的功能，故有“血府”之称。而血必须在脉管中运行，才能发挥其生理效应。如因某种因素的作用，血液不能在脉管中循行而逸出脉外时，即是“出血”，又可称为“离经之血”。离经之血积于体内，久不消散，则成为“瘀血”。

二、血的生成

（一）血液生成的物质基础

水谷精微是血液生成的最基本的物质。《灵枢·决气》说：“中焦受气取汁，变化而赤，是谓血。”这里所受的“气”，主要是指水谷中的精专之气，即营气；这里所取的“汁”，即津液，营气和津液皆是水谷之精微。另外，肾中所藏之精也是生血的物质基础，如《景岳全书》所说：“血即精之属也”。

（二）血液生成的过程

血液的生成途径有两条，即水谷精微化血和精化血。

1. 水谷精微化血

营气和津液，都来源于经脾和胃的消化吸收而生成的水谷精微。水谷精微在脾的散精作用下，上输于肺，并与吸入的自然界清气相结合，通过心肺的气化作用注之于脉，化而为血。故《灵枢·营卫生会》说：“中焦亦并胃中，出上焦之后，此所受气者，泌糟粕，蒸津液，化其精微，上注于肺脉，乃化而为血。”

（1）营气化血：营气是血液的组成部分。营气经脾的转输，上输心肺，在肺吐故纳新之后，复注入心脉，与脉中的其他成分一起化赤而为血。故《灵枢·邪客》说：“营气者，泌其津液，注之于脉，化以为血……。”

（2）津液化血：津液是血液的重要组成部分。津液能渗于脉中参与血液的组成，并维持和调节血液的浓度。《灵枢·痈疽》说：“中焦出气如雾，上注溪谷，而渗孙脉，津液和调，变化而赤为血。”

营气和津液，都是生成血的主要物质，并且都是来源于水谷精气，所以饮食营养的优劣和脾胃的运化功能的强弱，直接影响着血液的化生。饮食营养的长期摄入不足，或脾胃运化功能的长期失调，均可导致血液的生成不足，而形成血虚的病理变化。

2. 精化血

《侣山堂类辨》说：“肾为水脏，主藏精而化血。”说明精也是化生血液的物质基础。肾精化生血液，主要是通过骨髓和肝脏的作用来实现的。肾藏精，肾精能化髓，髓充于骨，骨髓为生血之器，故血生于骨髓。精藏于肾，血藏于肝。肾中精气充盈，则肝有所养，血有所充；肝的血量充盛，则肾有所藏，精有所资。故《张氏医通》说：“精不泄，归精于肝而化清血。”

综合上述，血液的化生，是通过脾胃、肺心、肾肝等脏器功能活动的共同作用来实现的。化生血液的水谷精微，是由脾胃运化而生成，故脾胃被称为“气血生化之源”。肺朝百脉，营气与津液通过经脉汇聚于肺，赖肺的呼吸进行气体交换后变化而赤方为血。肾藏精，精髓化生血液，故有“血之源头在于肾”之说。心主血，运行血液。肝藏血，精血同源。故临床上常采用健脾生血、补养心血、补肾益髓、滋养肝血等方法治疗血虚证。

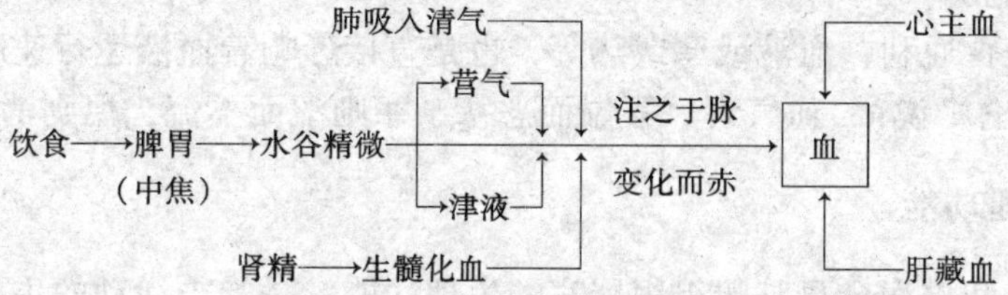

图2－3　血液生成过程示意图

三、血的循行

(一) 血液循行的方式

血液循行于脉中，流布于全身，环周不休，运行不息。

脉为血府，脉管是一个相对密闭的管道系统。所以《灵枢·决气》说脉管具有“壅遏营气，令无所避”的功能。血和营气在脉中循环运行，《灵枢·营卫生会》说：“营在脉中，卫在脉外，营周不休，五十而大会，阴阳相贯，如环无端。”《素问·经脉别论》说：“食气入胃，散精于肝……，食气入胃，浊气归心，淫精于脉，脉气流经，经气归于肺，肺朝百脉，输精于皮毛，毛脉合精，行气于府，府精神明，留于四藏，气归于权衡。”此论述说明水谷精微经脾胃吸收之后，入于脉中，散精于肝，汇聚于肺，归于心脉，然后到达全身，内而五脏六腑，外而皮毛筋骨。

(二) 血液循行的基本条件

血液的正常运行，必须具备三个条件：一是血液要充盈；二是脉管系统的完整和通畅；三是全身各脏腑发挥正常的生理功能，特别是心、肺、肝、脾四脏尤为重要。

1．心主血脉

心为血液循行的动力，脉是血液循行的通道。血在心气的推动下循行于脉管中，输布全身。《素问·痿论》说：“心主身之血脉”，《医学法门》说：“人心动，则血行诸经。”

2．肺朝百脉

肺主一身之气而司呼吸，能调节气机，促进宗气生成，而宗气能贯心脉以助心行血；且循行于周身的血脉，最终都要汇聚于肺，在肺中进行气体交换，然后在肺气的作用下以输布全身，所以说：“肺朝百脉”。

3．脾主统血

脾主运化水谷，为气血生化之源，以维持血液的充盈。脾气能统摄血液，使血液循行脉中而不溢于脉外。

4．肝主藏血

肝主藏血，能贮藏血液和调节血量，以防止出血。另外，通过肝主疏泄功能，以维持着人体血液循行的通畅。

以上可见，血液正常运行需要两种力量：推动力和固摄力。推动力是血液循环的动力，体现在心主血脉、肺助心行血及肝主疏泄功能方面；固摄力是保障血液不致外溢的因素，体现在脾统血和肝藏血功能方面。这两种力量的协调平衡方可维持着血液的正常循行。若推动力量不足，则可出现血液流速缓慢、滞涩，甚至血瘀等改变。若固摄力量不足，则可导致血液外溢，出现出血症。

此外，脉道是否通利，血液或寒或热等，也是直接影响着血液运行速度的重要因素。所以,《素问·调经论》说：“血气者，喜温而恶寒，寒则涩而不流，温则消而去之。”

四、血的生理功能

血，具有营养和滋润全身脏腑组织器官的生理功能，是神志活动的主要物质基础。

（一）营养和滋润全身

《难经·二十二难》说：“血主濡之”。血充则形盛，血虚则形衰，血败则形坏。血循脉中，输布全身，内而五脏六腑，外而皮肉筋骨，如环无端，运行不息，不断地将营养物质输送到全身各脏腑组织器官，借以发挥营养和滋润的作用，以维持人体正常的生理功能。如《素问·五脏生成篇》说：“肝受血而能视，足受血而能步，掌受血而能握，指受血而能摄。”《灵枢·本脏》亦说：“血和则……筋骨劲强，关节清利矣。”

血的濡养和滋润作用，可以从面色、肌肉、皮肤、毛发等方面反应出来。血的濡养和滋润作用正常，则表现为面色红润、肌肉丰满壮实、肌肤光滑和毛发光亮等；反之，血的濡养和滋润作用减弱，则表现为面色不华或萎黄、肌肤干燥、肢体麻木、毛发枯黄等。

（二）血是神志活动的物质基础

血，是人体精神活动的主要物质基础。气血充盈，才能神志清晰，精神旺盛。故《素问·八正神明论》说：“血气者，人之神，人不可不谨养。”《灵枢·平人绝谷》说：“血脉和利，精神乃居。”所以，不论何种原因所形成的血虚或运行失常，均可出现不同程度的神志方面的症状。心血虚、肝血虚，常有惊悸、失眠、多梦等神志不安的表现；失血严重者还可出现烦躁、恍惚、昏迷等神志失常的症状。

第四节 津 液

一、津液的概念

津液，是人体一切正常水液的总称，包括各脏腑组织器官的内在体液及其正常的分泌物，如胃液、肠液和涕、泪等。津液也是构成人体和维持人体生命活动的基本物质之一。

津和液同属水液，同源于饮食水谷，均有赖于脾和胃的运化功能而生成，但其性状、功能及其分布部位等方面又有一定的区别。一般而言，其质地清稀，流动性大，分布于体表皮肤、肌肉和孔窍等部位，起着滋润作用者，称为“津”；其质地稠厚，流动性小，灌注于骨节、脏腑、脑、髓等组织，起着濡养作用者，称为“液”。

津和液在代谢过程中可以相互转化，在病变过程中，又可相互影响，伤津能耗液，脱液也能伤津，故常津液并称。

表 2-2　津与液的比较表

	津	液
性状	清轻稀薄，流动性大	浊重稠黏，流动性小
分布	散布于皮肤、肌肉、孔窍并渗入血脉	灌注于关节、孔窍和脑髓等处
作用	滋润肌肉，充养皮肤	滑利关节，濡养孔窍，补益脑髓
阴阳	属阳	属阴

二、津液的代谢

《素问·经脉别论》说："饮入于胃，游溢精气，上输于脾，脾气散精，上归于肺，通调水道，下输膀胱，水精四布，五经并行。"其论述概括了津液的生成、输布和排泄的全过程。

（一）津液的生成

津液来源于饮食水谷。胃主受纳，游溢精气；小肠主液，分清别浊，吸收水液；大肠主津，也吸收部分水液。胃、小肠、大肠吸收的水液，一起上输于脾，通过脾的散精作用，上输于肺，而布散于全身。

（二）津液的输布

津液的输布主要是依靠脾、肺、肾、肝和三焦等脏腑生理功能的综合作用来完成的。

1. 脾气散精

《素问·太阴阳明论》说："脾主为胃行其津液。"脾主运化水谷精微，通过其散精和转输，一方面将津液"上输于肺"；另一方面将津液"以灌四旁"（《素问·玉机真脏论》）。

2. 肺主行水

肺主行水，通调水道，为水之上源。一方面通过其宣发，将脾胃转输的津液输布于全身体表，以发挥津液的营养和滋润作用；如《素问·经脉别论》说："肺朝百脉，输精于皮毛。"另一方面通过其肃降，将津液下输于肾和膀胱。

3. 肾主津液

《素问·逆调论》说："肾者，水脏，主津液。"肾藏精，主水，对津液输布起着主宰作用。通过肾气的蒸腾气化作用，一方面推动胃的"游溢精气"，脾的输布散精，肺的通调水道以及小肠的分清别浊等生理功能，从而推动津液的输布；另一方面使津液以升清降浊，使"清者"蒸腾上升而布散全身，使"浊者"下降化为尿液，注入膀胱。

4. 肝主疏泄

肝主疏泄，调畅气机，三焦气治，气血通利，气行以推动津液，则津液亦行。

5. 三焦决渎

三焦为"决渎之官"，是津液流注、输布的通道。

（三）津液的排泄

津液的排泄，是通过肺、脾、肾等脏腑生理功能综合作用来实现的。其排泄途径主要有：

1. 汗、呼气

肺主宣发，将津液输布于体表皮毛，被阳气蒸腾而形成汗液，并由汗孔排出体外。肺主呼吸，肺在呼气的同时也带走部分津液（水气）。

2. 尿

尿液的形成与脾、肺、肾等脏腑的生理功能密切相关。脾气散精，将水谷精微（津液），上输于肺；肺通调水道，将津液下输肾和膀胱；肾蒸腾气化，将代谢后的废水及多余水液化为尿液并排出体外。

3. 粪便

粪便是人体饮食水谷代谢后排出的糟粕，其排泄时能带走一些水液。腹泻时，大便中含水多，能丢失大量津液，易引起伤津脱液。

综上所述，津液的生成、输布和排泄等代谢过程，是多个脏腑生理功能共同作用的结果，其中尤以肺、脾、肾三脏最为重要。《景岳全书·肿胀》说："盖水为至阴，故其本在肾；水化于气，故其标在肺；水惟畏土，故其制在脾。"若三脏功能失调，则可影响津液的生成、输布和排泄等过程，破坏津液代谢的平衡，从而导致伤津、脱液等津液不足，或形成水、湿、痰、饮等津液运行障碍，水液停滞积聚的病理变化。

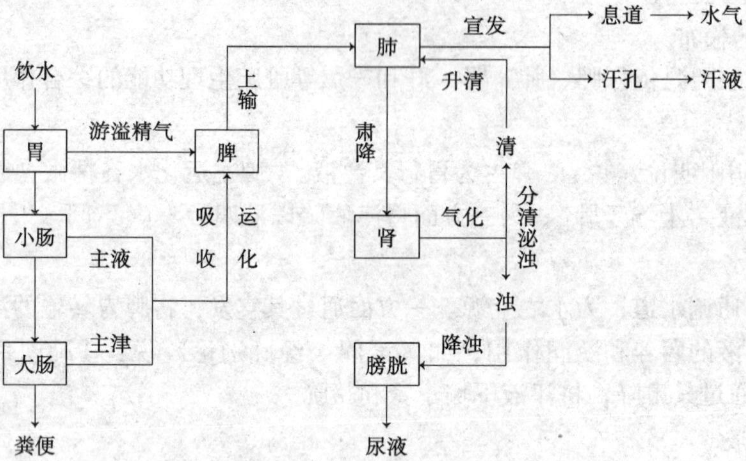

图2-4　津液代谢过程示意图

三、津液的功能

（一）滋润濡养

津液源于水谷精微，含有丰富的营养物质，且本身又是液态物质，故津液具有滋润和濡养脏腑经络组织器官的作用。一般说来，津的质地清稀，其滋润作用较显；液的质地稠厚，其濡养作用较著。如津液布散于肌表，则滋润肌肤毛发；流注于孔窍，则滋养和保护眼、鼻、口等；灌注于脏腑，则滋养内脏；渗入于骨脑，则充养骨髓、脑髓和脊髓等；渗透于血脉，则充养血液，滑利脉道；流注于关节，则润滑关节。

（二）生化血液

津液经孙络渗入血脉之中，成为化生血液的基本成分之一，并起着濡养和滑利血脉的作用。

（三）调节阴阳

津液代谢对调节机体的阴阳平衡，起着十分重要的作用。《灵枢·五癃津液别》说："水谷入于口，输于肠胃，其液别为五，天寒衣薄则为溺与气，天热衣厚则为汗。"这说明津液的代谢常随着机体的生理状况和外界环境的变化而变化，通过这种变化来调节机体的阴阳之间的动态平衡。

（四）排泄废物

津液在其自身的代谢过程中，能把机体的代谢产物通过汗、尿等方式不断地排出体外，使机体各脏腑的气化活动正常。若这一作用发生障碍，就会使代谢产物潴留体内，而形成痰、饮、水、湿等多种病理变化。

第五节　精、气、血、津液的关系

精、气、血、津液都是构成人体和维持人体生命活动的基本物质，均有赖于脾胃化生的水谷精微不断的补充，其性状及功能，均有各自特点，但是，四者在生理功能上，又存在着相互依存、相互制约和相互为用的密切关系。

一、气和血的关系

《难经·二十二难》说："气主煦之，血主濡之。"简要地概括了气属阳、主动、主温煦，血属阴、主静、主濡润的生理特性及生理功能上的差别。然而，气与血都源于脾胃化生的水谷精微和肾中精气，二者在生成、输布等方面关系密切，即《灵枢·营卫生会》说："血之与气，异名而同类焉。"

气和血的关系概括为"气为血之帅"和"血为气之母"。"气为血之帅"包括气能生血、行血、摄血三个方面；"血为气之母"包括血能载气、养气两个方面。

（一）气能生血

气能生血的含义有两个方面：一是指气化是血液生成的动力。从摄入的饮食物转化成水谷精微；从水谷精微转化成营气和津液；从营气和津液转化成赤色的血液，都离不开气的气化作用。二是指气为化生血液的基本物质，主要是指营气。所以说气能生血，气旺则血充，气虚则血少。故在临床治疗血虚病证时，常常配合补气药物，达补气以生血之意。

（二）气能行血

气能行血是指气的推动作用是血液运行的动力。血属阴而主静，血不能自行，有赖于气的推动。气推动血液运行的作用表现为两种形式：一是直接推动血液运行，如宗气能贯注心脉以助心行血；二是能促进脏腑功能活动，通过脏腑功能活动推动血液的运行，如心气的推动，肺气的宣发布散，肝气的疏泄条达。所以说气行则血行，气滞则血瘀，气有一息之不运，则血有一息之不行。可见气的正常运动，对保证血液的运行，有着重要的意义。故在临床治疗血行失常的病证时，常分别配合使用补气、行气和降气等药物，方能收到良好疗效。

（三）气能摄血

气能摄血是指气对血液具有统摄作用，使其正常循行于脉管之中而不溢于脉外。因为脾为气血生化之源，气摄血，实际上就是脾统血的作用。若气虚而固摄血液的作用减弱，即

"气不摄血"，则会导致各种出血病症。治疗时，必须用补气摄血的方法，方能达到止血的目的。

（四）血能载气

血能载气是指气存在于血液之中，依赖于血液的运载而布达全身。因气的活力很强，易于逸脱，故必须依附于血，即所谓"血为气之母"、"血为气之宅"。若血不载气，则气将飘浮不定，无所归附。所以在临床上，每见大出血之时，气亦随之而涣散，形成气随血脱之候。

（五）血能养气

血能养气是指血能生气。气舍于血，血不断地为气的生成和功能活动提供营养。水谷精微是气的生成来源之一，亦是维持脏腑功能活动的物质基础，然而，水谷精微又赖血以运之，借以为脏腑的功能活动不断地供给营养，使气的生成与运行得以正常。所以血盛则气旺，血衰则气少。

二、气和精的关系

（一）精化为气

精化为气，是指肾精是化生元气的物质基础。《类经》说："精化为气，元气由精而化也。"精藏于肾，可化生为肾之元气，元气为诸气之本，升腾而布达周身，以促进人体的生长、发育和生殖，并推动和调节全身脏腑的功能活动。精盈则气盛，精少则气衰，故失精之人，则每见少气不足以息。

（二）精依气生

精依气生，是指精的生成有赖于气的运动及气化功能。《素问·阴阳应象大论》说："化生精"，如先天之精依靠于肾气的生化，后天之精依靠于脾气的滋长，生化不止，源泉不断。故《类经》曰："精依气生……，元气生则元精产。"

（三）气可摄精

气可摄精，是指气对精的封藏和控制作用，以防止精的无故丢失。气摄精，实际上就是肾藏精的作用。气聚则精盈，气弱则精失，所以，若肾气亏虚，封藏失职，则表现为早泄、滑精、遗精，甚至生殖功能低下等病理变化。

三、气和津液的关系

气属阳，津液属阴，其属性不同，但是二者都来源于脾胃运化的水谷精微，在其生成、输布和排泄过程中有着密切的关系。气和津液的关系具体表现在气能生津、行津、摄津和津能载气四个方面。

（一）气能生津

气能生津是指气是津液生成的物质基础，亦是津液生成的动力。津液的生成，来源于水谷精气，而水谷精气又依赖于脾胃的运化而生成。气能通过其运动以推动和激发脾胃的功能活动，使中焦脾胃之气旺盛，运化正常而化生津液，使人体津液充盛。所以说气能生津，气盛则津足，气衰则津少。

（二）气能行津

气能行津是指气的运动变化是津液输布排泄的动力。津液的输布及其化为汗、尿等排出体外，全赖于气的升降出入运动。由于脾气的“散精”和转输，肺气的宣发和肃降，肾中精气的蒸腾气化，方能促使津液输布全身而环周不休，使经过代谢的多余津液转化为汗液和尿液排出体外，以维持正常的水液代谢。《类经·藏象类》说：“元气足则运化正常，水道自利。”反之，若气机不利，则将导致津液的输布代谢障碍，产生水、湿、痰、饮停聚的病理变化。所以说气行则水行，气滞则水滞。

（三）气能摄津

气能摄津是指气的固摄作用控制着津液的排泄。津液的正常代谢，既有赖于气的推动和气化作用，也有赖于气的固摄作用。体内的津液在气的固摄作用控制下维持着量的平衡。若气的固摄作用减弱，则将导致体内津液的无故流失，如出现多汗、漏汗、多尿、遗尿等，临床治疗时应注意补气以摄津。

（四）津能载气

津能载气是指津液是气的载体，气依附于津液而存在。若因汗、吐、下太过，使津液大量流失，则气亦随津液而外脱，出现“气随液脱”的危候。所以，《金匮要略心典》说：“吐下之余，定无完气。”

四、血与精的关系

血与精都来源于水谷精微，精可生血，血能化精，故常谓“精血同源”。在病理上，精与血的病变亦常相互影响，如肾精亏损，则可导致肝血不足；反之，肝血不足，也可引起肾精亏损。

（一）精可生血

肾藏精，精生髓，髓生血，故精可化生为血。张介宾说：“精足则血足而发盛”，反之，精少则血亏而发枯。临床上治疗血虚之证，常用补益肾精，精血同治的方法。

（二）血能化精

《诸病源候论》说：“精者，血之所成也。”《血证论》又说：“血入丹田，亦从水化，而变为水，以其内为血所化，故非清水，而极浓极稠，是谓之肾精。”由于血能化精，故血亏之人，男子常见精少，女子常见不孕。故治肾虚精少，常在填精药中兼以养血药。

五、血与津液的关系

血和津液都来源于水谷精气，由水谷精气所化生，且血能化津，津能生血，故常谓“津血同源”。

（一）津能生血

津液是血液的重要组成部分，津液渗注入脉中，成为血液的重要成分。《灵枢·痈疽》说：“中焦出气如雾，上注溪谷，而渗孙脉，津液和调，变化而赤为血。”

（二）血能化津

运行于脉中的血液，渗于脉外，则化生为津液。

六、精与津液的关系

精与津液均属于阴，两者在生理上和病理上都可互为影响。具体表现在液能灌精和精为液本。

（一）液能灌精

《灵枢·口问》说：“液者，所以灌精濡空窍者也，液竭则精不灌。”中焦化生津液，通过三焦的气化作用，输布全身，濡养脏腑，其中浓稠部分，入于肾中，成为肾精的一部分，所以津液枯竭必然影响精的生成。

（二）精为液本

精与津液同属于阴，肾藏精而主水，肾精为真阴、元阴，是诸阴之本。如肾的阴精亏损，则阴液生化无源而亏虚。

第三章　藏　象

藏，是指藏于体内的脏器；象，是指内脏活动表现于外的征象。

藏象，就是指藏于人体内的内脏器官所表现于外的生理、病理现象。

藏象学说，是通过观察人体的外部征象来研究人体脏腑、组织、器官的生理活动、病理变化及其相互关系的学说。藏象学说在中医理论体系中占有极其重要的地位，对临床实践具有普遍的指导意义。

藏象学说的形成，主要有三个方面：一是古代的解剖学知识。《灵枢·经水》曰："夫八尺之士，皮肉在此，外可度量切循而得之，其死，可解剖而视之。其脏之大小，谷之多少，脉之长短，血之清浊……皆有大数。"解剖学为藏象学说的形成在形态学方面奠定了基础。二是长期对生理、病理现象的观察。例如：皮肤受凉而感冒，会出现鼻塞、流涕、咳嗽等症状，因而认为皮毛、鼻与肺有密切关系。三是长期医疗实践的经验总结。例如，不少补肾药物可以加速骨折的愈合，因而认识到肾之精气有促进骨骼生长的作用，从而产生了"肾主骨"理论。

藏象学说的特点：以五脏为中心的整体观是藏象学说的基本特点。人体是以五脏为中心的、极其复杂的有机整体，人体各组成部分之间，在形态结构上密不可分，在生理功能上互相协调，在物质代谢上互相联系，在病理过程中互相影响。人体的生理、病理又与外界环境相应。藏象学说的整体观，体现了结构与功能，物质与代谢，局部与整体，人体与环境的统一。

藏象学说的内容，包括脏腑、形体与官窍、神与志等，其中以五脏理论最为重要。

第一节　脏　腑

脏腑是人体五脏（心、肺、脾、肝、肾）、六腑（胆、胃、大肠、小肠、膀胱、三焦）和奇恒之府（脑、髓、骨、脉、胆、女子胞）的总称。

藏象学说中的脏腑名称，虽与西医脏器的名称相同，但在生理、病理的含义上，却不完全相同。西医学的脏器是解剖学的概念，而中医学的脏腑，是在古代解剖学基础上演变成的人体功能系统的概括。一个中医脏腑的功能，可能包括了好几个西医脏器的功能；一个西医脏器的功能，可能分散在几个中医脏腑的功能之中。因此，藏象学说已大大超越了人体解剖学的范畴，形成了独特的生理和病理的综合理论体系。

脏腑包括五脏、六腑、奇恒之府，三者的形态、功能、特点各不同，列表比较如表 3－1。

一、五脏

（一）心

心，五行属火，阴阳属性为"阳中之阳"，通于夏气。心为神之居，血之主，脉之宗，

表3-1 五脏、六腑、奇恒之府比较表

	五　脏	六　腑	奇恒之府
脏腑名称	心、肺、脾、肝、肾	胆、胃、大肠、小肠、膀胱、三焦	脑、髓、骨、脉、胆、女子胞
形态特点	实体性器官	管腔性器官	形多中空，类似于腑
功能特点	藏精气（化生和贮藏精气）	传化物（受纳和传导水谷）	内藏精气，类似于脏
运动特点	藏而不泻，满而不实	泻而不藏，实而不满	似脏非脏，似腑非腑

具有主宰生命活动的功能，所以《内经》称之为“君主之官”、“五脏六腑之大主”。心与小肠、脉、舌、面等构成心系统。

1．心的解剖形态

心位于胸中，有心包卫护于外。心在膈膜之上，肺之下，圆而下尖，形如莲蕊，《类经图翼·经络》说：“心居肺管之下，膈膜之上，附着脊之第五椎……，心象尖圆形，如莲蕊……外有赤黄裹脂，是心包络。”说明中医对心的解剖位置及形态的认识与现代医学基本一致。

2．心的生理功能

（1）主血脉：心主血脉包括主血和主脉两个方面。血，即血液。脉，即脉管，为血之府。心脏和血脉相连，血运行于脉中，心、脉和血三者构成一个相对独立的系统，这个系统的生理功能，都属于心所主，都有赖于心脏的正常搏动。心脏搏动时，血运行于各条血脉之中，周流全身，循环不息，以供全身脏腑组织器官对营养物质的需要。心脏的正常搏动，全赖于心气，心气充沛，才能维持正常的心力、心率和心律。另外，血液正常的运行也必需血液本身的充盈及脉道的通利无阻。因此，心气充沛、血液充盈、脉道通利是正常血液循环必备的三个条件。

心主血脉功能是否正常，可以从面色、舌色、脉象及胸部感觉四个方面反应出来，心主血液功能正常，则面色红润，舌色淡红荣润，脉缓和有力，胸部舒畅。若心血亏虚，则面色无华，舌色淡白，脉细无力，心悸心慌。若心火亢盛，则面赤，舌红，舌尖起芒刺或碎烂疼痛，脉数，心中烦热。若心脉瘀阻，则面色灰暗，舌色青紫或见瘀斑，脉涩或结代，心前区憋闷和刺痛。

（2）主神志：心主神志，或称心藏神。神有广义和狭义之分，广义之神，指整个人体生命活动的外在表现；狭义之神，指心所主的神志，即人的精神意识思维活动。现代生理学认为人的精神意识思维活动是大脑的功能，即大脑对客观外界事物的反应，而中医藏象理论认为人的精神意识思维活动与五脏有关，而主要为心所主宰。《素问·灵兰秘典》说：“心者，君主之官，神明出焉”，可见中医学所说的“心”除了现代医学循环系统的功能外，还包括了中枢神经系统的大部分功能。

心主神志的功能是否正常，可表现于精神、意识、思维和睡眠等方面。心主神志的生理功能正常，则精神振奋、神志清晰、思维敏捷、睡眠安稳。如功能异常，即可出现精神萎靡、反应迟钝、健忘、失眠多梦、神志不宁，甚至谵狂、昏迷等临床症状。

心主神志与心主血脉息息相关，“血者，神气也”（《灵枢·营卫生会》），血液是神志活动的物质基础。只有心主血脉的功能正常，心神得以血液的濡养，才能保持良好的精神心理状态。反之，心主血脉失常，每见精神、意识、思维和睡眠的异常。同时，心主血脉也受心主神志的影响，如紧张、愤怒、焦虑等心神变化，常可伴有面色和脉象的改变以及心胸部感觉的异常。

3. 心的生理特性

(1) 心为五脏六腑之大主：五脏是生命活动的中心，因为心具有主神志和主血脉的重要生理功能，各脏腑的功能活动依赖于心之统领和调节作用，故《灵枢·邪客》曰："心者，五脏六腑之大主也"，《素问·灵兰秘典》说："心者，君主之官也。"心的生理功能正常，则神志安定，血脉流畅，脏腑协调；反之，心的生理功能紊乱，则心神不安，血脉不畅，脏腑失调，正如《素问·灵兰秘典》所说："主明则下安"，"主不明则十二官危"。

(2) 心为火脏而恶热：心居膈上阳位，在五行中属火，与夏季阳热之气相应，《素问·六节藏象论》称心为"阳中之太阳"，故说"心为火脏"。心中阳热之气，能推动血液运行，温养全身，使人体生机不息，故古人把心比喻为人身之"日"。因为心属火通于夏气，故对暑、火、热邪气有着特殊的易感受性，故有"暑易伤心"、"火热易扰心神"、"心恶热"之说。

4. 心的生理联系

(1) 心合小肠：心与小肠以经脉相互络属，构成表里关系。

(2) 心在体合脉：心与血脉相连，全身的血脉都属于心，故《素问·痿论》曰"心主身之血脉"。

(3) 心开窍于舌：心开窍于舌，是指舌为心之外候，故又称舌为"心之苗"。

(4) 心其华在面：华，是光彩之义。其华在面，即心的荣华、光彩表现在面。心主血脉，面部的血脉极为丰富，全身气血皆可上注于面，所以面部的色泽能反应出心气的盛衰、心血的多少。心的功能正常，血脉充盈，循环通畅，则面色红润光彩；反之，心气不足则面色㿠白、晦滞；心血亏虚则面色无华；心血瘀阻，血行不畅则面色青紫。

(5) 心在志为喜：喜为心之志，喜伤心，心的生理功能和情志中的"喜"有关。

(6) 心在液为汗：心在液为汗，即指心与汗有密切关系。汗液，是津液通过阳气的蒸腾气化后，从汗孔排出之液体。所以《素问·阴阳别论》说："阳加于阴谓之汗"。出汗能发散体内的热气，维持人体正常体温。心与汗液的关系体现在两个方面：一是汗为津液所化生，血与津液又同出一源，因此有"汗血同源"之说，而血为心所主。二是出汗与心神活动相关，如人体精神紧张时常常导致汗出。故称"汗为心之液"。

附：心包

心包又称心包络，是心脏的外围，有保护心脏的作用。古人认为邪气犯心，常先侵犯心包，故把高热引起的神昏、谵语等症称之为"热入心包"，把痰浊引起的精神错乱称作为"痰浊蒙蔽心包"，实际上都是心的病变。

(二) 肺

肺，五行属金，阴阳属性为"阳中之阴"，通于秋气。肺位最高，故称为"华盖"。肺主一身之气，故为"气之主"。肺与心同居胸中，位高近君，犹如宰辅，故《内经》称之为"相傅之官"。肺具有主管呼吸，辅心行血，促进水液代谢等三方面的重要功能。肺与大肠、皮、毛、鼻等构成肺系统。

1．肺的解剖形态

《素问·痿论》说："肺位高而布叶于胸中，是故为脏之长，心之盖"。肺位胸腔，左右各一，在膈膜之上，上连气道，喉为门户。肺脏为白色分叶质地疏松含气的器官，其"虚如蜂窠"、"得水而浮"、"熟而复沉"，故称为"清虚之脏"。

2．肺的生理功能

（1）主气：《素问·五脏生成论》说："诸气者，皆属于肺"，人体一身之气均为肺所主。肺主气包括主呼吸之气和主一身之气两个方面。① 主呼吸之气：肺具有呼吸的作用，是体内外气体交换的主要器官。人体通过肺吸入自然界的清气，呼出体内的浊气，一呼一吸，吐故纳新，使体内的气体不断地交换，从而保证人体新陈代谢的正常进行。肺司呼吸的功能正常，则气道通畅，呼吸调匀。若病邪犯肺，影响其呼吸功能，则会出现胸闷、咳嗽、喘促、呼吸不利等症状。② 主一身之气：是指肺有主持、调节全身各脏腑之气的作用。肺主一身之气体现在两个方面。一是气的生成方面，特别是宗气的生成，主要依赖于肺吸入的清气与脾胃运化的水谷精气结合而成。肺的呼吸功能健全与否，直接影响着宗气的生成，同时也影响着全身之气的生成。二是对全身气机的调节作用，升降出入为气的运动基本形式，肺有节律的一呼一吸，对全身之气的升降出入运动起着重要的调节作用。肺主一身之气的功能正常，则各脏腑之气旺盛。反之，肺主一身之气的功能失常，会影响宗气的生成和全身之气的升降出入运动，表现为少气不足以息，声低气怯，肢倦乏力等气虚之症。

肺的呼吸调匀是气的生成和气机调畅的根本条件，如果肺的呼吸功能失常，势必影响气的生成和气的运动，肺主一身之气和呼吸之气的作用也就减弱了。若一旦肺失去了呼吸功能，清气不能吸入，浊气不能排出，新陈代谢停止，人的生命活动也就终止了。因此说，肺主一身之气的作用，主要取决于肺的呼吸功能。

（2）朝百脉：肺朝百脉是指全身的血液都通过经脉而聚会于肺，通过肺的呼吸，进行体内外清浊气的交换，然后将富有清气的血液输送至全身。因此，肺具有辅助心脏运行血液的重要作用。

心主血脉，全身的血和脉，均统属于心。心的搏动，是血液运行的动力。而血的运行，又依赖于气的推动。肺主一身之气，贯通百脉，调节全身气机，故能协助心脏主持血液循行。所以，血液的运行，亦有赖于肺气的敷布和调节。若肺气虚衰，不能助心行血，就会影响心主血脉的生理功能，而导致血行障碍，出现胸闷、心悸、短气喘息、唇舌青紫等症状。

（3）主宣发肃降：宣发，即宣通和布散之意，也就是肺气向上的升宣和向外的布散。肃降，即清肃、洁净和下降之意，也就是肺气向下的通降和使呼吸道保持洁净的作用。

肺主宣发的生理作用，主要体现在三个方面：其一，呼出浊气。通过肺的呼吸运动，排出体内的浊气。其二，向上向外输布津液及水谷精微。通过经脉的气血运行，将脾所转输的津液和水谷精微，布散到全身，外达于皮毛。其三，宣散卫气。肺通过宣发运动，将卫气宣散至全身，以发挥其护卫肌表、温养脏腑、调控腠理开合的作用。如肺气失于宣发，即可出现呼吸不利、胸闷咳喘，以及鼻塞、喷嚏和无汗等病理现象。

肺主肃降的生理作用，也主要体现在三个方面：其一，吸入清气。肺通过呼吸运动吸入自然界的清气。其二，向下输布津液及水谷精微。肺位最高，居诸脏之上，故肺将吸入的清气和由脾转输至肺的津液及水谷精微向下布散，并通过肃降作用而通调水道。其三，洁净呼吸道。肃清肺和呼吸道内的异物，以保持呼吸道的洁净。如肺失于肃降，则可出现呼吸短促、气喘、咳痰等肺气上逆之症。

肺的宣发和肃降，是相反相成的矛盾运动。在生理情况下，相互依存和相互制约；在病理情况下，则又常常相互影响。因此说，没有正常的宣发，就不能正常的肃降；没有正常的肃降，也会影响正常的宣发。宣发与肃降正常，则气道通畅，呼吸调匀，体内外气体得以正常交换，水谷精微得以正常输布。如二者功能失去协调，就会发生“肺气失宣”或“肺气不降”的病变，前者以咳嗽为其特征，后者以喘促气逆为其特征。

(4) 主通调水道：通，即疏通；调，即调节；水道，是水液运行和排泄的道路。肺通调水道，是指肺对水液的输布和排泄有疏通和调节的作用。由于肺参与调节体内水液代谢，位置又最高，故说“肺主行水”、“肺为水之上源”。

肺的通调水道功能，是通过肺气的宣发和肃降来实现的。肺气宣发，一是使水液输布于全身，润泽脏腑组织；二是将一部分机体代谢后的水液，通过呼吸、皮肤、汗孔蒸发而排出体外。肺气肃降，使体内代谢后的水液不断地下行到肾，生成尿液而排出体外。如果肺气宣降失常，失去行水的职能，则水道不利，会发生小便不利、尿少、水肿、痰饮等水液运行障碍的病变。

3. 肺的生理特性

(1) 肺为相傅主治节：《素问·灵兰秘典》说：“肺者，相傅之官，治节出焉。”心为君主，肺为相傅，肺辅助心脏对全身起着治理调节作用。肺主治节，是通过治理调节气血津液而起到治理全身的作用。其一，肺主气司呼吸，不但与气的生成有关，而且随着肺气的宣降和呼吸运动，治理和调节着全身气机的升降出入运动。由于气是推动血和津液运行的动力，所以调节气机也就调节了血和津液的运动。其二，肺朝百脉，全身血液不断地会聚于肺，然后又输运到全身，从而辅助心推动和调节血液的运行。其三，肺通调水道，故亦治理调节津液的输布、运行和排泄。这些调节作用其实都是通过对气机的调节来实现的，所以说肺主治节是肺主气的结果。总之，肺为相傅主治节，是肺的主要生理功能的高度概括。

(2) 肺为娇脏：娇脏，即娇嫩之脏。肺为娇脏是指肺脏清虚娇嫩而易受邪侵的特性。肺为清虚之体，肺叶娇嫩，居五脏的最高位置，被称之为“华盖”，外合皮毛，开窍于鼻，与天气直接相通。六淫外邪侵犯人体，不论是从口鼻而入，还是侵犯皮毛，皆易犯肺而致疾。他脏之寒热病变，亦常累及于肺。肺不耐寒热，易于受邪，故称为娇脏。

4. 肺的生理联系

(1) 肺合大肠：肺与大肠通过经络的相互络属构成表里关系。

(2) 肺在体合皮，其华在毛：肺主一身之皮毛，皮毛与肺有重要的生理和病理联系，毫毛的荣枯也能反应肺气的盛衰。

(3) 肺开窍于鼻，上系于喉：鼻与喉咙均是呼吸的通道，是呼吸之气出入的门户，肺开窍于鼻，上系于喉，在生理与病理上均密切相关。

(4) 肺在志为忧（悲）：忧（悲）为肺之志，忧（悲）伤肺。悲忧一类的情志活动与肺的功能相关。

(5) 肺在液为涕：涕为鼻腔所分泌，有润泽鼻窍之功。肺的功能正常，则鼻有少量涕液以润泽鼻窍。若肺寒，则流清涕；肺热，涕黄浊；肺燥，则鼻干。

(三) 脾

脾，五行属土，阴阳属性为“阴中之至阴”，通于长夏。脾和胃是具消化功能的主要脏器，为“仓廪之官”。机体生命活动的维持和气血津液的生化，都有赖于脾胃运化的水谷精微，故称脾为“气血生化之源”、“后天之本”。脾与胃、肉、唇、口等构成脾系统。

1. 脾的解剖形态

脾位于中焦，在膈之下，脾与胃以膜相连。《医学入门》认为脾“扁似马蹄”，《医贯》认为脾“其色如马肝紫赤，其形如刀镰”，《医纲总枢》认为脾“形如犬舌，状如鸡冠”。从形态学来看，“扁似马蹄”是指现代解剖学中的脾，形如“刀镰”、“犬舌”、“鸡冠”是指现代解剖学中的胰。可知藏象学说中的“脾”作为解剖学单位就是现代解剖学中的脾和胰，但其生理病理又远非脾和胰所能囊括。

2. 脾的生理功能

（1）主运化：运，即转运输送；化，即消化吸收。脾主运化，是指脾具有把水谷化为精微，并将精微物质吸收并转输至全身的生理功能。脾的运化功能包括运化水谷和运化水液两个方面。

① 运化水谷：水谷，泛指各种饮食物。运化水谷是指脾对饮食物的消化及精微物质的吸收和输布作用。饮食物的消化和吸收，实际上是在胃和小肠内进行的，但必须依赖于脾的运化功能才能完成。其运化过程可分为三个阶段：一是消化，即帮助胃的“腐熟”及小肠的“化物”，将饮食物分解成精微和糟粕两个部分。二是吸收，即帮助胃肠道吸收水谷精微。三是输布，即通过“散精”作用，将水谷精微上输于肺，再经肺的宣发与肃降而输布至全身，以营养五脏六腑、四肢百骸、皮毛筋肉等。

由于饮食水谷是人出生之后维持生命活动所必需营养物质的主要来源，也是生成气血的物质基础，饮食水谷的运化是由脾所主，故说“脾为后天之本”。脾气健运，则消化吸收输布功能才能健全，才能为化生气、血、津液等提供足够的养料，才能使全身脏腑组织得到充分的营养，以维持正常的生理活动。反之，若脾失健运，则消化吸收输布功能失常，可出现腹胀、便溏、食欲不振、倦怠、消瘦等症状。

② 运化水液：脾主运化水液，是指脾有吸收、输布水液，防止水液在体内停滞的作用。在人体水液代谢过程中，脾在运输水谷精微的同时，还把人体所需要的水液运送到全身而发挥滋养、濡润作用；同时又把各组织器官利用后的多余水液，及时地转输给肺和肾，通过肺的宣降和肾的气化作用生成汗和尿排出体外，从而维持人体内水液代谢平衡。

脾气健运，运化水液的功能健旺，既能使体内各组织得到水液的充分濡润，又不致使水湿过多而潴留。反之，脾失健运，必然导致水液在体内的停滞，或产生湿、痰、饮等病理产物，或发为水肿，或流注肠道而成泄泻，从而发生各种病变。

（2）主生化气血：脾运化的水谷精微是生成气血的物质基础。《病机沙篆》说：“气之源头在乎脾”，《医学入门》说：“血乃水谷之精，化于脾”。气与血的生成均与脾密切相关，如宗气、卫气、营气的生成，均依赖于脾胃运化的水谷之气，元气也必须依靠水谷精微的不断滋养。《灵枢·本神》曰：“脾藏营”，《素问·痹论》说：“营者，水谷之精气也”。《灵枢·邪客篇》云：“营气者，泌其津液，注之于脉，化以为血。”由此可见，血液的生成，是由脾摄取的精微营养物质而化生。故说脾为“气血生化之源”。

脾气健运，化源充足，气血生成旺盛，则元气充沛，血液充盈，脏腑强盛。反之，若脾失健运，生气化血的物质缺乏，则血液亏虚，元气衰惫，出现神疲乏力、少气、头晕眼花、面色淡白、爪甲不荣等症状。故临床上治疗气血亏虚病人，多从脾胃论治。

（3）主升清：升，即上升之意；清，是指水谷精微。脾气的运动特点，以升为健。脾的升清是与胃的降浊相对而言的，脾宜升则健，胃宜降则和，既对立又统一，共同完成对饮食物的消化、吸收和输布。脾的升清作用体现在两个方面：一是脾气上升，将水谷精微等营养物质，吸收并上输于心肺，以营养全身。二是脾之升发，可以维持内脏位置的恒定，不至于出现内脏下垂等病变。

脾的升清功能正常，水谷精微才能正常吸收与输布，气血充盛，人体始有生生之机，内脏位置方可恒定。反之脾气不升，则水谷不能运化，气血生化无源，机体失养而出现神疲乏力、头晕目眩等症状。如脾气不升反而下陷，则可出现久泻脱肛，甚至内脏下垂，此称为“中气下陷”。

（4）主统血：统，是统摄、控制的意思。脾统血，是指脾气能够统摄周身血液，使之正常运行而不致溢于血脉之外。脾为气血生化之源，气为血帅，血随气行，气能摄血。由此可见，脾统血的主要机理，实际上是气的固摄作用。脾的运化功能健旺，则气血充盈，气旺则能摄血，血液不逸出脉外而不发生出血。反之，脾的运化功能减退，化源不足，则气血虚亏，气虚则统摄无权，血离脉道，从而导致出血，如便血、尿血、崩漏、肌衄等，这称为“脾不统血”。

3．脾的生理特性

（1）脾以升为健：脾位于中焦，为气机上下升降之枢纽。脾气的运动特点，以上升为主。若脾气得升，则运化健旺；反之，脾气不升，则运化失司。

（2）脾喜燥恶湿：脾为湿土，最易感受湿邪，脾失运化时又最易生湿，故有“脾主湿而恶湿”之说。故历代医家对脾治疗用药常慎用滋腻助湿之品，而多以香燥之药健脾化湿。

4．脾的生理联系

（1）脾合胃：脾与胃同属中焦，以膜相连，经脉相互络属，构成表里关系。

（2）脾在体合肉：“脾主身之肌肉”（《素问·痿论》）。全身的肌肉，依靠脾胃运化的水谷精微充养。

（3）脾主四肢：四肢，又称“四末”。四肢主要由肌肉、筋脉、骨骼等组成。水谷精微布达并充养四肢，要靠脾的运化输布功能。脾气健运，精微四布，则四肢营养充足，活动轻劲有力。若脾失健运，清阳不布，则四肢的营养不足，可见倦怠乏力，甚或萎弱不用。

（4）脾开窍于口：口为消化道的最上端。脾开窍于口，口为脾之窍。

（5）脾其华在唇：口唇的肌肉由脾所主。因此，口唇的色泽、形态可以反应出脾的功能正常与否。如脾气健运，气血充盈，营养充足，则口唇红润有光泽；反之，如果脾失健运，气血亏虚，营养不良，则口唇淡白无华，甚则萎黄不泽。

（6）脾在志为思：思为脾之志，思伤脾。脾的生理功能和七情中的“思”关系密切。

（7）脾在液为涎：涎为口津，指唾液中较清稀的部分，具有保护黏膜，润泽口腔等作用。进食时涎的分泌增多，有助于食物的消磨和吞咽。脾开窍于口，涎为脾气所化生，故曰：“脾为涎”（《素问·宣明五气》）。在生理情况下，口津充盈，口润不干而涎不外溢。若脾胃阴虚，津生无源，则口干咽燥；脾气虚弱或脾胃不和则常发生涎的分泌剧增，可见口淡乏味，涎流不止等症状。

（四）肝

肝，五行属木，阴阳属性为“阴中之阳”，通于春气。肝为血之藏、魂之居、筋之宗，

《内经》称之为“将军之官”。肝与胆、筋、爪、目等构成肝系统。

1. 肝的解剖形态

肝位于腹部，横膈之下，右胁之内，左右两叶，其色紫赤，下附有胆。《十四经发挥》说：“肝之为脏……其脏在右胁，右肾之前，并胃贯脊之第九椎”。《难经》说：“肝……左三叶，右四叶，凡七叶……胆在肝之短叶间”。可见藏象学说中的肝与现代医学的肝在解剖学方面是一致的。《素问·刺禁论》有“肝生于左，肺藏于右”之说，这是指肝和肺的生理功能特点，肝体居右，其气自左而升；肺居膈上，其气自右而降。

2. 肝的生理功能

（1）主藏血：肝藏血是指肝有贮藏血液和调节血量的生理功能。

① 贮藏血液：血液生化于脾，藏受于肝，故有“血之府库”之称。肝内贮存一定血液，除调节血容量外，还可以濡养自身，以制约肝的阳气升腾勿使过亢，从而维持肝的疏泄功能，使之冲和条达，又可以防止血随气逆而出血。

② 调节血量：人体内各部分的血液，常随着不同的生理情况而改变其血量。当人体剧烈活动或情绪激动时，脏腑组织的血液需要量也相应增加，于是肝脏所贮藏的血液向外周输布，以供机体活动的需要。当人体休息和睡眠时，脏腑组织的活动量减少，血液的需要量也相应减少，部分血液便归藏于肝。因为肝脏具有贮藏血液和调节血量作用，故肝亦有“血海”之称。

肝藏血功能发生障碍时，可出现两种情况：一是肝血不足，导致机体失养，如目失血养，则两目昏花、夜盲；筋失血养，则筋脉拘急、肢体麻木、屈伸不利；妇人肝血不足可致血海空虚，出现月经量少，甚至闭经等。二是肝不藏血，导致血液妄行，发生出血倾向，如吐血、衄血、月经过多、崩漏等。

（2）主疏泄：疏，即疏通；泄，即发泄、升发。肝主疏泄，指肝具有舒畅、调达、宣散、流通等综合生理功能。肝主疏泄功能主要表现在调畅气机、调节情志、促进脾胃消化、调理性功能四个方面，其中调畅气机是疏泄功能的中心。

① 调畅气机：气机，即气的升降出入运动。人体的气血、经络、脏腑、器官的活动，全赖于气的升降出入运动。肝气运动的特点是主升、主动，因此，肝具有舒畅、调达的功能，具有调节全身各脏腑组织气机的生理作用。肝的疏泄功能正常，则气机调畅，气血和调，经络通利，脏腑器官功能也正常。反之，肝的疏泄功能异常，则气机失调，可出现两方面的病理变化：一是肝的疏泄减弱，升发不足，则气机郁结，出现胸胁、两乳或少腹胀痛不适等症。二是肝的升发太过，则可导致肝气上逆，出现头胀痛、面红目赤、易怒，甚至吐血、咯血、昏厥等症。

② 调节情志：情志，即情感、情绪。人体的精神情志活动除由心所主宰外，也与肝的疏泄功能密切相关。在正常生理情况下，肝的疏泄功能正常，则肝气不亢不抑，表现为精神愉快、心情舒畅、血气和平。若肝失疏泄，则会导致精神情志活动异常。如疏泄不及，则表现为郁郁寡欢、情志压抑、多愁善虑、唉声叹气，甚至沉默痴呆、时欲悲伤啼哭等。疏泄太过，则表现为烦躁易怒、面红目赤、失眠多梦，甚至妄言失态、喧闹不宁等。

③ 促进脾胃消化：脾胃是人体主要的消化器官，肝对脾胃的消化吸收功能具有促进作用。主要体现在调节脾胃气机和分泌排泄胆汁两个方面。

调节脾胃气机：胃气主降，受纳腐熟水谷以输送于脾；脾气主升，运化水谷精微以灌溉周身。脾升胃降，胃纳脾运构成了脾胃的消化运动。《素问·宝命全形论》说："土得木而达"，肝主疏泄是保证脾升胃降而维持正常消化运动的重要条件。肝的疏泄，既可以助脾之运化，使清阳之气升发，水谷精微上归于肺；又能够助胃之受纳腐熟，促使浊阴之气下降，食糜下送小肠。若肝失疏泄，横犯脾胃，必致脾胃升降失常，既可出现胃气不降的嗳气呕恶、脘痞纳呆之症，又可出现脾气不升的腹胀、便溏之症。

分泌排泄胆汁：胆附于肝，内藏胆汁。胆汁是肝之余气所化生，泄注于小肠，具有促进消化的作用。胆汁的分泌与排泄，是肝的疏泄功能的一个重要方面。肝的疏泄功能正常，则胆汁排泄通畅，有助于饮食物的消化吸收；若肝失疏泄，则可影响胆汁的分泌和排泄，导致脾胃的消化吸收障碍，出现胁痛、口苦、纳呆、甚至黄疸等。

④ 调理性功能：男子的排精和女子的月经与肝的疏泄功能也有密切的关系。男子的排精，需要肝与肾二脏的协调作用，《格致余论》说："主闭藏者肾也，司疏泄者肝也。"肝疏泄功能正常，则精液排泄通畅有度；肝失疏泄，则排精不畅。女子经、带、胎、产与冲任二脉关系密切，冲任二脉与足厥阴肝经相通，肝的疏泄功能正常，冲任二脉通利流畅，则月经周期正常，经行通畅；若肝失疏泄，则月经周期紊乱，经行不畅，或出现痛经。

肝的藏血功能和疏泄功能是相辅相成、相互影响的。肝的藏血功能健全，肝血充盈，肝木得养，肝的疏泄功能才能冲和条达；肝的疏泄功能正常，气机调畅，血运通达，肝方可贮藏血液和调节血量。在病理情况下，若肝疏泄不及，肝气郁滞，可因气滞而致血瘀；若肝疏泄太过，则气机逆乱，血随气逆，肝不藏血而出血。反之，肝血不足，濡养宁静作用减退，也可导致肝升发太过，阳气上亢。

3．肝的生理特性

（1）肝为刚脏主升发：肝具刚强躁急的生理特性，肝气易逆，肝阳易亢，故被称为"将军之官"。肝为木，在季节为春，春季万木生长，生机勃勃；肝主升主动，具有升发阳气、调畅气机的功能。肝喜条达而恶抑郁，其气宜保持柔和舒畅，情志抑郁最易伤肝。肝病又常导致气机郁结，肝气横逆而欺凌它脏。

（2）肝体阴而用阳：肝居下焦，形质阴柔，为贮血之器，故肝体属阴。肝主疏泄，主升主动，性喜条达，气常有余，易化火生风，故其用为阳。肝之用（阳）有赖于肝的阴血敛之、柔之、润之，如肝的阴血不足，则肝阳升散无制而上亢。根据肝"体阴用阳"这一生理特性，临床治疗肝病，"用药不宜刚而宜柔，不宜伐而宜和。"（《类证治裁》）

4．肝的生理联系

（1）肝合胆：胆附于肝，经脉相互络属，构成表里关系。

（2）肝在体为筋：筋，即筋膜，附着于骨而聚于关节，是联结关节、肌肉的一种组织，筋膜有赖于肝血的滋养，故《内经》说："肝主筋"。

（3）肝其华在爪：爪，即爪甲，包括指甲和趾甲。爪甲是筋之延续，故说"爪为筋之余"。肝血的盛衰，可以影响爪甲的荣枯；爪甲的色泽与形态，又可反应肝血的盈亏。肝血充足，则爪甲坚韧明亮，红润光泽。若肝血不足，则爪甲软薄，枯而色夭，甚则变形或脆裂。

（4）肝开窍于目：肝的经脉上系于目，目的视觉功能主要依赖于肝血的濡养。肝的功能是否正常，常常可在目上反应出来。

（5）肝在志为怒：怒为肝之志，怒伤肝。怒志活动以肝血为基础，与肝之疏泄升发功能也密切相关。

（6）肝在液为泪：肝开窍于目，泪从目出，故泪为肝之液。泪能濡润眼睛，保护眼睛，但不外溢。泪的过多过少均是病态，且与肝关系密切，如肝阴不足，泪液分泌减少，则两目干涩；肝经风热，亦可见目眵与流泪增多。

（五）肾

肾，五行属水，阴阳属性为“阴中之阴”，通于冬令。肾藏有“先天之精”，为脏腑阴阳之本，生命之源，故称之为“先天之本”。肾与膀胱、骨、脑、髓、发、耳、二阴等构成肾系统。

1. 肾的解剖形态

《素问·脉要精微论》曰：“腰者，肾之府。”肾位于腰部脊柱两侧，左右各一枚，外形椭圆弯曲，状如豇豆。如《医贯》所说：“肾有二，精之居也，生于脊齐十四椎下，两旁各一寸五分，形如豇豆，相并而曲附于脊外，有黄脂包裹，里白外黑。”

2. 肾的生理功能

（1）主藏精：肾藏精，是指肾具有贮存、封藏人身精气的作用。《素问·六节藏象论》说：“肾者主蛰，封藏之本，精之处也。”肾所藏之精包括“先天之精”和“后天之精”，先天之精禀受于父母的生殖之精，后天之精来源于摄入的饮食物。由脾胃运化生成的水谷精气，以及脏腑生理活动中化生的精气被利用后的盈余部分，藏之于肾。故《素问·上古天真论》说：“肾者主水，受五脏六腑之精而藏之。”肾中精气，具有促进生长发育，促进生殖繁衍及促进血液生成等生理功能。

① 促进生长发育：机体生、长、壮、老、死的自然规律，与肾精的盛衰密切相关。《素问·上古天真论》说：“女子七岁，肾气盛，齿更发长；……三七，肾气平均，故真牙生而长极。”“丈夫八岁，肾气实，发长齿更；……三八，肾气平均，筋骨劲强，故真牙生而长极；……五八，肾气衰，发堕齿槁；……八八，天癸竭，精少，肾脏衰，形体皆极，则齿发去。”人从幼年开始，肾精逐渐充盈，则有齿更发长的生理现象。到了青壮年，肾精进一步充盛，机体也随之发育到壮盛期，则真牙生长，身体壮实，筋骨强健。待到老年，肾精亏虚，形体也逐渐衰老，全身筋骨运动不灵活，齿摇发脱，老态龙钟。由此可见，肾精为人体生长发育之根本，如肾精亏少，小儿则发育迟缓，筋骨痿软；成人则未老先衰，齿脱发落。补肾益精，既可治疗小儿生长发育障碍，又是延缓衰老和治疗老年性疾病的重要方法。

② 促进生殖繁衍：肾精是胚胎发育的原始物质，又能促进生殖机能的成熟。《素问·上古天真论》说：女子“二七而天癸至，任脉通，太冲脉盛，月事以时下，故有子；……七七，任脉虚，太冲脉衰少，天癸竭，地道不通，故形坏而无子。”丈夫“二八，肾气盛，天癸至，精气溢泻，阴阳和，故能有子；……八八，天癸竭，精少……。”从幼年开始，肾中精气逐渐充盛，到了青春期便产生了一种促进性成熟并维持生殖功能的物质，称作“天癸”。由于天癸的促进作用，男子就能产生精液，女子则月经按时来潮，性功能逐渐成熟，具备了生殖能力。人从中年进入老年后，肾精也逐渐衰少，天癸生成亦随之减少，甚至逐渐耗竭，生殖能力也就下降，直至消失。由此，肾精对生殖功能起着决定性的作用，为生殖之本。如肾藏精功能失常，生殖功能则低下，表现为男子不育，女子不孕。

③ 促进血液生成：肾藏精，精生髓，髓可生血，肾精能化而为血，参与血液的生成，故有“血液之源在于肾”之说。在临床治疗血虚之证，从补肾入手常常获效。

（2）主一身之阴阳：肾藏精，精能化气，由肾精化生之气，即肾气。肾精和肾气同属肾中精微物质，但两者存在的形态不同，精散而为气，气聚而为精，精气相生，故常“精气”并称。

肾精属阴，肾气属阳。肾中阴阳犹如水火一样内寄于肾，故肾有“水火之宅”、“水火之脏”之称。

肾阴，又称元阴、真阴、真水，为人体阴液之根本，是肾脏功能活动的物质基础，对机体各脏腑组织起着滋养、濡润作用。

肾阳，又称元阳、真阳、真火，为人体阳气之根本，是肾脏功能活动的动力，对机体各脏腑组织起着推动、温煦作用。

肾主一身之阴阳，肾阴肾阳被视为五脏阴阳的根本。五脏之阴，非肾阴不能滋；五脏之阳，非肾阳不能发。所以肾阴足，全身诸脏之阴皆可足；肾阳旺，全身诸脏之阳皆可旺。生理状态下，肾阴肾阳即相互制约，又相互依存，以维持着人体阴阳的和谐与平衡。这一平衡状态遭到破坏，则造成阴阳失调的病变。如果肾阴不足，失于滋养及濡润，则虚火内生，可见五心烦热，潮热盗汗，男子遗精，女子梦交；肾阳不足，推动和温煦功能衰减，则可出现精神疲惫，腰膝冷痛，形寒肢冷，小便不利或小便频数，男子阳痿早泄，女子宫冷不孕。在病理状况下，肾阴肾阳可相互影响，肾阴虚发展到一定程度可以累及肾阳，肾阳虚发展到一定程度也可伤及肾阴，成为阴损及阳或阳损及阴的阴阳两虚证。

（3）主水液代谢：《素问·逆调论》称“肾者，水脏，主津液。”肾具有主持和调节体内水液代谢的功能。机体水液代谢是一个复杂的生理过程，它在肺、脾、肾、肝、胃、膀胱、大肠、小肠、三焦等脏腑的综合作用下完成，其中肾起着主宰作用。肾主水的功能是通过肾的气化作用而实现的，具体表现在三个方面：其一，蒸腾气化，升清降浊。肾位于下焦，接纳肺通调水道而下输的水液，肾中阳气蒸腾气化，分别清浊，将清者重新上输于脾肺，再布散于周身；将浊者下注于膀胱，生成尿液排出体外，以清除体内的废浊之液。其二，推动与调节整个水液代谢过程。肾藏精，为元气化生之源，元气具有激发、促进各脏腑功能的作用，其中肺对水液的宣降，脾对水液的转输，三焦的气化，其动力皆源于肾气。其三，肾主开合。开，是将浊水、废水排出体外；合，是将机体需要的水液得以保存。肾是维持水液代谢平衡的最重要器官，尿液生成与排泄，膀胱的开与合，均有赖于肾的气化作用来调控。

（4）主纳气：纳，即固摄、受纳的意思。肾主纳气，是指肾有摄纳肺吸入之气而调节呼吸的作用。呼吸固然是肺的功能，其中呼气是依靠肺的宣发作用，吸气是靠肺的肃降作用。但是，吸气的纳降，必须要依靠肾的摄纳作用，才能保持一定的深度。可见，正常的呼吸运动是肺肾两脏相互协调作用的结果，所以说：“肺为气之主，肾为气之根”，“肺主呼气，肾主纳气”。肾主纳气的物质基础乃是肾中之精气，只有肾气充沛，摄纳正常，才能使肺的气道通畅，呼吸均匀。如果肾气亏虚，根本不固，吸入之气不能归纳于肾，就会出现呼吸浅表，或呼多吸少、动则气短等病理现象，称为“肾不纳气”。

3. 肾的生理特性

（1）肾主封藏：《素问·六节藏象论》曰：“肾者，主蛰，封藏之本，精之处也”。肾为封藏之本，是对肾脏生理功能的高度概括。肾主藏精，宜藏不宜泻；肾藏命火，宜潜不宜露。精藏于肾，气纳于肾，妇女月经来潮，胎儿孕育，二便排泄，均为肾主封藏特性的体现。肾的精气越满盈则人体的生机越旺盛，基于这一生理特性，古代医家有“肾无实，不可泻”之观点。若肾的封藏失职，就会发生遗精、滑精、尿多、遗尿、尿失禁、大便滑脱不禁，女子带下不止、崩漏、滑胎等。

（2）肾为水火之脏：肾寓真阴真阳，为一身阴阳之根本，为五脏六腑阴阳的发源地。肾的阴阳亏虚可累及五脏，五脏所伤亦“穷必及肾”。在临床常见的内伤疾病中，阴阳失调所致的寒热病理变化，多为肾之阴阳失调所致，治疗时必须求之于本，从调整肾阴肾阳入手，如“益火之源，以消阴翳；壮水之主，以制阳光。”

4. 肾的生理联系

（1）肾合膀胱：肾下通于膀胱，经络相互络属，构成表里关系。

（2）肾在体合骨，生髓，通于脑：肾藏精，精生髓，髓充于骨，脑为髓之海，故骨、髓、脑与肾关系极为密切。因为“齿为骨之余”，故又说：“肾主齿”。

（3）肾开窍于耳及二阴：耳为听觉器官，耳的听觉功能，依赖于肾的精气充养。二阴，即前阴（外生殖器）和后阴（肛门）。前阴有排尿和生殖作用，后阴是排泄粪便的通道，前后阴的功能均与肾的关系密切。

（4）肾其华在发：精与血，互为资生，精足则血旺。因头发的营养来源于血，故发有“血之余”之称。发的营养虽然来源于血，其生机则根源于肾气，因此，发为肾之外候，发的生长与脱落，润泽与枯槁，均与肾的精气盛衰有关。青壮年肾精充沛，头发茂密色黑而有光泽；老年人肾气虚衰，头发变白而易于脱落。

（5）肾在志为恐：恐为肾之志，恐伤肾。恐惧与肾的功能状态有着较密切的联系。

（6）肾在液为唾：唾，亦有“口津”、“玉液”、“金津”之称，为唾液中较稠厚的部分。唾生于舌下，有滋润口舌的作用。唾为肾精所化，咽下后又有滋养肾精之功。如多唾或久唾，易耗伤肾精。古代导引学有叩齿生唾，咽之以养肾精的养生法。

附：命门

“命门”一词，最早见于《内经》，“命门者，目也”，其所说命门是指眼睛。后世医家对命门进行了阐发。

1. 命门的位置

（1）左肾右命门说：《难经》曰：“肾两者，非皆肾也，其左者为肾，右者为命门”。

（2）两肾总号为命门说：明·张景岳《类经》说：“是命门总乎两肾，而两肾皆属命门”。

（3）两肾之间为命门说：明·赵献可《医贯》说：“命门即在两肾各一寸五分之间”。

（4）命门为肾间动气说：明·孙一奎《医旨绪余》说：“命门乃两肾中间之动气”。

2. 命门的功能

（1）命门为原气所系，是人体生命活动的原动力。《难经·八难》说：“命门者，……原气之所系也。”

（2）命门藏精舍神，与生殖功能密切相关。《难经·三十难》说：“命门者，精神之所舍也；男子以藏精，女子以系胞。”

（3）命门为水火之宅，包括肾阴、肾阳的功能。明·张景岳《景岳全书》说：“命门为元气之根，水火之宅，五脏之阴气，非此不能滋，五脏之阳气，非此不能发。”

（4）命门内寓真火，为人身之根本。清·陈士铎《石室秘藏》说：“命门者，先天之火也。”清·唐大烈《吴医汇讲》说：“命门者，人身之真阳。”

纵观历代医家对命门的认识，从形态言，有有形与无形之争；从部位言，有右肾与两肾之间之辨；从功能言，有主火与非火之争，但对命门的生理功能与肾息息相通是一致的。当代较一致的观点是：肾阳亦即“命门之火”，肾阴亦即“命门之水”。命门的提出，突出强调了肾阴、肾阳对生命维持的重要性。

表3-2　五脏比较表

		心	肺	脾	肝	肾
比喻		君主之官	相傅之官	仓廪之官	将军之官	作强之官
阴阳属性		阳中之阳	阳中之阴	阴中之至阴	阴中之阳	阴中之阴
五行属性		火	金	土	木	水
与季节相通		通于夏气	通于秋气	通于长夏	通于春气	通于冬气
生理特性		1. 心为五脏六腑之主 2. 心为火脏	1. 肺为相傅主治节 2. 肺为娇脏	1. 脾以升为健 2. 脾喜燥恶湿	1. 肝为刚脏主升发喜条达 2. 肝体阴而用阳	1. 肾主封藏 2. 肾为水火之脏
生理功能		1. 主血脉 2. 主藏神	1. 主气司呼吸 2. 主宣发肃降 3. 主通调水道 4. 朝百脉	1. 主运化 2. 主生化气血 3. 主升清 4. 主统血	1. 主藏血 2. 主疏泄	1. 主藏精（促进生长发育与生殖） 2. 主一身之阴阳 3. 主水液代谢 4. 主纳气
生理联系	所藏	神	气	营	血	精
	在体	脉	皮	肉	筋	骨
	在窍	舌	鼻	口	目	耳、二阴
	在液	汗	涕	涎	泪	唾
	在志	喜	忧	思	怒	恐
	其华	面	毛	唇	爪	发
藏神		神	魄	意	魂	志
合腑		小肠	大肠	胃	胆	膀胱

二、六腑

(一) 胆

胆，居六腑之首，又为奇恒之府。胆属阳属木，与肝相表里。胆贮藏排泄胆汁，主决断，《内经》称之为“中正之官”。

1. 胆的解剖形态

胆与肝相连，附于肝之短叶间。胆是中空的囊状器官，内藏胆汁。胆汁是一种清净、味苦、黄绿色的液体，所以胆有“中精之腑”、“清净之腑”、“中清之府”之名。

胆的解剖形态与腑相类，故为六腑之一；但胆藏精汁，又与五脏“藏精气”作用相似，所以胆又属于奇恒之腑。

2. 胆的生理功能

（1）贮藏和排泄胆汁：胆汁由肝脏形成和分泌出来，然后进入胆腑贮藏、浓缩，并通过胆道排泄于小肠。胆汁具有促进饮食物消化的作用。若肝胆功能异常，胆汁分泌与排泄障碍，就会影响脾胃的消化功能，而出现厌食、腹胀、腹泻。若湿热蕴结肝胆，可导致肝失疏泄，胆汁外溢，浸渍肌肤，而出现黄疸。若胆气不利而上逆，可出现口苦、呕吐黄苦水等。

（2）主决断：胆主决断是指胆在精神意识思维活动过程中，具有促进对事物的判断，消除不良精神刺激（如大惊大恐）的功能。正如《素问·灵兰秘典论》所说："胆者，中正之官，决断出焉。"胆气虚弱时，表现为易惊、胆怯、善恐、失眠、多梦，临床可从胆论治获效。其实，"胆主决断"功能是大脑的精神和思维活动的一部分。

3. 胆的生理特点

胆气主升：胆合肝，同属于木，通于春季。春气主升，万物生长，这是自然界规律；人与天地相参，胆气升发，肝气条达，脏腑之气机则调畅。《内经》有"十一脏取决于胆"之说，是指胆可助肝之疏泄，以调畅脏腑气机。

（二）胃

胃属阳属土，与脾相表里，主要功能是受纳腐熟水谷，《内经》称之为"水谷之海"、"太仓"。脾胃常合称为后天之本。

1. 胃的解剖形态

胃位于膈下，腹腔上部。胃的外形为曲屈状，分上、中、下三部：上部为上脘，包括贲门；下部为下脘，包括幽门；上下脘之间名为中脘；三个部分统称"胃脘"。贲门上接食道，幽门下接小肠，为饮食出入于胃的通道。

2. 胃的生理功能

（1）主受纳水谷：受纳，是接受和容纳之意。饮食入口，经过食道，容纳于胃，故胃有"太仓"、"水谷之海"之称。胃主受纳功能是胃主腐熟功能的基础，也是整个消化功能的基础。若胃有病变，就会影响胃的受纳功能，而出现纳呆、厌食、胃脘胀闷等症状。

（2）主腐熟水谷：腐熟，是食物经过胃的初步消化，形成食糜的过程。胃把所受纳的水谷进行消磨腐熟，变成食糜，下传于小肠，通过进一步消化吸收，其精微物质经脾之运化而营养全身。如果胃的腐熟功能障碍，则出现胃脘疼痛、嗳腐泛酸等食滞胃脘症状。

3. 胃的生理特性

（1）人以胃气为本：胃气，是胃的受纳、腐熟水谷功能和脾主运化功能的概括。历代医家非常重视胃气，《素问·玉机真藏论》说："五脏者，皆禀气于胃。胃者，五脏之本也。"《脾胃论》强调"人以胃气为本"。机体气血津液的化生，都源于胃所受纳的水谷，故又称胃为"水谷气血之海"。脏腑的盛衰，主要取决于"胃气"的强弱，胃气强则五脏俱盛，胃气弱则五脏俱衰。胃气关系着人体的生命活动和存亡，故说"有胃气则生，无胃气则死。"临床上常通过"胃气"的强弱来判断疾病的预后。胃气可表现在食欲、面色、舌苔和脉象等方面。能食，则胃纳功能强，不能食，则胃纳功能弱。面色红润，舌苔薄白而润泽，脉象从容和缓、不快不慢，均是有胃气的表现。治病用药时也必须特别注意胃气，把"保胃气"作为重要的治疗原则，否则"胃气一败，百药难施。"（《医宗必读》）

（2）胃主通降：通，就是通畅；降，就是下降。胃"以通为和"、"以降为顺"，合称为"胃主通降"。饮食物经食道进入胃中，经胃受纳腐熟后再下传小肠，在这一过程中，胃必须保持"通"的状态，才能使饮食物的运行畅通无阻。脾主升清，胃主降浊。胃气的运动特点是"降"，即把受纳腐熟的水谷，向下传送于小肠，再经过小肠的分清泌浊，其浊者下移于大肠，然后形成粪便排出体外。"通"与"降"的含义虽然不同，但二者关系非常密切，通，才能降；降，才能保持通。通与降是互为条件、互为因果的。

(3) 胃喜润恶燥：喜润恶燥是指胃喜于滋润而恶于燥烈的特性。胃为燥土，赖水以济燥，故喜润恶燥，其主要体现在两个方面：一是胃气通降必赖于胃阴的濡养，胃得阴液柔润方可通降如常。二是胃之喜润恶燥与脾之喜燥恶湿，阴阳互济，从而保证了脾升胃降的动态平衡。根据胃喜润恶燥特性，在治疗胃病时，要注意护养胃阴，不可妄施化燥伤阴之药。

(三) 小肠

小肠属阳属火，与心相表里。主要功能为受盛化物和泌别清浊，《内经》称之为“受盛之官”。

1. 小肠的解剖形态

小肠位于腹中，呈纡曲回环迭积之状，是一个中空的管状器官。小肠上端接幽门与胃相通，下端接阑门与大肠相连。

2. 小肠的生理功能

(1) 主受盛化物：受盛，即接受，以器盛物之义；化物，即消化食物的意思。小肠受盛化物的功能主要表现在两个方面：一是小肠盛受了由胃下移而来的初步消化的饮食物，起着容器的作用；二是经胃初步消化的饮食物，在小肠内必须停留一定的时间，以利小肠对其进一步消化，将水谷化为可以被机体利用的营养物质。

(2) 主泌别清浊：泌，即分泌；别，即分别；清，指水谷之精微；浊，指食物之糟粕。所谓泌别清浊，即指经过小肠消化后的饮食物，分别为水谷精微和食物残渣两部分，将水谷精微吸收，把食物残渣送到大肠，所以又称“分清别浊”。小肠在吸收水谷精微的同时，也吸收了大量的水液，故又称“小肠主液”。小肠的泌别清浊功能，与二便的生成有关。如小肠泌别清浊功能正常，则水液和糟粕各走其道，二便就正常。若小肠功能失调，清浊不分，即可出现水谷混杂，大便泄泻，而小便短少。临床上治疗泄泻采用“利小便即所以实大便”的方法，即是根据这一道理。

3. 小肠的生理特性

升清降浊：小肠化物而泌别清浊，将水谷化为精微和糟粕，精微赖脾之升清而输布全身，糟粕靠小肠通降而下传入大肠。升降相因，清浊分别，小肠则司受盛化物之职。否则，升降紊乱，清浊不分，则出现呕吐、腹胀、泄泻之症。

(四) 大肠

大肠属阳属金，与肺相表里。主要功能是传导糟粕，《内经》称之为“传导之官”。

1. 大肠的解剖形态

大肠居腹中，呈回环迭积状，为一个管道器官，其上口在阑门处与小肠相接，其下端连接肛门。

2. 大肠的生理功能

(1) 主传导糟粕：大肠接受由小肠下移的饮食残渣，再吸收其中多余的水分，使之形成粪便，经肛门排出体外。大肠发生病变，则传导失常，可出现大便质与量的变化和排便次数的改变，如大便秘结或泄泻。若湿热蕴结于大肠，大肠气滞血阻，又会出现腹痛、里急后重、下痢脓血等。因为“胃主通降”、“肺主肃降”、“肾司二便”，大肠的传导作用，与胃、肺、肾的功能有关，胃、肺、肾功能失常，常常导致大肠传导失司。

(2) 主津：大肠在传导由小肠下注的饮食残渣过程中，将其中多余的水分重新再吸收，故称“大肠主津”。如大肠虚寒，无力吸收水分，则水谷杂下，出现肠鸣、腹痛、泄泻等。大肠有热，消烁水分，肠液干枯，肠道失调，又会出现大便秘结之症。

3. 大肠的生理特性

通降为用：六腑以通为用，尤以大肠为最。大肠不断地承受小肠下移的饮食残渣并形成粪便而排泄糟粕，始终处于“实而不满”的状态，故以降为顺，以通为用。若大肠传导失司，通降失常，可致腑气不通，出现腹痛、腹胀、便秘等。治疗大肠疾病，也应以“通降”为大法。

(五) 膀胱

膀胱又称净腑、水府、脬、尿胞，属阳属水，与肾相表里。主贮存尿液及排泄尿液，《内经》称之为“州都之官”。

1. 膀胱的解剖形态

膀胱位于下腹部，居大肠之前。其上有输尿管与肾相通，其下通尿道，开口于前阴。膀胱为中空囊状器官，外状如锥体形。

2. 膀胱的生理功能

(1) 贮存尿液：尿液为津液所化。水液下归于肾，经肾的气化作用，升清降浊，清者回升体内，浊者变成尿液，下输于膀胱而贮存。

(2) 排泄尿液：尿贮存于膀胱，达到一定容量时，通过膀胱的气化作用，可自主及时地从溺窍排出体外。膀胱的气化功能，全赖于肾的气化作用。

膀胱气化失司，可出现尿液排泄异常。如膀胱气化不利，可引起小便不利或癃闭；膀胱失其约束，又可见尿频、尿失禁及遗尿等。

3. 膀胱的生理特性

肾主膀胱开合：膀胱的开与合，尿液的藏与泄，是相辅相成的两个功能，膀胱赖其开合作用，以维持其贮尿与排尿的协调平衡。肾合膀胱，开窍于二阴。膀胱的贮尿和排尿功能，全赖于肾的气化和固摄功能，所谓膀胱气化，实际上属于肾的气化作用。若肾气的固摄和气化功能失常，则膀胱的气化失司，开合失权。若合多开少，则小便不利或癃闭；若开多合少，则小便清长、尿频、尿急、遗尿、小便不禁等。所以，膀胱病变多与肾有关，临床治疗小便异常，常从肾治之。

(六) 三焦

三焦，是藏象学说中的一个特有名称，是上焦、中焦、下焦的合称。主要功能是运行元气、水谷和水液，《内经》称之为“决渎之官”。

1. 三焦的解剖形态

对于三焦的解剖形态的认识，历史上有“有名无形”和“有名有形”之争。即使是有形论者，对三焦的争论，至今尚无统一看法。一般认为三焦是分布于胸腹腔的一个大腑，在人体脏腑中，唯它最大，无与匹配，故有“孤府”之称。正如张景岳所说：“三焦者，确有一腑，盖脏腑之外，躯壳之内，包罗诸脏，一腔之大腑也。”因为脏腑概念与解剖学的脏器概念不同，所以不应该把三焦与现代解剖学脏器对号入座，而应该把三焦看作是在生理病理现象的联系上建立起来的一个功能系统。

三焦分为上、中、下三焦，膈以上为上焦，包括心与肺；横膈以下到脐为中焦，包括脾与胃；脐以下至二阴为下焦，包括肝、肾、大肠、小肠、膀胱。可见，三焦的功能实际上是五脏六腑全部功能的综合。

2. 三焦的生理功能

（1）通行元气：元气是人体最根本之气，是生命活动的原动力。元气通过三焦而输布到五脏六腑，充沛于全身，以激发、推动各个脏腑组织的功能活动。所以说，三焦是元气运行的通道，又是气化的场所。

（2）运行水液：三焦为人体水液运行的主要通道。《素问·灵兰秘典》曰："三焦者，决渎之官，水道出焉。"决渎，即疏通水道。也就是说三焦有疏通水道，运行水液的功能。全身的水液代谢，是由肺、脾和肾等多个脏腑的协同作用而完成的，但必须以三焦为通道，才能正常地升降出入，如果三焦水道不利，则肺、脾、肾输布调节水液的功能将难以实现，所以又把水液代谢的协调平衡作用，称作"三焦气化"。

（3）运行水谷：《难经·三十一难》曰："三焦者，水谷之道路。"三焦具有运行水谷，协助输布精微，排泄废物的作用。其中，上焦有输布精微的功能；中焦有消化吸收和转输水谷精微的功能；下焦有排泄粪便和尿液的功能。

3. 三焦的生理特性

（1）上焦如雾：上焦主宣发敷布，即通过心肺的输布作用，将饮食物的水谷精微布散于全身，若"雾露之溉"，营养滋润全身脏腑组织、肌肤筋骨等。《灵枢·营卫生会》将这一功能形容为"上焦如雾"。雾，就是形容轻清的水谷精气弥漫的状态。

（2）中焦如沤：中焦主腐熟水谷，即指脾胃的消化、吸收、运化水谷精微，生化气血的作用，故说"中焦如沤"。沤，就是形容水谷腐熟成为乳糜的状态。

（3）下焦如渎：下焦主泌别清浊，排泄废物。这种功能主要是指肾与膀胱的泌尿作用和肠道的排便作用，故说："下焦如渎"。渎，是沟渠、水道的意思，形容水浊不断地向下、向外排泄的状态。

综合上述可以看出，三焦是运行元气、水液、水谷的通道。三焦功能关系着水谷精微特别是津液吸收、输布与排泄的全过程，三焦是人体脏腑生理功能的综合。若三焦气化不利，则可致水液潴留，发生小便不利、水肿等症。

表3-3　六腑归纳表

	胆	胃	小肠	大肠	膀胱	三焦
比　喻	中正之官	太仓、水谷之海	受盛之官	传导之官	州都之官	决渎之官
合　脏	肝	脾	心	肺	肾	
生理功能	1. 贮藏排泄胆汁 2. 主决断	1. 受纳水谷 2. 腐熟水谷	1. 受盛化物 2. 泌别清浊 3. 主液	1. 传导糟粕 1. 主津	1. 贮藏尿液 2. 排泄尿液	1. 通行元气 2. 运行水液 3. 运行水谷
生理特性	胆气主升	人以胃气为本 主通降 喜润恶燥	升清降浊	以通为用 以降为顺	肾主膀胱开合	为孤腑 上焦如雾 中焦如沤 下焦如渎
病理变化	黄疸 胆怯易惊	食欲异常 消化失常 胃气不和	消化吸收障碍 二便失常	大便异常	小便失常	水液潴留

三、奇恒之府

脑、髓、骨、脉、胆、女子胞，总称为奇恒之府。胆又为六腑之一，已在前节中叙述。骨、脉将在“形体官窍”中介绍。本节只叙述脑、髓、女子胞三者。

（一）脑

1．脑的解剖形态

脑居于颅内，上至颅囟，下至风府。脑由髓汇集而成，故《灵枢·海论》说：“脑为髓之海”，《素问·五脏生成篇》说：“诸髓者，皆属于脑。”脑与脊髓相通，脊髓居于脊椎管内，是精髓升降的道路。

2．脑的生理功能

对于脑的功能，《内经》已有了粗略的认识，后世医家也有许多精辟的论述。

（1）主精神思维：古人对脑主精神思维的功能已有明确的认识。《素问·脉要精微》曰：“头者，精明之府，头倾视深，精神将夺矣。”西汉《春秋元命花》说：“头者，神之居也。”东汉《金匮玉函经》曰：“头者，身之元首，人神所注。”隋《太素》云：“头是心神所居。”李时珍在《本草纲目》中更明确提出“脑为元神之府”。清代王清任《医林改错》说：“灵机记性不在心在脑”。

脑主精神思维的功能正常，则精神饱满，意识清楚，思维灵敏，语言清晰，情志正常。反之，则精神萎靡，思维迟钝，语言错乱，健忘，甚至精神错乱等。

（2）主感觉的接受：古代医家已认识到感觉与脑的联系，并认为视、听、嗅等感觉功能皆归于脑。《灵枢·大惑论》认为目“上属于脑，后出项中”，若“脑海不充则……目无所见”。《素问·解精微论》说：“泣涕者，脑也……故脑渗为涕”，王冰注释“鼻窍通脑”。王清任在《医林改错》中更明确地指出：“两耳通脑，所听之声归脑；两目系如线长于脑，所见之物归脑；鼻通于脑，所闻香臭归于脑；小儿周岁脑渐生，舌能言一二字。”明代王惠源的《医学原始》说：“五官居于身上，为知觉之具，耳目口鼻聚于首，最显最高，便于接物，耳目口鼻所之导入，最近于脑，必以脑先受其象而觉之，而寄之，而存之也。”王氏已清楚认识了脑主接受感觉的功能了。

脑主感觉功能正常，则视物精明，听觉及嗅觉灵敏，感觉正常。若功能失常则会出现听觉失聪，视物不明，嗅觉不灵，感觉迟钝。

（3）主运动的支配：《灵枢·海论》说：“髓海有余，则轻劲多力，自过其度；髓海不足，则脑转耳鸣，胫痠眩冒，目无所见，懈怠安卧。”可见《内经》对脑与运动的关系已有初步的认识。脑海充盈，功能正常，则动作灵巧，反应敏捷，肢体刚劲有力。反之，髓海不足，则动作迟钝，反应缓慢，肢体痠软无力，甚至废用。

3．脑的生理联系

藏象学说的主要特点，是以五脏为中心的整体观。因此把脑的生理功能统归于心，且分属于五脏。认为心主神明，又把神分为神、魂、魄、意、志五个方面，分属于心、肝、肺、脾、肾五脏，所谓“五神脏”。脑与五脏均有着生理联系，以心、肾、肝最为密切，临床上也多是从心、肾、肝三脏治疗脑的疾病。

（1）脑与心：“心脑息息相通”（《医学衷中参西录》）。古代医家把心分为血肉之心与神明之心，血肉之心即心脏，神明之心则是脑。心主神明，脑为元神之府，故心脑相通，临床上脑病可从心论治，或心脑同治。

（2）脑与肾：肾藏精，精生髓，脑为髓之海。故肾精充盛则脑髓充盈，肾精亏虚则髓海不足。所以补肾填精益髓为治疗脑病的重要方法。

（3）脑与肝：肝主疏泄，调畅气机，调节情志。肝又主藏血，血为神之舍。若肝气调畅，藏血充盈，则气血调和，脑清神聪。反之，肝失疏泄，情志失调，气血逆乱，则可致清窍闭塞，或血溢于脑；肝血不足，脑失血养，可致头晕、失眠、健忘。

（二）髓

1. 髓的解剖形态

髓是一种膏状物质，有骨髓、脊髓和脑髓之分。骨髓充于骨腔内，脊髓居于脊椎管内，脑髓藏于脑内。

2. 髓的生理功能

（1）充养脑髓：脑为髓之海，髓充盈于脑中，以维持脑的生理功能。若肾精不足，不能生髓充脑，可以导致髓海空虚，出现头晕耳鸣、两眼昏花、健忘等。

（2）滋养骨骼：髓藏骨中，滋养骨骼。骨骼得到骨髓的充养，则生长发育正常，保持其坚刚之性。若骨髓不充，骨骼失养，小儿则骨骼发育不良，身材短小；成人则骨骼脆弱。

（3）化生血液：肾藏精，精生髓，骨髓可以生血，为血液生化之器。因此可用补肾生髓法治疗血虚证。

3. 髓的生理联系

骨髓、脊髓和脑髓三者均为肾中精气所化生，因此肾中精气的盛衰，直接影响着髓的生成。骨髓空虚，脑髓失充皆应从肾论治。

（三）女子胞

1. 女子胞的解剖位置与形态

女子胞，即子宫，又称胞宫。位于小腹部，居膀胱之后，直肠之前，下口与阴道相连。外形如倒梨。

2. 女子胞的生理功能

（1）主月经：月经来源于女子胞。当女子到了十四岁左右，肾气充盛，产生天癸，冲任二脉通畅，子宫发育趋于成熟，月经开始按时来潮。到了四十九岁左右，肾气渐衰，天癸竭绝，冲任不通，则出现月经紊乱，乃致绝经。

（2）主孕育胎儿：女子胞是孕育胎儿的重要器官。受孕之后，胎儿在子宫内生长发育，子宫供给胎儿需要的气血与养料。若肾虚冲任不固，胎失所系，或血虚不足以养胎，气虚不足以载胎，可出现胎动不安或流产。

3. 女子胞的生理联系

（1）女子胞与肝：女子以血为本，以气为用。肝为血海，主藏血；肝主疏泄，调节气机，所以女子的经、孕、胎、产、乳无不与气血相关，无不依赖于肝之藏血和疏泄功能，故《临证指南医案》说："女子以肝为先天"。肝血充足，藏血功能正常，肝血下注，则冲脉盛满，血海充盈；肝气条达，疏泄正常，则气机调畅，冲任通利，月事以时下。反之，肝血不足，肝不藏血，肝失疏泄，均可导致月经紊乱，生殖障碍。

（2）女子胞与肾：肾为先天之本，肾中精气的盛衰，决定着人体的生长发育和生殖功能。肾与女子胞的关系主要体现在天癸的至竭及月经、孕育方面。天癸是由肾中精气所化生，能促进生殖器官的发育和生殖机能的成熟。女子青春期，肾精充盈，天癸至，胞宫发育成熟，月经应时来潮，具备了生育能力；进入老年期，肾精衰少，天癸竭，月经闭止，就丧失了生育能力。

（3）女子胞与脾：脾主生血统血，为气血生化之源，经血的化生及经血的固摄与脾密切相关。脾气健旺，化源充足，统摄有权，则月经正常。

（4）女子胞与经脉：女子胞与十二经脉、奇经八脉均有联系，但以冲、任二脉最为密切。"冲为血海"，"任主胞宫"，二脉同起于胞中，能运行调节气血，以充盈和滋养胞宫，孕育胎儿。如冲任气血衰少或功能失调，就会出现月经不调甚至不孕等病证。

附：精室

精室为男子生殖器官，又称精宫、男子胞，位于小腹正中下部及阴囊之中。精室包括现代解剖学所说的睾丸、附睾、精囊腺和前列腺等。

精室为生殖之精生贮之处，具有化生和储藏精液功能，主司生育繁殖。精液由精子和精浆两部分组成，精子产生于睾丸，精浆由附睾、精囊腺、前列腺分泌。精关，又称精窍，是射精管口，主司精液排泄的开合。

精室的功能与肾中所藏精气的盛衰密切相关。肾精充沛，则"天癸至，精气溢泻，阴阳和，故能有子"；肾气亏衰，则"天癸竭，精少"，失去了生殖能力。另外，肾主二阴，司精关开合，若肾气不足，失于封藏则精关不固，而出现遗精、滑精等。

精室功能与肝脏相关。肝主疏泄，能调畅气机和情志。若肝失疏泄，经气不畅，宗筋失常，可致阳痿、射精困难。肝郁日久，则使精室排泄失控，出现遗精。故男性病也常从肝论治。

四、脏腑之间的关系

人体是一个统一的有机整体，各脏腑的功能活动不是孤立的，而是在生理上相互制约、相互依存、相互为用；在病理上按一定规律相互传变、相互影响。

（一）脏与脏之间的关系

古人在理论上多是以五行生克理论来阐述五脏之间的生理联系，用五行乘侮理论来说明五脏之间的病理影响。但是，五脏之间的关系早已超越了五行生克乘侮的范围，所以应从各脏的生理功能及病理变化阐释其相互之间的关系。

1．心与肺

【生理】心与肺的关系，主要体现在心主血与肺主气，以及血液循行与呼吸之间的相互促进与协调方面。

（1）心主一身之血，肺主一身之气。血的运行依靠气的推动，而气也需要血的运载才能输布全身，心与肺互相配合，保证气血的正常运行，维持人体各脏腑、组织的功能活动。

（2）心主血脉，肺朝百脉。心肺同居胸中，胸中宗气贯心脉及司呼吸，宗气是联结心之搏动和肺之呼吸两者之间的中心环节，宗气的盛衰直接影响着心肺两脏功能。

【病理】肺气虚弱，宗气不足，不能辅助心脏推动血液，日久而形成心血瘀阻。心气不足，血液运行不畅，也可影响肺的宣降功能，出现咳嗽、喘息、气促等症。

2．心与脾

【生理】心与脾的关系，主要体现在血液生成的相互依存及血液运行的相互协同上。

心主血，脾生血，心气行血，脾气统血。脾气健运，化源充足，则心血充盈；脾气旺盛，统摄有权，则血行有序。而心血充盈，脾得濡养，则运化健旺。

【病理】脾气虚弱，运化失职，血的化源不足；或脾不统血而致心血亏耗；或思虑过度，耗伤心血，影响脾的健运，均可形成以心悸、失眠、食少、肢倦、面色无华等为主要见症的“心脾两虚”证。

3. 心与肝

【生理】心与肝的关系，主要体现在血液循行与神志活动两个方面。

(1) 心主血，肝藏血。血脉充盈，则心有所主，肝有所藏，两脏相互配合，共同维持血液的运行。

(2) 心主神志，肝调情志。心主宰人体的精神活动，肝调节人体的情志活动，两者功能协调，才能精神饱满，情志舒畅。

【病理】在血液方面，若心血不足则肝血亦常因之而虚，肝血不足则心血亦常因之而损，故临床上常常见到“心肝血虚”之证。在精神情志方面，若心阴不足，虚火内扰，除见心烦、失眠外，亦常兼见急躁、易怒、头晕、目赤等肝病的症状。

4. 心与肾

【生理】心与肾的关系，主要体现在心肾阴阳水火互制互济及精血互生、精神互用等方面。

(1) 心肾相交。心居于上，属阳，其性属火；肾居于下，属阴，其性属水。从阴阳、水火的升降理论来说，位于下者，以上升为顺；位于上者，以下降为和。故心火必须下降于肾，使肾水不寒；肾水必须上济于心，使心阳不亢。心火下降，肾水上升，彼此交通，相互协调，这种关系，称为“水火既济”、“心肾相交”。

(2) 精神互用。心主血，藏神；肾藏精、生髓，通于脑。精是神的物质基础，神是精的外在表现。

(3) 精血互生。心主血，肾藏精，精血之间能互相资生。所以，肾精亏损与心血不足可以互为因果。

【病理】心和肾任何一方的阴阳失调，均可导致心肾间“水火既济”的关系破坏，出现相应的病证。若心火亢于上，不能下交于肾，或肾水不足，不能上济于心，则可出现心悸、怔忡、心烦、失眠、腰膝痠软等“心肾不交”的证候。若肾阳虚衰，阳虚水泛，则可出现心悸、心慌、水肿等“水气凌心”的证候。若肾阴亏虚，不能制阳，心火上炎，又可出现口舌生疮、口干少津、五心烦热等“阴虚火旺”的病证。

5. 脾与肺

【生理】脾与肺的关系，主要体现在气的生成和水液代谢两个方面的协同促进。

(1) 肺主气，脾生气；脾为生气之源，肺为主气之枢。肺司呼吸而纳清气，脾主运化而化生水谷精气，清气和水谷精气是生成气的主要物质基础。

(2) 肺主通调水道，脾主运化水湿。脾肺二脏均为调节水液代谢的重要脏器。

【病理】脾气虚弱，常可导致肺气不足，而见体倦无力，少气懒言等症；脾失健运，水湿不行，聚而为痰饮，影响肺气的宣降，出现喘咳痰多等症，所以有“脾为生痰之源，肺为贮痰之器”的说法。反之，肺病日久，也可影响到脾脏，如肺气虚衰，宣降失职，可引起水液代谢不利，以致湿停中焦，脾阳受困，出现水肿、腹胀、便溏等症。

6．肝与肺

【生理】肝与肺的关系，主要体现在气机升降的相反相成、相互协调方面。

肝升肺降。肺居于上焦，为阳中之阴脏，其气肃降；肝位于下焦，为阴中之阳脏，其气升发。肝气从左而升，肺气从右而降，升降得宜，则气机舒展，气血流行，脏腑安和。

【病理】若肝气郁结，气郁化火，循经上行，灼肺伤津，出现胁痛、易怒、咳逆、咯血等症，即“肝火犯肺”。相反，肺失清肃，燥热内盛，亦可影响及肝，肝失条达，疏泄不利，则在咳嗽的同时，出现胸胁引痛、头晕头痛、面红目赤等症。

7．肾与肺

【生理】肾与肺的关系，主要表现在水液代谢、呼吸运动及肺肾之阴相互滋养等三个方面。

（1）肾为主水之脏，肺为水之上源。肺的宣降正常，则水道通调；肾的气化正常，则开合有度。肺肾协调，对人体水液的正常代谢起着重要作用。

（2）肺为气之主，肾为气之根；肺主呼气，肾主纳气。人体的呼吸运动，虽然由肺所主，但需要肾的纳气作用来协助，只有肾气充盛，吸入之气才能经过肺之肃降，而下纳于肾。肺肾相互配合，共同完成呼吸的生理活动。

（3）肺阴与肾阴可互相滋养。肺气正常，则精气输布于肾；肾阴为诸阴之本，肾阴滋养肺阴，故有“金水相生”之说。

【病理】肺与肾的功能失职，会造成水液代谢的障碍。例如肾阳不足，不能化水，水溢肌肤，不但可以引起水肿，而且水气上迫于肺，出现咳嗽、喘息、不得平卧等。若肾气不足，摄纳无权，气浮于上，或肺气久虚，伤及肾气，而致“肾不纳气”，均可出现气喘、动则尤甚等病症。肺阴虚可损及肾阴，肾阴虚则使肺阴失养，故肺肾阴虚往往同时并见，出现颧红、潮热、盗汗、干咳、音哑、腰膝痠软等症。

8．肝与脾

【生理】肝与脾的关系，主要体现在两脏对血液的调控以及消化吸收功能的协同方面。

（1）肝主疏泄，脾主运化。脾胃的气机升降有赖于肝的调节；肝分泌胆汁，促进饮食物消化。肝的功能正常，疏泄调畅，则脾胃升降适度，运化健全。

（2）肝主藏血，脾主生血统血。脾之运化，赖肝之疏泄，而肝藏之血，又赖脾之化生。脾气健运，血液化源充足，则肝有所藏，肝血充足，方能供养全身。

【病理】肝气郁结，疏泄失职，就会影响脾胃功能，从而形成“肝脾不和”或“肝胃不和”之证。如大怒之后，出现胸胁胀痛、食欲不振、腹胀、嗳气等症。反之，如脾气不足，运化失司，血液生化之源不足，或脾不统血，失血过多，均可累及于肝，形成肝血不足。又如脾失健运，水湿内停，日久蕴而成热，湿热郁蒸，使肝胆疏泄不利，可形成黄疸。

9．脾与肾

【生理】脾与肾的关系，主要体现在先后天相互滋生与水液代谢过程中相互协同等方面。

（1）肾主藏精，为先天之本；脾主运化，为后天之本。脾阳要依靠肾阳的温煦才能发挥其运化功能；肾的精气也有赖于脾气化生的水谷之精的充养。脾与肾，两者相互资助，相互促进，即所谓“先天促后天，后天滋先天”。

（2）脾主运化水湿，肾主水司开合。脾的运化须肾阳的温煦蒸化，肾司开合又受脾气的制约。脾肾两脏相互协作，共同完成水液的新陈代谢。

【病理】肾阳不足，不能温煦脾阳，或脾阳久虚，进而损及肾阳，最终均可导致腹部冷痛、下利清谷、五更泄泻、水肿等脾肾阳虚证候的发生。

10．肝与肾

【生理】肝与肾的关系，主要体现在精血同源、阴阳承制及藏泄互用等方面。

（1）肝藏血，肾藏精，精血相互滋生。肾精依赖肝血的不断补充，肝血又依赖肾精的滋养。精能生血，血能化精，肝血与肾精可相互资生、相互转化，因此称“精血同源”、“肝肾同源”、“乙癸同源”。

（2）肝肾同属下焦，肝肾的阴阳之间相互联系，相互制约。肾阴能涵养肝阴，使肝阳不致上亢，肝阴又可资助肾阴的滋生。

（3）肝主疏泄，肾主封藏，两者相反相成。肝气疏泄可使肾气闭藏开合有度，肾气闭藏可防肝气疏泄太过。这种关系主要表现在女子月经生理和男子排精功能方面。

【病理】肾精亏损，可导致肝血不足；反之，肝血不足，也可引起肾精亏损。如肾阴不足，不能滋养肝阴，阴不制阳而导致肝阳上亢，出现眩晕、头痛、急躁易怒等症，称为“水不涵木”；反之，肝阳妄动化火，也可下劫肾阴，造成肾阴不足，出现烦热、盗汗、男子遗精、女子月经不调等症。

（二）腑与腑的关系

六腑的共同生理功能是“传化物”。六腑之间的关系，主要体现在饮食物的消化、吸收和排泄过程中的相互联系和密切配合。

【生理】饮食入胃，经胃的腐熟，初步消化后变成食糜，下移于小肠。小肠承受胃的食糜，再进一步消化。胆排泄胆汁进入小肠以助消化。小肠泌别清浊，清者经脾转输以营养全身，浊者为糟粕残渣，下达大肠，经大肠的燥化和传导作用变成粪便排出体外。小肠主液，大肠主津，吸收的水液经脾的转输，肺的宣降下输于肾，再经肾的气化作用，升清降浊，浊者渗入膀胱形成尿液，从尿道排出体外。水液的运化、输布与排泄，又是以三焦为通道的。因此，人体对饮食物的消化、吸收和废物的排泄，是由六腑分工合作，共同完成的。由于六腑传化水谷，需要不断地受纳、消化、传导和排泄，虚实更替，宜通而不宜滞，故有“六腑以通为用”、“腑病以通为补”的论点。

【病理】胃有实热，消灼津液，可使大肠传导不利，大便秘结。而肠燥便秘，腑气不通，亦可导致胃失和降，出现恶心、呕吐等胃气上逆之症。胆火炽盛，常可犯胃，见呕吐苦水等胃失和降的病证。

（三）脏与腑之间的关系

脏与腑，主要是表里关系。脏为阴，腑为阳；脏为里，腑为表，一阴一阳，一表一里相互配合，并由经络相互络属，从而构成脏腑之间的表里关系。

一脏一腑的表里配合，存在着四个方面的联系。一是经脉络属，二是结构相连，三是气化相通，四是病理相关。因此在临床上可出现脏病及腑，腑病及脏，脏腑同病；治疗时也可采用脏病治腑，腑病治脏，脏腑同治的方法。

1．心与小肠

【生理】心与小肠通过经脉的相互络属构成表里关系。

【病理】心有实火，可移热于小肠，引起尿少、尿热赤、尿痛等症。反之，如小肠有热，亦可循经上炎于心，可见心烦、舌赤、口舌生疮等症。

2．肺与大肠

【生理】肺与大肠，通过经脉的络属构成表里关系。肺与大肠在功能上互相协助，肺气肃降，则大肠之气亦随之而降，传导功能正常；大肠传导通畅，则有助于肺气的清肃通利。

【病理】如肺气肃降失职，影响大肠的传导，可致大便困难。若大肠壅滞不畅，也可引起肺气不利而喘咳。如肺气虚弱，气虚推动无力，则可见大便艰涩不行，称之为“气虚便秘”。

3．脾与胃

【生理】脾与胃同居中焦，以膜相连，经络相互联络而构成表里关系。脾胃为后天之本，气血生化之源。脾与胃互相配合而完成人体对饮食物受纳、消化、吸收和输布的生理功能。脾与胃的关系，具体表现在纳与运，升与降，燥与湿三个方面。归纳如下：

表3-4　脾与胃的生理联系归纳表

脾与胃的生理关系	纳与运	胃主受纳——为脾受盛水谷 脾主运化——为胃输布精微	纳运相助
	升与降	脾主升清——水谷精微上输 胃主降浊——食糜糟粕下降	升降相因
	燥与湿	脾为湿土——喜燥恶湿 胃为燥土——喜润恶燥	燥湿相济

【病理】脾为湿困，运化失职，清气不升，即可影响胃的受纳与和降，可出现食少、呕吐、恶心、脘腹胀满等症；反之，若饮食失节，食滞胃脘，胃失和降，亦可影响及脾的升清与运化，可出现腹胀泄泻等症。

4．肝与胆

【生理】胆附于肝，以胆管相连，经脉互为络属构成表里关系。胆汁来源于肝之余气，胆汁所以能正常排泄和发挥作用，亦依靠肝的疏泄功能。

【病理】若肝的疏泄功能失常，就会影响胆汁的分泌与排泄；反之，若胆汁排泄不畅，亦会影响肝的疏泄。临床常见肝病及胆，胆病及肝，形成肝胆俱病，如肝胆火旺、肝胆湿热等。

5．肾与膀胱

【生理】肾与膀胱相连，又有经络互相络属，构成表里相合关系。肾脏生成的尿液，贮藏于膀胱；膀胱的气化功能，取决于肾气的盛衰。膀胱的贮尿和排尿功能，依赖于肾的气化作用。肾气充足，则固摄有权，膀胱开合有度。

【病理】若肾气不足，气化失常，固摄无权，则膀胱之开合失度，即可出现小便不利或尿失禁、遗尿、尿频等病症。例如，老年人常见的小便失禁、多尿等，多为肾气衰弱所致。

第二节　形体与官窍

“形体”，是指脉、皮、肉、筋、骨，称为“五体”；“官窍”，是指耳、目、鼻、口、齿、舌、咽喉、前阴和肛门。形体和官窍通过经络与脏腑相联系，并同脏腑在生理、病理上有着密切的关系。

一、形体

形体有广义和狭义之分。广义的形体，泛指一切有一定形态结构的组织器官，包括头、躯干、肢体、五脏、六腑等有形质可见的组织。狭义的形体，是指有特定含义的“五体”，即脉、皮、肉、筋、骨，它们是构成整个人身形体的重要组织。本章所述的“形体”，实际上是指的“五体”。

(一) 脉

脉，即血脉，又称脉管，脉道，为血之府，是气血运行的通道。

1. 脉的生理功能

(1) 运行气血：脉是气血运行的通道，主司输送气血，使气血流行全身。《频湖脉学》称脉为“血之隧道”。脉道的通利与否，直接影响着血液的正常运行。若脉道通利，则血行流畅；脉道阻滞，甚或闭阻，则血行不畅，出现血瘀等病理表现。

(2) 约束血行：《灵枢·决气》说：“壅遏营气，令无所避，是谓脉。”可见脉能约束血液，使血液在脉中正常运行而不溢于脉外。若因火热炽盛，外力所伤，或气虚不固而损伤脉道，则出现各种出血的病理表现。

2. 脉的生理联系

(1) 心主血脉：《素问·痿论》说：“心主身之血脉。”心有主管血脉和推动血液运行的功能。血液在脉道中的正常运行，依赖于心气的推动。若心气不足，心阳不振，则易致脉象虚弱无力，涩滞不畅，甚或结代等。

(2) 反应五脏的功能状态：心主血脉，肺朝百脉，肝贮藏血液而调节血量，脾统摄血液及生化气血，肾精化血以充养血脉。脉为血之府，与心连贯，血液在脉中正常运行，依赖于心气的推动，而脉中血行又归脾所统，归肝所藏，且赖肺气以助心行血，通过百脉灌注脏腑；脉中血量又需脾胃转输的水谷精微和肾精的不断充养。所以五脏与血脉均有密切关系。人体气血和脏腑功能活动正常与否，均可显现于脉，故脉象可以反应五脏的生理病理变化。

(二) 皮

皮，由皮肤、毫毛、腠理、汗孔等组成，覆盖于人体表面，是抵御外邪的屏障。皮肤的纹理和肌腠，合称腠理。汗孔，亦称气门、鬼门、玄府，是汗液排泄的孔道。

1. 皮的生理功能

(1) 防御作用：皮肤是人体表面最大的保护组织，是防御外邪的主要屏障，外来致病因素侵犯人体，首先侵犯皮肤。若皮肤致密，则邪不能入；若皮肤疏松，卫气不足，则邪气乘虚而入，引起疾病。

(2) 调控体温：人体的正常体温，多依赖于卫气对汗孔的调节控制作用。若感受外邪，汗孔闭塞，汗液不出，则卫阳被郁，出现郁而发热；若采用解表发汗药，使汗孔开放，汗得外泄，阳气外达，发热乃退。

（3）调节津液代谢：汗为津液所化，出汗是津液排泄的主要途径之一。皮肤腠理疏松，汗孔开张，则汗出多；反之，皮肤腠理致密，汗孔关闭，则汗出少。因此，皮肤腠理的疏密，可调节津液的排泄。

（4）调节呼吸：呼吸主要是肺的功能，肺合皮毛，汗孔的开合也可起到辅助呼吸的作用。

2. 皮的生理联系

（1）肺主皮毛：《素问·阴阳应象大论》曰："肺主皮毛"，说明肺与皮之间存在着密切的联系。其具体表现在以下几方面。① 肺输布精气，充养皮肤：肺能将水谷精微布散到皮毛，使皮肤滋润，毫毛光泽。若肺气亏虚，则皮毛憔悴。② 肺宣发卫气，外达皮肤：肺能宣发卫气充于皮肉，而卫气具有温养肌肤，协助皮肤抵御外邪，控制汗孔开合的作用。若肺虚卫气不充，则病人肤冷畏寒，汗出较多，且抵抗力差，易患感冒。若外邪犯肺，卫气被郁，则汗孔闭塞而无汗。③ 皮肤感邪，常内传入肺：若皮肤受寒，则寒邪易犯于肺，肺失宣降，常常表现出咳嗽、喷嚏、流涕等肺经症状。

（2）十二经脉分部：按十二经脉在体表的分布，将皮肤划分为十二部分，每条经脉濡养一部分皮肤，称为"十二皮部"。如果哪一条经络发生病变，也会从其分布的皮部内反应出来。而某皮部受邪，亦多进入该部之络脉，继而进入经脉，内传脏腑。

（三）肉

肉，即肌肉。肌肉居于皮下，通过筋附着于骨骼关节，中医古籍中称为"分肉"。分肉的膨大部分称为"䐃"；分肉的纹理称为"肌腠"，与皮肤的纹理共称为"腠理"；分肉和分肉之间的凹陷部分称为"溪谷"；其中较小的凹陷称为"溪"；较大的凹陷称为"谷"。溪谷大多是经络穴位所在之处，同时，也是人体之气汇聚之所。

1. 肉的生理功能

（1）主司运动：人体各种运动，均需肌肉、筋膜和骨节的协调合作，但主要靠肌肉的舒缩活动来完成。肌肉收缩弛张，始能动作。

（2）保护脏器：肌肉分布于内脏与骨骼的外围，对人体的内脏起着保护作用。故《灵枢·经脉》说："肉为墙"。

2. 肉的生理联系

《素问·痿论》说："脾主身之肌肉"，说明脾与肌肉的关系十分密切。脾与肌肉的关系主要表现在以下两个方面：

（1）脾化生精气以养肌肉：脾胃为气血生化之源，肌肉需脾胃转输的水谷精气以供给营养，方能发达丰满，以发挥其运动功能。李东垣在《脾胃论·脾胃胜衰论》中说："脾胃俱旺，则能食而肥；脾胃俱虚，则不能食而瘦；……脾虚则肌肉削，……。"若脾胃运化功能障碍，必致肌肉瘦削，软弱无力，甚至痿废不用。故《素问·痿论》曰："治痿独取阳明"。

（2）肉病日久可内传及脾：《素问·痹论》曰："肌痹不已，复感于邪，内舍于脾。"可见肌肉的病变，长期不愈，再复感外邪，则可内传入脾，导致脾的病变。

（四）筋

筋，即筋膜。筋附着于骨而聚于关节，是连接关节肌肉的一种组织。《素问·五脏生成篇》说："诸筋者，皆属于节"；《素问·脉要精微论》说："膝为筋之府"。按其所分属的经脉分为手足三阴三阳，称为十二经筋。

1．筋的生理功能

（1）连接骨节：筋附着于骨骼，且连接骨骼，并包裹约束骨与骨的连接处，而形成关节，以保证肢体的运动。

（2）协助运动：《素问·痿论》说："宗筋主束骨而利机关也"。人体关节的屈伸俯仰，运动自如，依靠筋的收缩和弛张。

（3）保护内脏：筋和骨、肉、皮共同组成躯壳，内藏五脏六腑，具有保护内脏，防止其损伤的作用。

2．筋的生理联系

（1）肝主筋：《素问·宣明五气篇》曰："肝主筋"，《素问·痿论》也说："肝主身之筋膜"。其表现为：① 肝血可以养筋。肝血充足，才能养筋，筋得所养，才能运动有力而灵活。如《素问·经脉别论》说："食气入胃，散精于肝，淫气于筋。"若肝血不足，筋失所养，则可导致筋膜不健，运动不利或手足振颤，肢体麻木，甚则瘛疭等病理变化。② 筋病及肝。筋病日久，将内传于肝，引起肝病。如《素问·痹论》说："筋痹不已，则复感于邪，内舍于肝。"

（2）爪为筋之余：爪，即爪甲，乃为筋之延续，故称为"爪为筋之余"。肝血的盛衰，可影响爪甲的荣枯。如《素问·五脏生成篇》说："肝之合筋也，其荣爪也。"肝血充足，则爪甲坚韧明亮，红润光泽。若肝血不足，则爪甲软薄，枯而色夭，甚则变形脆裂。

（3）十二正经所系：全身的筋，按十二经脉的分布，分为十二部分，每一部分接受一条经脉气血的滋养。十二经脉之气血所养的筋，称为"十二经筋"。

（五）骨

骨是构成人体的支架。其具有支撑人体、保护内脏和进行运动的功能，与肾的关系最为密切。

1．骨的生理功能

（1）支持形体：人体背正中的项骨、背骨、腰骨和尻骨由脊筋相连接，从而形成了支撑人体的脊梁。

（2）支撑运动：骨与骨的连接处，由筋约束，并加以包裹，而形成关节。关节通过附着于骨骼上的筋和肌肉的收缩与弛张，而产生屈伸乃至旋转等各种各样的运动。

（3）保护内脏：脑藏于颅骨之中，心肺位于胸廓之内，骨具有保护内脏的作用。

（4）贮藏骨髓：骨内有腔隙，内藏骨髓，故称"骨者髓之府"，骨髓具有生化血液的功能。

2．骨的生理联系

骨与肾的关系十分密切，主要表现在以下两个方面：

（1）肾主骨：《素问·宣明五气篇》说："肾主骨"。骨的生长、发育和修复，依赖骨髓的充盈及其所提供的营养，而骨髓为肾精所化生。《素问·阴阳应象大论》说："肾生骨髓”；《素问·六节藏象论》也说肾“其充在骨”。肾精充足，则骨髓充实，骨骼健壮，肢体活动则轻劲有力；反之，肾精不足，则骨髓空虚，骨骼发育不良，则表现出小儿囟门迟闭，骨软无力，以及老年人的骨质疏松、脆弱，易于骨折等病理变化。

（2）齿为骨之余：齿与骨同出一源，均依赖肾中精气的充养。牙齿的生长与脱落，与肾中精气的盛衰密切相关。肾中精气充沛，则牙齿坚固而不易脱落；肾中精气不足，则牙齿易于松动，甚至过早脱落。

二、官窍

官和窍的概念不尽相同。官，是指机体具有特定功能的器官；窍，即孔窍、苗窍的意思，即内脏与外界的窗口。古代有“五官”、“七窍”、“九窍”之说。五官，指耳、目、口、鼻和咽喉；七窍，指口、两鼻孔、两目、两耳；九窍，即七窍加前阴和后阴。习惯上将五官也称为窍，而前阴和后阴只称窍，不称官。

官窍，是人体与外界联系的重要器官，它对外与周围环境相通，对内通过经络同脏腑保持联系。不同的官窍与不同的脏有着特定的联系，如《灵枢·五阅五使》说：“鼻者，肺之官也；目者，肝之官也；口唇者，脾之官也；舌者，心之官也；耳者，肾之官也。”外界环境的各种变化可以通过官窍影响到内脏，内脏功能活动正常与否，可以反应在官窍。官窍大多是机体与自然界进行物质交换的门户，如机体所需要的空气、水、食物，通过口鼻摄入体内；机体生理活动过程中所产生的废物（大小便及其它浊物），通过前、后二阴排出体外。

（一）耳

耳，是听觉器官，位于头部左右，是清阳之气上通之处，属清窍之一。其主要生理功能是司听觉和平衡身体，与肾、心等脏腑经络关系密切。

1. 耳的生理功能

（1）司听觉：耳是听觉器官。听觉的灵敏与否，与肾中精气的盈亏有密切关系。肾中精气充盈，髓海得养，则听觉灵敏，分辨力高；反之，肾中精气虚衰，则髓海失养，出现听力下降，或见耳鸣，甚则耳聋。

（2）平衡身体：《灵枢·海论》说：“髓海不足则脑转耳鸣。”说明耳与身体的平衡有着密切的关系。

2. 耳的生理联系

（1）肾开窍于耳：《素问·阴阳应象大论》说：“肾主耳……在窍为耳。”说明耳为肾之外窍，与肾有密切关系。肾的精气不足，则会出现耳鸣、听力减退。老年人肾的精气虚衰，故多见耳聋失聪。

（2）心寄窍于耳：《素问·金匮真言论》说：“南方赤色，入通于心，开窍于耳。”心本开窍于舌，而舌并非为窍，故有“心寄窍于耳”之说，可见耳与心在生理上也有一定联系。肾开窍于耳，心寄窍于耳，心属火，肾属水，心火与肾水互济互调，则清净之气方能上达清窍而使听觉聪慧。若心肾失调，水火不济，则亦可导致听力失聪。

（3）耳与肝胆：肝主疏泄而其性升发。肝疏泄适度，则清阳得升，清窍得养。若升发太过，则气机逆乱，清窍壅塞。肝与胆相为表里，足少阳胆经循行于耳之前后，并入耳中。临床上肝胆气逆，常易循经上逆累及耳窍，如《素问·脏气法时论》说：“厥阴与少阳气逆，则头痛，耳聋不聪。”可见耳与肝胆也有一定联系。

(4) 耳与脾：耳与脾也有一定联系。脾主运化与升清，若脾气虚弱或湿邪困脾，而致清阳不升，浊阴不降，水谷之精气不能上养清窍，亦可影响听力。

(5) 耳与经络：耳为宗脉之所聚。《灵枢·邪气脏腑病形篇》说："十二经脉，三百六十五络，其血气皆上于面而走空窍，……其别气走于耳为听。"其中并入于耳的经脉有：足少阳胆经、手少阳三焦经，均从耳后入耳中，走耳前；手太阳小肠经，由目锐眦入耳中。上述三条经脉若为风热或湿邪所犯，皆可入耳，出现耳痛、红肿、流脓，并影响听力。

(二) 目

目司视觉，与五脏六腑皆有关，但与肝的关系最为密切。

1. 目的生理功能

目司视觉，《素问·脉要精微论》说："夫精明者，所以视万物，别白黑，审短长。"精明，即指眼。这是对眼的视觉功能的简要描述。

2. 目的生理联系

(1) 肝开窍于目：肝藏血，眼赖肝血的濡养才能发挥视觉功能。故《素问·五脏生成篇》说："肝受血而能视"。在病理情况下，肝病往往反应于目，如肝阴不足，则两目干涩；肝血不足，则夜盲或视物不清；肝经风热，则目赤痒痛；肝火上炎，则目赤肿痛；肝阳上亢，则头晕目眩；肝风内动，则两目斜视等。

(2) 目与五脏六腑：目不仅与肝关系密切，与五脏六腑皆有关。《灵枢·大惑论》说："五脏六腑之精气，皆上注于目而为精。精之窠为眼，骨之精为瞳子，筋之精为黑眼，血之精为络，其窠气之精为白眼，肌肉之精为约束。"这里的骨、筋、血、气、肌肉，实际上指的是肾、肝、心、肺、脾，即瞳仁属肾，黑睛属肝，血络（内外眦）属心，白睛属肺，眼胞属脾。

(3) 目与脑：目系通脑，脑为元神之府，目为神之外使。故目与脑关系密切，脑病多累及目，察目可知精神之盛衰。

(4) 目与经络：《素问·五脏生成篇》说："诸脉者，皆属于目。"直接循行于目的经络有：足太阳膀胱经起于目内眦的睛明穴；足少阳胆经起于目外眦的瞳子髎穴；手少阴心经的支脉系目系；足厥阴肝经连目系；手少阳三焦经的支脉至目外眦；手太阳小肠经终至目内眦。奇经八脉中，督脉有一支脉合足太阳经于目内眦；任脉循面入目眶下；阴跷脉连属于目内眦的睛明穴；阳跷脉至目内眦。

(三) 鼻

鼻为呼吸之气出入的门户，司嗅觉，助发音，为肺之窍。鼻与肺的关系最为密切，与脾、肝、胆也有一定的关系。

1. 鼻的生理功能

(1) 鼻为呼吸之门户：肺司呼吸，而呼吸之气主要通过鼻孔与自然界相通，故《医学入门》说："鼻乃清气出入之道。"

(2) 司嗅觉：《灵枢·脉度》说："肺气通于鼻，肺和则鼻能知香臭矣。"这是对鼻司嗅觉功能的简要概括。

(3) 助发音：音自喉发出，而鼻对发音起共鸣的作用，故鼻对发音的清晰度与音质都有明显的影响。

2．鼻的生理联系

（1）鼻为肺之窍：鼻与喉相通，二者都是清气与浊气出入的通道，与肺直接相连，故称“鼻为肺之窍”。鼻的通气与嗅觉，都依赖于肺气的作用。故肺气和，则呼吸通利，嗅觉灵敏，声音能彰；若肺气不和，失于宣降，则鼻塞流涕，喉痒音哑，呼吸不利，甚则失音，且嗅觉亦差。然而，外邪袭肺也多从鼻喉而入。

（2）鼻与肝胆脾：肝主升发为风木之脏，易气郁化火，风火相煽犯肺，以致肺燥，产生鼻腔干燥，鼻窍出血。胆为中精之腑，其气上通于脑，脑下通頞，頞下通鼻，故胆热移于脑时，其热常下经頞犯鼻，发为鼻渊。脾胃属土，位于中央，鼻准在面之中央，故鼻为脾胃之外候，《素问·刺热篇》说：“脾热病者，鼻先赤。”

（3）鼻与经络：鼻的生理功能与经络有关。如足阳明胃经，起于鼻翼迎香穴，挟鼻上交頞中，向下沿鼻外侧进入上齿龈；手阳明大肠经止于鼻翼之迎香穴，其支者左右交叉于人中，分布在鼻孔两侧；手太阳小肠经止于鼻根两侧之睛明穴；足太阳膀胱经则起于睛明穴；督脉沿正中线，下行到鼻柱至鼻尖端，至人中。

（四）口舌齿

口舌齿是进饮食、辨五味、泌涎唾、助消化、磨食物与助发音的器官。其通过经络与脏腑相连，尤与脾胃、心、肾的关系较为密切。

1．口舌齿的生理功能

（1）口的生理功能：口腔是消化道的起始端，有进饮食、磨谷食、知五味、泌唾液、助消化及助发音等多种功能。

（2）舌的生理功能：舌具有感受味觉、协助咀嚼、吞咽食物和辅助发音的功能。《灵枢·忧恚无言》曰：“舌者，音声之机也。”

（3）齿的生理功能：齿，亦称牙，可咬切和磨碎食物，并对发音起辅助作用。

2．口舌齿的生理联系

（1）脾开窍于口：《素问·阴阳应象大论》说：“脾主口……在窍为口。”脾开窍口，即饮食、口味等与脾之运化功能有关。脾气健运，则食欲旺盛，口味正常；若脾有病变，就会出现食欲的改变和口味的异常，如食欲减退、口淡无味或口腻、口甜等。

（2）舌为心之苗，舌为心之外候：舌为心之苗及心之外候，是指心开窍于舌。如心的功能正常，则舌体红活荣润，柔软灵活，味觉灵敏，语言流利。心的病变常影响到舌，如心的阳气不足，则舌质淡白胖嫩；心的阴血不足，则舌质红绛瘦瘪；心火上炎，则舌红、灼痛生疮；心血瘀阻，则舌质紫暗或有瘀斑；热入心包或痰蒙心窍，则舌蹇、舌强、语謇或失语等。

（3）齿为骨之余：齿与骨同出一源，牙齿也由肾中精气所充养。

（4）口舌齿与经络：口舌齿与经络也有着十分密切的联系。手少阴心经之别、足少阴肾经之脉、足厥阴肝经之脉、足太阴脾经之脉、足太阳膀胱经之筋、足少阳胆经之筋皆系舌本。口腔是经脉循环的要冲，手阳明大肠经、足阳明胃经、足太阴脾经、足少阴肾经、督脉、任脉等经脉均循行于此。

（五）咽喉

咽喉为口鼻与肺胃的通道。咽喉与肺、胃、脾、肾、肝的关系较为密切，与经络也有广泛联系。

1. 咽喉的生理功能

(1) 行呼吸："喉为肺之门户"，肺司呼吸，需在咽喉的协助下，才能吸入清气，呼出浊气，使呼吸保持通畅。

(2) 发声音：咽喉是发声音的主要器官。《灵枢·忧恚无言》说："喉咙者，气之所以上下者也；会厌者，音声之户也；口唇者，音声之扇也；舌者，音声之机也；悬壅垂者，音声之关也。"说明声音的发出，是喉咙、会厌、口唇、舌、悬壅垂等器官功能的综合作用，其中喉咙、会厌、悬壅垂是咽喉的重要组成部分。

(3) 进饮食：咽为水谷之通道，为胃所系，饮食物入口，经过唾液调润，通过咽的吞咽，顺食管而下，直入胃中。

2. 咽喉的生理联系

(1) 喉为肺之系：喉为肺系所属，为气体出入之要道，肺正常与否，对喉的影响极大。如肺为外邪或痰火壅塞，可影响及喉而出现失音，临床上称之为"金实不鸣"；若肺虚影响及喉，亦可致失音，称之为"金破不鸣"。

(2) 咽为胃之系：咽属胃系，《血证论》说："凡咽痛而饮食不利者，胃火也"。说明咽与胃的关系较为密切。

(3) 咽喉与肝胆：肝主疏泄，其经脉循于喉咙之后，上入颃颡。若肝失疏泄，气机不利，气滞则津液亦停滞，凝聚而为痰。当情志不畅时，常见痰与气交阻于咽喉，发为"梅核气"。

(4) 咽喉与经络：咽喉是经脉循行的要冲，循行于咽喉的经络有：手太阴肺经和手阳明大肠经之经别循喉咙；足阳明胃经其分支上人迎，循喉咙；足太阴脾经挟咽连舌本；手少阴心经其分支上挟咽；手太阳小肠经循咽下膈；足少阴肾经其直者循喉咙；手厥阴心包经之经别上循喉咙；足少阳胆经之经别上挟于咽；足厥阴肝经循喉咙，入颃颡。奇经八脉中，督脉自少腹直上者，入喉；任脉至咽喉；冲脉其上行的一支出于咽喉上部和鼻道；阴跷脉至咽喉，交贯冲脉。

(六) 前阴

前阴是男、女外生殖器与尿道口的总称。前阴与五脏六腑都有联系，而其中与肾、膀胱、肝、脾四者关系较为密切，与肝经和任脉也有密切联系。

1. 前阴的生理功能

(1) 排尿：尿道又名"尿窍"，与膀胱相通，有排尿功能。

(2) 生殖功能：男子的前阴，古称"宗筋之所聚"，具有排精和生殖功能。女子的前阴具有排出月经和娩出胎儿的功能。

2. 前阴的生理联系

(1) 前阴为肾之窍：肾开窍于前阴，主生殖和排尿。肾主藏精，肾精充盈到一定程度，则产生天癸，以促进性成熟，维持生殖功能。若肾精亏虚，青年人前阴发育不良、生殖机能不全；中年人则性机能减退、阳痿，甚至早衰。肾主封藏，若肾气不足，固摄无力，膀胱失约则多尿、遗尿、尿失禁；精关不固则遗精、早泄；冲任不固，则胎动不安、流产、早产等。前阴与膀胱相通，如湿热之邪侵犯膀胱时，又会引起排尿障碍，出现尿频、尿急、尿道灼痛等症状。

（2）前阴与肝脾：肝主疏泄，主藏血，调理冲任，与男女的生殖功能有密切的关系。肝主疏泄与肾主封藏的功能协调，才能保证正常的生殖活动。若肝失疏泄，男子则精闭而射精不畅；女子则月经不调，经行不畅，或见痛经。若肝疏泄太过，且相火偏亢，肾闭藏不及，则男子出现早泄、遗精；女子可见月经过多等症。脾主运化，主升清，与前阴也有一定的关系。脾主运化水液，脾不健运时，水停为湿，湿性趋下，常下注于前阴，女子常见白带量多如水；男子则注入阴囊，发为水疝。脾不升清，女子可见子宫下垂，甚则阴户挺出；男子则小肠常坠入阴囊中，发为疝气。

（3）前阴与经络：前阴与足厥阴肝经关系较为密切。肝经受邪，则前阴常会出现病变。如湿热下注肝经，会引起男子阴囊潮红瘙痒，或见睾丸肿痛。女子则可出现阴部瘙痒，或带下黄稠，或带下如米泔水而腥臭，或发为阴疮。前阴与任脉也有关系，任脉由后向前，经过前阴，故任脉有病也常累及前阴。如《素问·骨空论》说："任脉为病，男子内结七疝，女子带下瘕聚。"

（七）后阴

后阴，即指肛门，是排出粪便的器官。因其专司排出水谷之糟粕，故称"粕门"，又因是大肠下口，大肠与肺相为表里，肺藏魄，故又称为"魄门"。后阴与大肠、肺、肾、脾、胃等脏腑的关系密切。

1．后阴的生理功能

后阴的主要生理功能是排出粪便。

2．后阴的生理联系

（1）后阴为肾之窍：肾，为封藏之本，肾气的固藏功能对于肛门调控粪便排泄起着重要作用。同时，肾为一身阴阳之根本，对全身脏腑组织器官，起着滋养、濡润作用。肾阴亏虚，则大便干结，肛门失润而燥，则易引起肛裂。

（2）后阴与肺和大肠：肛门是大肠的下口，与大肠直接相连，相互协调，以正常排便。病理情况下，则大肠与肛门的病变相互影响，相互蔓延。肺与大肠相表里，肺气下降，有助于大肠向下传导糟粕，因而有助于肛门排出粪便。

（3）后阴与脾胃：脾胃与肛门密切相关，胃主受纳腐熟水谷，以通降为顺；脾主运化水谷，主升清。脾的运化和胃的通降功能直接影响着粪便的润燥。若脾虚气陷，则可出现泄泻、脱肛；胃热腑气不通，则可出现大便干结等。

（4）后阴与经络：循行于后阴的经络有足太阳膀胱经之经别。

第三节　神与志

神与志，是精神与情志的简称。精神和情志是与人体健康和疾病关系密切的生命现象，其产生有赖于五脏的功能，又是反应五脏机能状态的重要征象，故神与志也是五脏功能系统的重要组成部分。

一、神

（一）神的含义

神的含义，有广义和狭义之分。

广义之神，泛指人的整个生命活动的外在表现。通常所说的“神气”、“神色”、“神态”等，均是属于“广义之神”。藏象学说认为，凡是机体表现于外的“征象”，都是内脏生命活动的外在反应，因此，神可以从人体的形象、面色、眼神、言语、应答、肢体活动姿态中得以反应。中医学十分重视“望神”，认为“得神者昌，失神者亡”，这里的神，主要是指广义之神。

狭义之神，是指人的精神、意识、思维活动。《内经》中所说的“心藏神”、“心主神志”的神，就是指狭义之神。

（二）神的生成

神的物质基础是精，《灵枢·本神》说：“生之来谓之精，两精相搏谓之神。”男女两精相搏，产生了生命，神也随之而产生了，故说神成于先天之精气。《灵枢·平人绝谷》又说：“神者，水谷之精气也。”神形成之后，又必须依赖后天水谷精气不断充养。所以说，神并不是什么超物质的东西，它的生成是有物质基础的。

（三）神的分类

神是人体生命活动的主宰，精神、意识、思维、情绪、知觉、智能、运动、语言等无不是神的支配与外露。《素问·宣明五气》说：“心藏神、肺藏魄、肝藏魂、脾藏意、肾藏志”，古人将神分为神、魄、魂、意、志五个方面，五者在心的总统之下，相互为用，构成人体精神心理活动的一个整体。

1．神

这里是指狭义之“神”，即精神意识。神藏于心，为整个人体生命活动和精神情志活动的主宰。

2．魄

《灵枢·本神》曰：“并精而出入者，谓之魄。”魄主要是指与身俱来的、本能性的感觉和动作。历代医家把新生儿啼哭、吮吸、四肢运动、耳听、目视、皮肤的冷热痛痒等本能的感觉和动作归为“魄之用”。魄藏于肺。

3．魂

《灵枢·本神》曰：“随神往来者谓之魂。”魂主要指在魄的活动基础上而产生的非本能的、较高级的精神心理活动。古人把谋虑、想象、梦幻、决断和情感等归为“魂之用”。魂不是与身俱来，而是随着人体的生长发育和心智日增而逐步成熟的。魂藏于肝。

4．意

《灵枢·本神》曰：“心有所忆谓之意”。意主要指注意、记忆、思考和分析等认知思维活动，这些心理活动是认知过程中前后衔接的各个环节。意藏于脾。

5．志

《灵枢·本神》曰：“意之所存谓之志”。志主要是指志向、意志、毅力、决心，即有着明确目标，并伴有相应调控行为的意向性心理过程。《类经》说：“志为意已决而卓有所立者。”志是认知活动（意）的产物，又是认知活动深化的动力。志藏于肾。

（四）神与五脏及气血精的关系

1．神与五脏

人的精神、意识、思维和感觉等活动，是大脑的生理功能，即大脑对外界事物的反应，

《内经》及历代医家已做了明确的论述。但是，中医的藏象学说的主要特点是“以五脏为中心的整体观”，将人体的全部生命活动分属于以五脏为中心的五大功能系统，人的精神心理活动也不另外。神、魄、魂、意、志均是五脏机能活动的产物，与五脏之间存在着密切的生理与病理联系。《内经》提出了“五神脏”理论：

（1）心藏神：神藏于心，心为五神脏精神活动的主宰。详见第一节“心”。

（2）肺藏魄：魄藏于肺，与肺关系密切。婴儿娩出，肺叶张开，吐出纳入，维系生命。与此同时，本能性的活动即开始发挥作用，如吮吸、啼哭、手足运动、耳听目视、冷热痛痒等。故《素问·六节藏象论》曰：“肺者，气之本，魄之处也。”体魄强壮与否，常与肺的功能盛衰密切相关。呼吸健全，气足精充，则体魄强壮，感觉灵敏，耳聪目明，动作协调。反之，肺病则体虚魄弱，若肺藏魄功能失常，可出现感觉异常、幻觉、错觉等。

（3）肝藏魂：魂藏于肝，肝与魂密切相关。《灵枢·本神》曰“肝藏血，血舍魂。”肝为藏血之脏，魂赖血而依存，血充则魂宁，血虚则魂弱。《素问·灵兰秘典论》曰：“肝者，将军之官，谋虑出焉；胆者，中正之官，决断出焉。”谋虑、决断皆属于魂的范畴。病理情况下，肝血不足或胆虚气怯，易发生魂不守舍，而出现夜寐不宁、惊骇多梦、梦呓、梦游、情绪不宁、胆怯等，这些都是临床肝胆疾病患者的常见症状。

（4）脾藏意：意藏于脾。脾与注意、记忆、思考、分析等认知思维活动有关。《灵枢·本神》曰：“脾藏营，营舍意。”脾生血，主藏营，营血为记忆、思维活动的营养物质基础。若脾气健运，营血充盈，心神得养，则思维敏捷，思深虑远，记忆牢固；反之脾失健运，营血亏虚，心神失养，则易健忘、思维迟钝。

（5）肾藏志：志藏于肾。《灵枢·本神》曰“肾藏精，精舍志。”肾藏精，精为神之宅，志属五神之一，所以“志”藏于肾精之中，并受其涵养。肾的精气充盛，不仅脑海充盈，且志得涵养，表现为意志坚定，反应灵敏，活动敏捷有力；若肾精不足，志失涵养，则表现为意志消沉，精神疲惫，行动迟钝，力不从心等。

2. 神与气血精的关系

（1）神与气：神寓于气，气以化神。元气激发着生命活力及营气濡养着脏腑组织而生神，故《脾胃论》说“气者，精神之根蒂也。”因此，气盛则神旺，气衰则神病，气绝则神亡。

气之运行为神所主宰，神往气亦往，神住气亦住，神安则气正，神惊则气乱。情志内伤可致气机逆乱是其例。

（2）神与血：血是神志活动的物质基础，故《内经》有“血气者，人之神”、“血者，神气也”之论。血充则神旺，血虚则神怯，故心血虚、肝血虚患者常有惊悸、失眠、多梦等心神不安的表现。

（3）神与精：神由精生，神赖精养。《灵枢·本神》曰“两精相搏谓之神”。人之神，源于父母生殖之精，两精相合则形成而神俱。“神者，水谷精气也”（《灵枢·本神》），神由精生，又赖精养，精盛则神旺，精亏则神衰。

神有统驭精气的作用，神守则志安而精固，神散则志乱而精失，如《灵枢·本神》所言：“恐怖而不解则伤精，精伤则骨痠痿厥，精时自下。”

二、志

（一）志的含义

志，即情志。情志是人们对外界事物或现象的刺激所引起的情绪变化，是人正常的精神心理活动之一，也是五脏生理活动的表现之一。如果情志太过，又可成为重要的致病因素。

（二）情志的分类

情志的分类，有七情说和五志说之分。七情为喜、怒、忧、思、悲、恐、惊。五志为喜、怒、思、忧、恐。忧与悲，情感相似，故悲可归于忧；惊亦有恐惧之意，故惊可归于恐。

1. 喜

即喜乐、愉悦。为心情愉快的一种情志活动，可表现为愉悦的心境，快乐的情感或狂热的兴奋。一般来说，喜有益于心身健康，所以《素问·举痛论》说："喜则气和志达，营卫通利"，但过喜亦可致病。

2. 怒

即愤怒、恼怒。怒是气愤不平、情绪勃然激动的一种情志活动。怒属于不良心态，过怒有损于健康。

3. 忧

即忧愁、忧虑。忧为愁苦焦虑的一种情志活动，为非良性刺激的情绪反应，过于忧愁，不利于人体健康。

4. 思

指思考、思虑。思是集中思想考虑问题的一种情志活动。正常的思考问题，对机体的生理活动并无不良影响，但思虑过度，可致气机紊乱，脏腑失健。

5. 悲

即悲伤、悲哀。悲是哀伤痛苦的一种情志活动，属于非良性的消极性的情志变化，不利于心身健康。

6. 恐

即恐惧、畏惧。恐是害怕恐惧的一种情志活动，是人对外界事物的刺激所产生的一种畏惧性情感情绪反应，对机体的生理活动能产生不良影响。

7. 惊

即惊吓、惊骇。惊是指人猝然遇到非常事变而致精神突然紧张的情绪反应，也是一种不良性刺激。恐与惊相似，但惊为不自知，事出突然而受惊；恐为自知，意识到情境的可怕而怯惧。

（三）情志与五脏及气血的关系

1. 情志与五脏的关系

《素问·天元纪大论》说："人有五脏化五气，以生喜怒忧思恐。"藏象学说认为，人对外界信息引起的情志变化是由五脏的生理功能所化生的，不同的情志变化对各脏腑有不同的影响，而脏腑气血的变化也会影响情志的变化。故把喜怒忧思恐分属于五脏，形成了"五脏主五志"理论。

（1）喜为心之志：心对喜志的产生与变化，具有调节和控制作用。心的功能正常，能使人保持良好的心境及快乐的情感，即使有情绪应激，也能宽容、坦然。适度的喜志活动，能缓和紧张的情绪，有益于心的功能，使血脉通畅，心神安定。反之，心有病易致情志异常，表现为“心气虚则悲，实则笑不休”（《灵枢·本神》）；而情志喜乐无制，又易伤及于心，使心气涣散，甚至可因于过度兴奋激动而诱发心疾，促使暴病，故曰“喜伤心”。

（2）怒为肝之志：怒志活动以肝血为基础，与肝之疏泄升发密切相关。肝为将军之官，禀性刚烈，适度有节之怒，往往有疏展肝气，令其条达之功，未必有害。但勃然大怒或郁怒不解，则可伤肝，导致肝气升动太过，肝阳上亢，甚至肝风内动，故《灵枢·百病始生》说：“忿怒伤肝”。另外，“肝气虚则恐，实则怒”（《灵枢·本神》），临床上肝病患者容易出现或怯懦胆小，或急躁易怒。

（3）忧为肺之志：忧和悲的情志变化，虽各有不同，但其对人体生理活动的影响是大致相同的，因而忧和悲同属肺志。悲忧情志以肺气为物质基础，人在心肺气虚时，对外来的非良性刺激的耐受性往往降低，而易于产生悲伤、忧愁的心境。“悲伤肺”，过度的悲忧，又可以耗伤肺气，表现为胸闷不舒、叹息、意志消沉、少气懒言、倦怠乏力等。

（4）思为脾之志：思虑等心理活动有赖于脾之健运而提供充沛的营血。因此，脾气虚弱时，营血不足，则不耐思虑，思维迟钝。另一方面，思虑太过，尤其是相思不解，容易伤及脾胃，导致消化吸收输布功能障碍，常常出现不思饮食、脘腹胀闷等症状，故曰“思伤脾”。

（5）恐为肾之志：恐志活动以肾中精气为基础。肾中精气充盛，封藏有度，人在受到外界刺激时，一般可表现为虽恐不甚，且能自我调节。若肾中精气虚衰，封藏失司，稍遇刺激，就会出现畏惧不安，甚者惶惶不可终日，眠食俱废。“恐伤肾”，长时恐惧，或卒恐大恐，亦可伤肾，致肾气不固，出现二便失禁、滑精、骨软痿厥等病症。

2. 情志与气血的关系

脏腑的生理活动必须以气血为物质基础，而精神情志是脏腑生理活动的反应，故人的情志活动与气血的关系非常密切。生理上，情志活动需要气的振奋，血的濡养。病理上有两种情况：一是脏腑气血失调，则会影响情志活动，而出现异常的情感变化，如“血有余则怒，不足则恐”（《素问·调经论》），“心气虚则悲，实则笑不休”（《灵枢·本神》）。二是情志异常亦可影响气血的正常运行，导致气机紊乱，血行障碍。

第四章　经　络

经络学说是研究人体经络系统的生理功能、病理变化及其与脏腑形体官窍、气血津液等相互关系的学说，是中医理论体系的重要组成部分。

经络学说是古人在长期的医疗实践中，从针灸、推拿、气功等方面积累的经验，并结合当时的解剖知识，逐步上升为理论的基础上形成的。它不仅是针灸、推拿、气功等学科的理论基础，而且对指导中医临床各科，均有十分重要的意义。所以，历代医学家都十分重视经络学说。《灵枢·经脉》说："经脉者，所以能决死生，处百病，调虚实，不可不通也。"《医学入门·运气》说："医者不明经络，犹人夜行无烛。"都强调了经络学说在中医学中的重要地位。

第一节　经络的概念和经络系统的组成

一、经络的概念

经络是运行全身气血、联络脏腑肢节、沟通上下内外的通路。

经络，是经脉和络脉的总称。经，有路径的意思，经脉是经络系统中纵行的主干线，大多循行于深部，有固定的循行路线；络，有网络的意思，是经脉的分支，纵横交错，网络全身。经脉和络脉，相互沟通联系，将人体所有的脏腑、形体、孔窍等紧密地联结成一个统一的有机整体。

二、经络系统的组成

经络系统由经脉、络脉及连属部分组成。经脉和络脉是主体，在内连属于脏腑，在外连属于筋肉皮肤。

(一) 经脉

经脉分正经和奇经两大类，为经络系统的主要部分。此外，还有十二经别。

十二正经：即手足三阴经（太阴、少阴、厥阴）和手足三阳经（太阳、阳明、少阳），又称"十二经脉"。十二经脉有一定的起止、一定的循行部位和交接顺序，在肢体的分布和走向有一定的规律，与脏腑有直接的络属关系，是人体气血运行的主要通道。

奇经八脉：即督、任、冲、带、阴跷、阳跷、阴维、阳维等脉的合称。有统率、联络和调节十二经脉的作用。奇经八脉的分布不像十二经脉那样规则，且无脏腑络属关系，与正经有别，故名奇经。

十二经别：是从十二经脉别出的经脉。它们分别起于四肢，循行于体腔脏腑深部，上出于颈项浅部。十二经别的作用，主要是加强十二经脉中相为表里的两经之间的联系，还由于它能通达某些正经未循行到的器官与形体部位，因而能补正经之不足。

（二）络脉

络脉有别络、浮络、孙络之分。

别络：是较大的和主要的络脉。十二经脉与督、任脉各有一支别络，再加上脾之大络，合为“十五别络”。别络的主要功能是加强表里两经之间在体表的联系。

浮络：是循行于人体浅表部位而常浮现的络脉。

孙络：是最细小的络脉。

（三）连属部分

十二经筋：是十二经脉与筋肉的连属部分。人体的经筋是十二经脉之气“结、聚、散、络”于筋肉、关节的体系，即是十二经脉循行部位上分布于筋肉系统的总称。它有联缀四肢百骸，主司关节运动的作用。

十二皮部：是十二经脉在体表的连属部分，即是十二经脉在体表一定部位的反应区。全身的皮肤，是十二经脉的功能活动反应于体表的部位，也是经络之气的散布所在，所以把全身皮肤分为十二部分，分属于十二经脉，故名“十二皮部”。

表4－1　经络系统简表

- 经络系统
  - 经脉
    - 十二正经（十二经脉）——气血运行的主要通道，同内在脏腑有直接的络属关系。
      - 手三阴经
        - 手太阴肺经
        - 手厥阴心包经
        - 手少阴心经
      - 手三阳经
        - 手阳明大肠经
        - 手少阳三焦经
        - 手太阳小肠经
      - 足三阴经
        - 足太阴脾经
        - 足厥阴肝经
        - 足少阴肾经
      - 足三阳经
        - 足阳明胃经
        - 足少阳胆经
        - 足太阳膀胱经
    - 奇经八脉——十二经以外的重要经脉，包括任脉、督脉、冲脉、带脉、阴跷脉、阳跷脉、阴维脉、阳维脉，有统率、联络和调节十二经脉的作用。
    - 十二经别——从十二经脉别出的经脉，有加强十二经脉中相为表里的两经之间的联系作用。
  - 络脉
    - 十五别络——从十二经脉及任、督脉各分出一支络脉，再加上脾之大络。有加强表里两经在体表的联系和渗灌气血的作用。
    - 浮　络——浮现于体表的络脉。
    - 孙　络——细小的络脉。
  - 连属部分
    - 十二经筋——十二经脉之气结、聚、散、络于筋肉、关节的体系。有联缀四肢百骸、主司关节运动的作用。
    - 十二皮部——十二经脉的功能活动反应于体表的部位。

第二节　十二正经

一、命名

十二经脉对称地分布于人的两侧，分别循行于四肢的内（阴）外（阳）侧，每一条经脉分别属于一个脏或一个腑。因此，十二经脉的名称是依据阴阳、手足、脏腑三个方面而命名的。其命名有以下一些规律：

脏为阴，腑为阳：凡是隶属于脏的经脉叫阴经；隶属于腑的经脉叫阳经。

上为手，下为足：循行在上肢的为手经；循行在下肢的为足经。

内为阴，外为阳：循环在肢体内侧面的经脉为阴经；循环在肢体外侧面的经脉为阳经。内侧面有前、中、后之分，分别为太阴、厥阴、少阴；外侧面也有前、中、后之分，分别为阳明、少阳、太阳。

表4-2　十二经脉名称分类表

	阴经（属脏）	阳经（属腑）	循行部位（阴经行于内侧，阳经行于外侧）	
手	手太阴肺经	手阳明大肠经	上肢	前缘
	手厥阴心包经	手少阳三焦经		中线
	手少阴心经	手太阳小肠经		后缘
足	足太阴脾经※	足阳明胃经	下肢	前缘
	足厥阴肝经※	足少阳胆经		中线
	足少阴肾经	足太阳膀胱经		后缘

※　在小腿下半部和足背部，肝经在前缘，脾经在中线。至内踝上八寸处交叉之后，脾经在前缘，肝经在中线。

二、走向与交接规律

十二经脉的走向与交接是有一定规律的。《灵枢·逆顺肥瘦》说：“手之三阴，从脏走手；手之三阳，从手走头；足之三阳，从头走足；足之三阴，从足走腹。”即：手三阴经，从胸腔走向手指末端，交手三阳经；手三阳经从手指末端走向头面部，交足三阳经；足三阳经从头面走向足趾末端，交足三阴经；足三阴经从足趾走向腹腔、胸腔，交手三阴经。也可归纳为“举手直立，阴升阳降”（升指上行，降指下行）。这样就构成一个“阴阳相贯，如环无端”（《灵枢·营卫生会》）的循环径路（见示意图）。

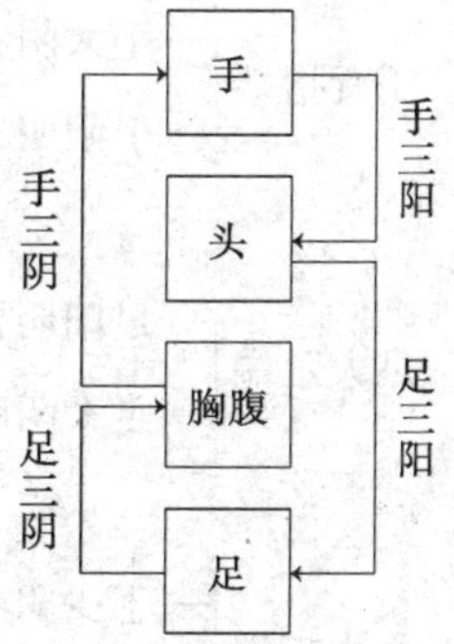

图4-1　十二经脉走向交接规律示意图

三、分布规律

十二经脉在体表的分布，有一定的规律。

头部：手足阳明经行于面部、额部；手足少阳经行于头侧部；手足太阳经行于面颊、头顶和头后部。由于手足三阳经皆会头面，故有“头为诸阳之会”的说法。

躯干部：手三阳经行于肩胛部；足三阳经则阳明经行于前（胸、腹面），太阳经行于后（背面），少阳经行于侧面。手三阴经均从腋下走出。足三阴经均行于腹面。

四肢部：阴经行于内侧面，阳经行于外侧面。内侧三阴经，太阴在前缘，厥阴在中线，少阴在后缘。但下肢内侧阴经分布为内踝八寸以下，厥阴在前，太阴在中线，少阴在后。下肢外侧阳经分布为阳明在前，少阳在中，太阳在后。

关于十二经脉的走向、交接和分布规律，可简单地概括为四句话，即：手之三阴胸内手，手之三阳手外头；足之三阳头外足，足之三阴足内腹。

四、表里配合

手足三阴三阳经，通过各自的经别和别络互相沟通，组成六对“表里相合”关系。

表4-3　十二经脉表里关系表

表	手阳明大肠经	手少阳三焦经	手太阳小肠经	足阳明胃经	足少阳胆经	足太阳膀胱经
里	手太阴肺经	手厥阴心包经	手少阴心经	足太阴脾经	足厥阴肝经	足少阴肾经

相为表里的两条经脉，分别循行于四肢内外侧的相对位置，并于四肢末端交接，其各自络属于相为表里的脏或腑，即阴经属脏络腑；阳经属腑络脏。这样，既加强了表里两经的联系，又促进了表里的脏与腑在生理功能上的相互协调与配合，表里两经在病理上也可相互影响。在治疗时，相为表里的两经的俞穴可交叉使用，如肺经的穴位可用以治疗大肠或大肠经的疾病。

五、流注次序

气血系由中焦水谷精气所化生，十二经脉是气血运行的主要通道。十二经脉分布在人体各部，经脉中气血的运行是依次循环贯注的，即经脉在中焦受气后，上注于肺，自手太阴肺经开始，依次传至足厥阴肝经，再复注于手太阴肺经，首尾相贯，如环无端，构成十二经循环。其流注次序见下表：

表4-4　十二经脉流注次序表

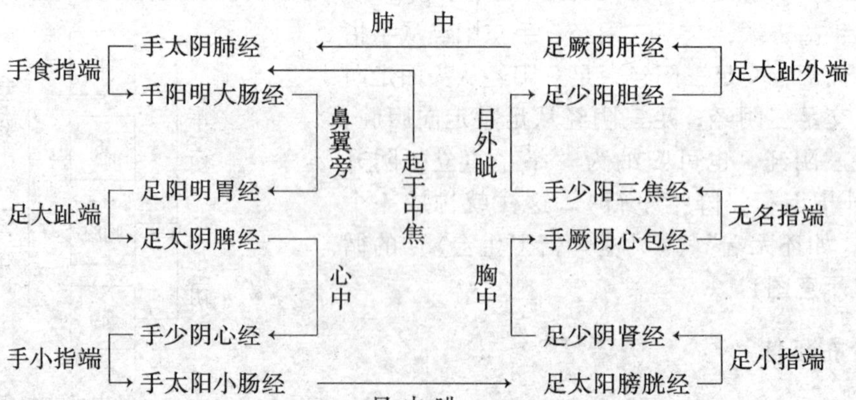

六、循行路线

（一）手太阴肺经

起于中焦，下行络大肠，复返向上沿着胃上口（贲门），通过膈肌，直属于肺，上至喉部，横行至胸部外上方（中府穴），出腋下，沿上肢内侧前缘下行，过肘窝入寸口上鱼际，直出拇指之端（少商穴）。

分支：从手腕的后方（列缺穴）分出，沿掌背侧前行，走向食指桡侧端（商阳穴），交于手阳明大肠经（见图4－2）。

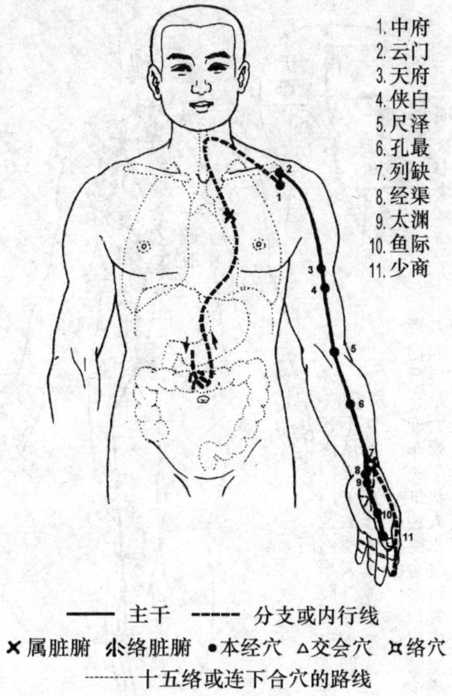

图4－2　手太阴肺经

（二）手阳明大肠经

起于食指桡侧端（商阳穴），沿食指桡侧上行，通过第一、二掌骨之间（合谷穴），向上行于上肢外侧前缘，至肩关节前缘，过肩后，到项后第七颈椎棘突下（大椎穴），再向前下行进入锁骨上窝（缺盆穴），进入胸腔络肺，向下通过膈肌下行属于大肠。

分支：从锁骨上窝（缺盆穴）上行，经颈部至面颊，进入下齿中，复返出挟口角两旁，左右交叉于人中，至对侧鼻翼旁（迎香穴），交于足阳明胃经（见图4－3）。

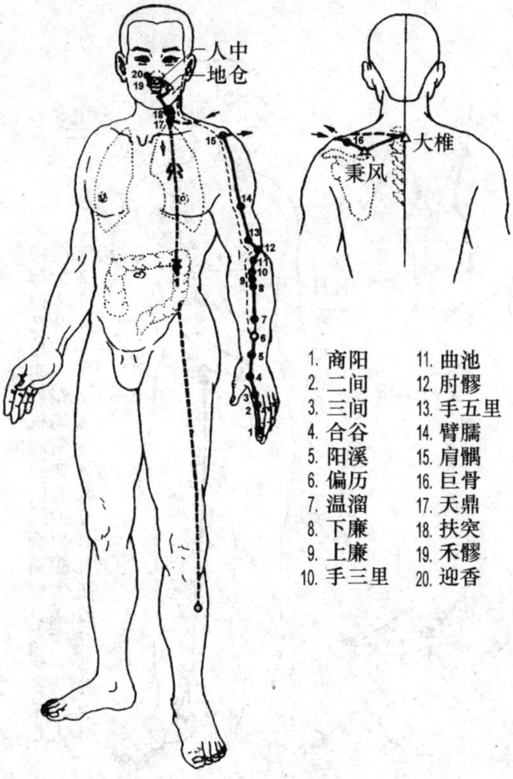

图4－3　手阳明大肠经

（三）足阳明胃经

起于鼻翼旁（迎香穴），挟鼻上行至鼻根部，旁行入目内眦（睛明穴），与足太阳膀胱经相交，向下沿鼻柱外侧，过承泣、巨髎，进入上齿龈内，还出，挟口两旁，环绕嘴唇，左右相交于颏唇沟（承浆穴），再向下沿下颌骨后下缘到大迎穴处，上行过耳前，经上关穴，沿着前发际，到达额前（头维穴）。

分支：从大迎穴分出，下行到人迎穴，沿喉咙向下后行至大椎，折向前行，入缺盆，深入胸腔，下行穿过膈肌，属胃，络脾。

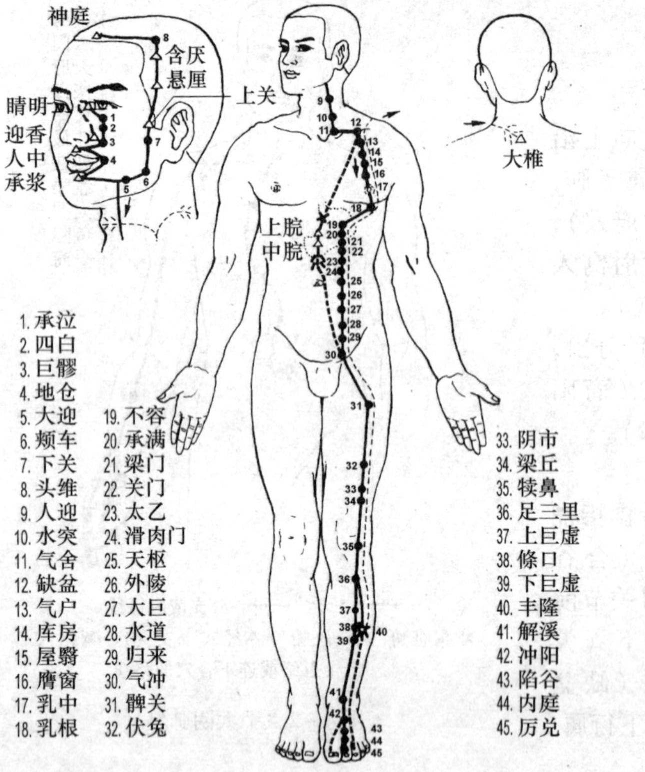

图4-4 足阳明胃经

直行者：从缺盆出体表，沿乳中线下行，挟脐两旁（旁开二寸），下行至腹股沟处气街穴。

分支：从胃下口幽门处分出，沿腹腔内下行到气街穴，与来自缺盆的直行之脉会合，而后下行于大腿前外侧，经过膝膑，沿下肢胫骨前缘下行至足背，入足第二趾外侧端（厉兑穴）。

分支：从膝下三寸处（足三里穴）分出，下行入中趾外侧端。

分支：从足背上冲阳穴分出，进入足大趾内侧端（隐白穴），交于足太阴脾经（见图4-4）。

（四）足太阴脾经

起于足大趾内侧端（隐白穴），沿足背内侧赤白肉际上行，经过内踝前缘，沿小腿内侧正中线上行，在内踝上八寸处交叉，行于足厥阴肝经之前，上行沿大腿内侧前缘至冲门穴入腹部，属脾、络胃。再向上穿过膈肌，沿食道两旁上行，挟咽两旁，连于舌根，散于舌下。

分支：从胃分出，上行通过膈肌，注入心中，交于手少阴心经（见图4-5）。

（五）手少阴心经

起于心中，出行后属心系，向下穿过膈肌，络小肠。

分支：从心系分出，挟食道上行，连于目系。

直行者：从心系出来，退回上行经过肺，再向下浅出腋下（极泉

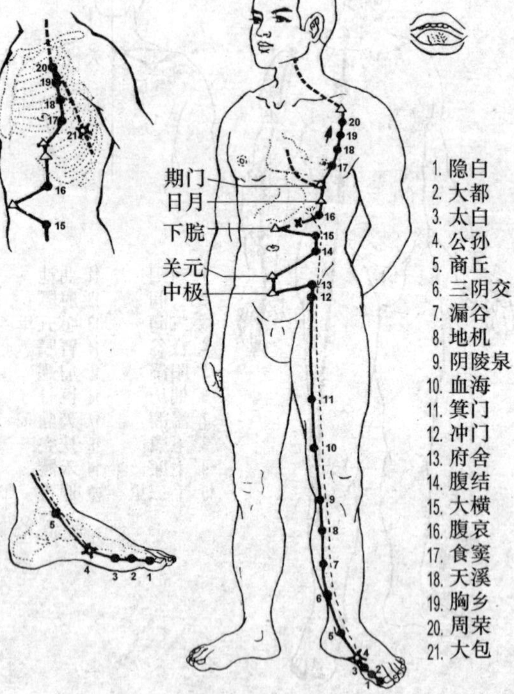

图4-5 足太阴脾经

穴)，沿上肢内侧后缘，经肘过腕，入掌后锐骨端，自掌后内侧直至小指桡侧端（少冲穴)，交于手太阳小肠经（见图4－6)。

(六）手太阳小肠经

起于小指外侧端（少泽穴)，直上过腕部外侧阳谷穴，沿上肢外侧后缘上行，过肘部，出肩关节后面的肩贞穴，绕行于肩胛部的肩中俞后，交会大椎穴，向前经缺盆，深入胸腔，下行络心，再沿食道，穿过膈肌，到达胃部，下行，属小肠。

分支：从缺盆出，沿颈部上行到面颊部，至目外眦后，折入耳中。

分支：从面颊分出，斜向目眶下缘直达鼻根部，至目内眦（睛明穴)，交于足太阳膀胱经（见图4－7)。

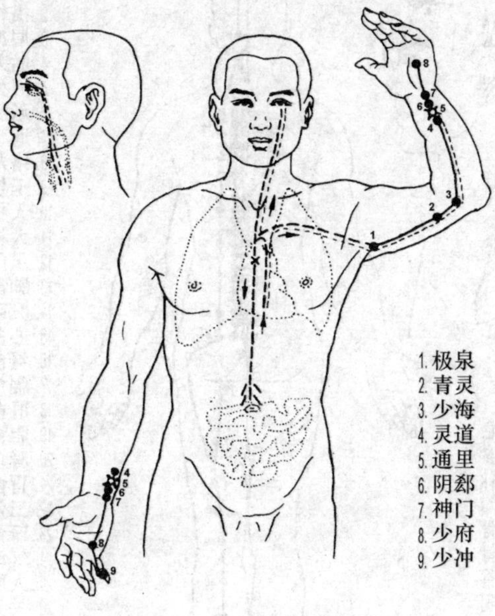

图4－6　手少阴心经

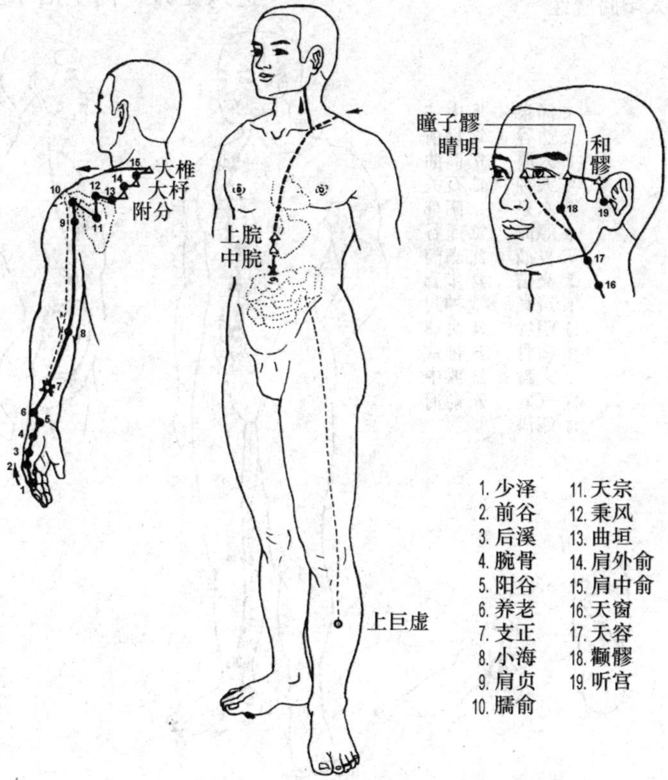

图4－7　手太阳小肠经

(七）足太阳膀胱经

起于目内眦（睛明穴)，向上经过额部，直达巅顶，左右交会于头顶部（百会穴)。

分支：从头顶部分出，到耳上角部。

直行者：从头顶部分出，向后下行至枕骨处，进入颅腔，络脑，重返出来，下行到项部（天柱穴)，再交会于大椎穴，然后分左右沿肩胛内侧，脊柱两旁（距背侧中线一寸五分)，到达腰部（肾俞穴)，进入脊柱两旁的肌肉，深入腹腔，络肾，属膀胱。

分支：从腰部沿脊柱两旁下行，穿过臀部，从大腿后侧外缘下行至腘窝中（委中穴）。

分支：从项部分出下行，经肩胛内侧，从附分穴挟脊，沿背中线三寸下行，直至髀枢，经大腿后侧至腘窝中与前一支脉会合，然后下行穿过腓肠肌，出走于足外踝后的昆仑穴，在足跟部折向前，沿足背外侧缘至足小趾外侧端（至阴穴），交于足少阴肾经（见图4－8）。

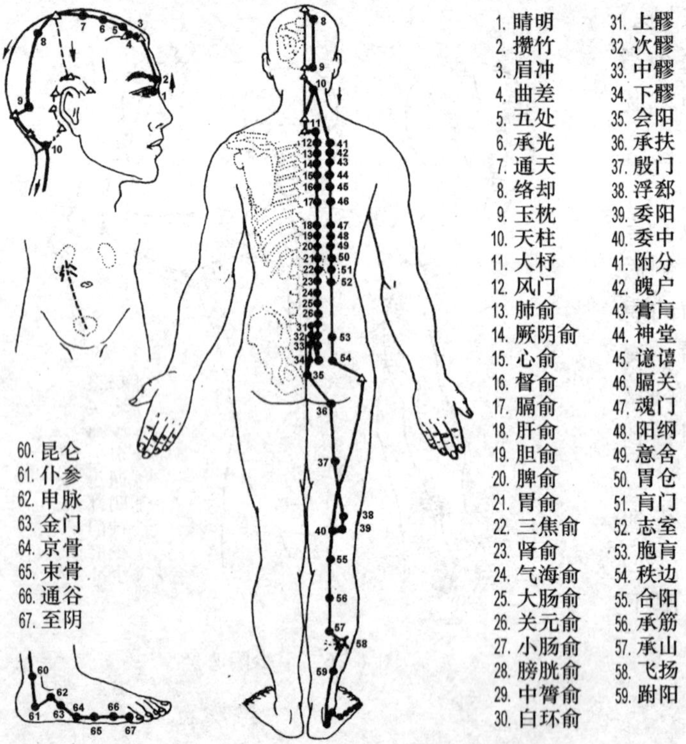

图4－8 足太阳膀胱经

（八）足少阴肾经

起于足小趾端下，斜行于足心（涌泉穴），出于舟骨粗隆之下的然谷穴，沿内踝后，分出进入足跟，向上沿小腿内侧后缘，至腘内侧，直上股内侧后缘，至尾骨部（长强穴），穿过脊柱，入属肾，络膀胱。

直行者：从肾上行，穿过肝和膈肌，进入肺中，沿喉咙上达舌根两旁。

分支：从左右股内侧后缘大腿根部分出，向前夹阴部两侧，至下腹部，沿腹部中线两侧（距正中线0.5寸）上行，夹脐，抵胸部前，直到锁骨下（俞府穴）。

分支：从肺中分出，络于心，注于胸中（膻中穴处），交于手厥阴心包经（见图4－9）。

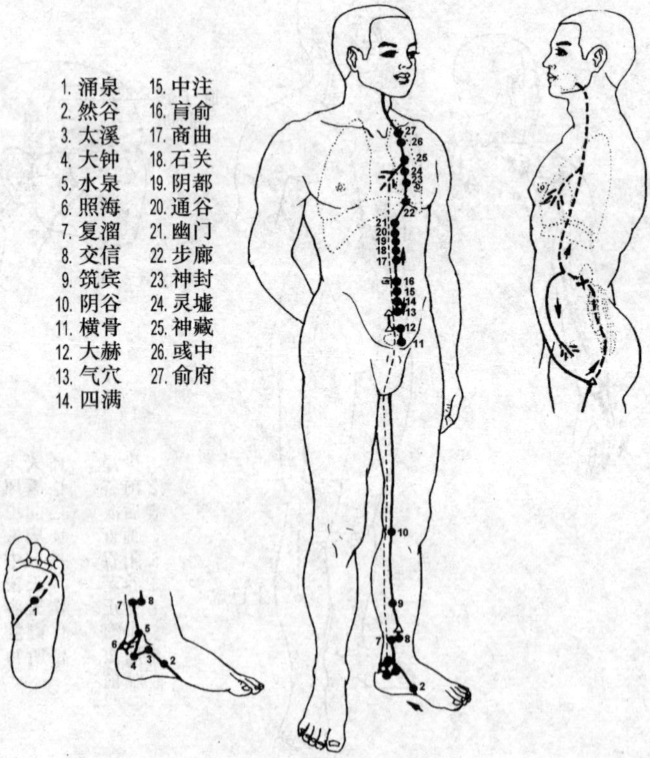

图4－9 足少阴肾经

（九）手厥阴心包经

起于胸中，出属心包络，

向下穿过膈肌，依次络于上、中、下三焦。

分支：从胸中分出，沿胸浅出胁部当腋下三寸处（天池穴），向上至腋窝下，沿上肢内侧中线入肘，过腕部，入掌中（劳宫穴），沿中指桡侧，出中指桡侧端（中冲穴）。

分支：从掌中（劳宫穴）分出，沿无名指尺侧至其指端的关冲穴，交于手少阳三焦经（见图 4－10）。

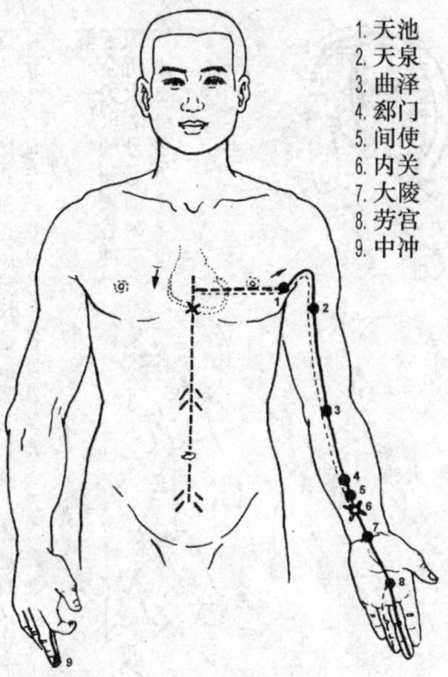

图 4－10　手厥阴心包经

（十）手少阳三焦经

起于无名指尺侧端（关冲穴），向上沿无名指尺侧至手腕背面外侧（阳池穴），上行于上肢外侧尺骨和桡骨之间，通过肘尖，沿上臂外侧上行至肩部（肩窌穴），向前行入缺盆，布于膻中，散络心包，向下穿过膈肌，依次属上、中、下三焦。

分支：从膻中分出，上行出缺盆，至肩部项后，左右交会于大椎穴，上行至项，沿耳后（翳风穴），直上于耳上角，然后屈曲向下经面颊部，至目眶下。

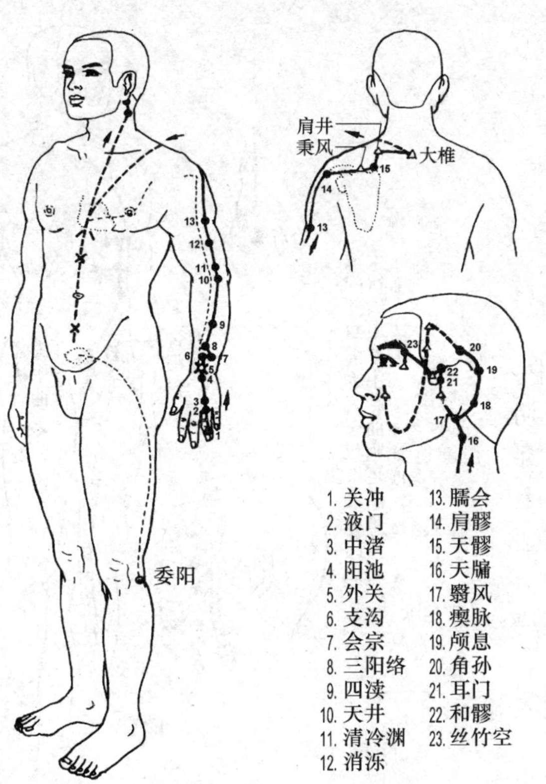

图 4－11　手少阳三焦经

分支：从耳后翳风穴分出，进入耳中，出走耳前，经上关穴前，在面颊部与前一分支相交，至目外眦（瞳子髎穴），交于足少阳胆经（见图 4－11）。

（十一）足少阳胆经

起于目外眦（瞳子髎穴），向上至头角（颔厌穴）。再向下到耳后（完骨穴），再折向上行，经额部至眉上（阳白穴），又向后折至耳后风池穴，再沿颈部侧面下行至肩上，于项后左右交会于大椎穴，然后前行入缺盆。

分支：从耳后完骨穴处分出，经翳风穴进入耳中，再出走于耳前，过听宫穴至目外眦后方。

分支：从目外眦分出，下行至下颔部的大迎穴处，同手少阳三焦经分布于面颊部的支脉相合，复行至目眶下，再向下经过下颌角部（颊车穴），下行到颈部，经颈前人

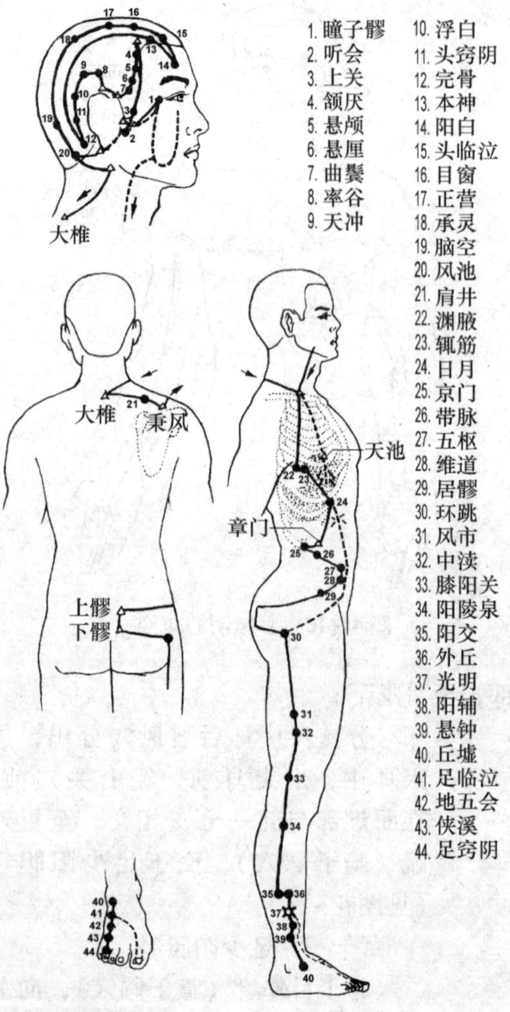

图 4－12　足少阳胆经

迎穴，与前脉会合于缺盆后，下入胸腔，穿过膈肌，络肝，属胆。沿胁里浅出气街，绕毛际，横向至髋关节环跳穴处。

直行者：从缺盆分出，下行至腋，过渊腋穴，沿胸侧部（日月穴），过季胁，下行至环跳穴处与前脉会合，再向下沿大腿外侧、膝关节外缘，行于腓骨前面，直下至腓骨下端，出外踝之前，沿足背行，出于足第四外侧端（窍阴穴）。

分支：从足背（临泣穴）分出，前行出足大趾外侧端，折回穿过爪甲，分布于足大趾爪甲后丛毛处，交于足厥阴肝经（见图 4－12）。

（十二）足厥阴肝经

起于足大趾爪甲后丛毛处，下至足大趾侧端（大敦穴），沿足背向上，至内踝前一寸处的中封穴，向上沿胫骨内侧前缘，在内踝上八寸处交出足太阴脾经之后，上行过膝内侧，沿大腿内侧中线进入阴毛中，绕阴器，抵少腹，上行至章门穴，循行至期门穴入腹，挟胃两旁，属肝，络胆。向上穿过膈肌，分布于胁肋部，沿喉咙之后，向上进入鼻咽部，上行连于目系，出于额，直达头顶部，与督脉交会于巅顶百会穴。

分支：从目系分出，下行于颊里，环绕在口唇之内。

分支：从肝分出，穿过膈肌，向上注入肺中，交于手太阴肺经（见图 4－13）。

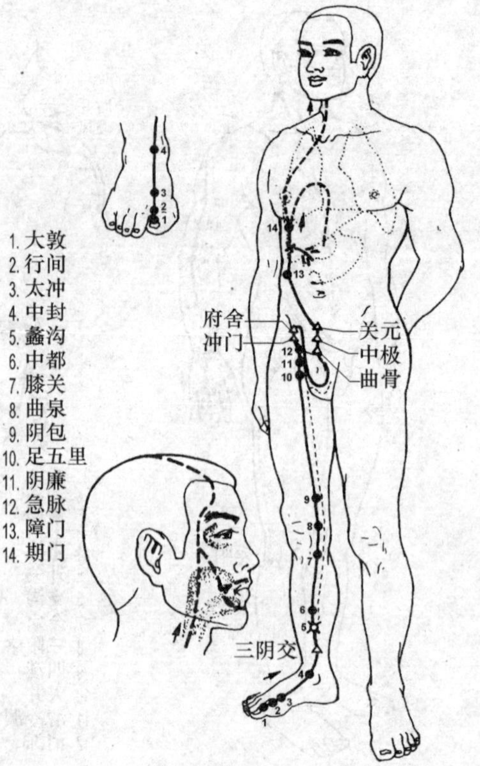

图 4－13　足厥阴肝经

表4-5　十二经归纳表

经脉名称	起点	体表主要分布部位			止点	联系脏腑	联络器官
		头部	躯干部	四肢部			
手太阴肺经	中焦（胃）		胸部外上方	上肢内侧前缘	拇指末端	肺、大肠、胃	气管、喉咙
手阳明大肠经	食指末端	面颊、挟口	肩胛部	上肢外侧前缘	鼻旁与胃经相接	大肠、肺	下齿、口、鼻
足阳明胃经	鼻旁	鼻根、前额	胸部（乳中线）、腹部	下肢前外侧	二趾（及中趾）	胃、脾、心	上齿、喉咙、乳、鼻、口
足太阴脾经	大趾		腹部、胸部	下肢内侧前缘	舌下	脾、胃、心	咽、舌
手少阴心经	心中		腋下	上肢内侧后缘	小指末端与小肠经相接	心、小肠、肺	咽、目系
手太阳小肠经	小指末端	面颊、目眶下缘	肩胛部	上肢外侧后缘	目内眦与膀胱经相接	小肠、心、胃	耳、目
足太阳膀胱经	目内眦	额、顶、枕、项	背、腰部	下肢后外侧	小趾与肾经相接	膀胱、肾、脑	肛门、目
足少阴肾经	小趾		腹部、胸部	足跟、下肢内侧后缘	舌根两旁	肾、膀胱、肝、肺、心	舌、咽喉
手厥阴心包经	胸中		胁部	上肢内侧中线	中指末端	心包、三焦	
手少阳三焦经	无名指末端	耳周围、颊	肩后侧	上肢外侧中线	目眶下	三焦、心包	耳、目
足少阳胆经	目外眦	头颞侧、耳周围	胸侧、腹侧	下肢外侧中线	四趾	胆、肝、心	耳、目、咽
足厥阴肝经	大趾	头顶	少腹、胁肋	下肢内侧中线	头顶	肝、胆、肺、胃	外生殖器、目系、喉咙、鼻、目

第三节　奇经八脉

奇经八脉是督脉、任脉、冲脉、带脉、阴跷脉、阳跷脉、阴维脉、阳维脉的总称。由于它们的分布不像十二经脉那样规则，同脏腑没有直接的相互络属，相互之间也没有表里关系，与十二正经不同，故称“奇经”。

奇经八脉纵横交叉于十二经脉之间，主要具有三个方面的作用：

1．密切十二经脉的联系

奇经八脉在循环过程中，与其他各经交叉相接，加强了各条经脉之间的相互联系。如督脉“总督诸阳”，任脉为“诸阴之海”；冲脉通行上下，渗灌三阴、三阳；带脉“约束诸经”；“阳维维于阳”，组合所有的阳经；“阴维维于阴”，组合所有的阴经等。

2．调节十二经脉的气血

奇经八脉错综分布、循行于十二经脉之间，当十二经脉气血旺盛有余时，则流注于奇经八脉，蓄以备用；当人体活动需要或十二经脉气血不足时，可由奇经“溢出”，予以补充。古人把正经譬作江河，奇经犹如湖泽。

3. 与某些脏腑密切相关

奇经与肝、肾等脏及女子胞、脑、髓等奇恒之府的联系较为密切，在生理和病理方面有一定的联系。

一、督脉

（一）循环部位

起于胞中，下出会阴，沿脊柱后面上行，至项后风府穴处进入颅内、络脑，并由项沿头部正中线，经头顶、额部、鼻部、上唇，到上唇系带（龈交）处。

分支：从脊柱后面分出，属肾（见图4－14）。

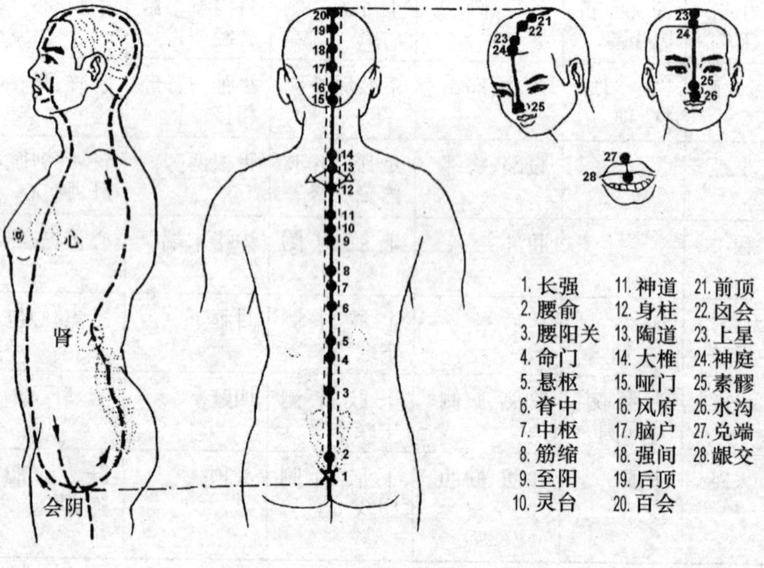

图4－14 督脉

（二）基本功能

督，有总督、统率的含义。其功能有：

1. 调节阳经气血

督脉行于背部正中，手足三阳经都与督脉交会于大椎穴，督脉对全身阳经气血起调节作用，称之为“阳脉之海”。

2. 反应脑、髓和肾的功能

督脉络脑，属肾，肾生髓，脑为髓海。故督脉与脑、髓和肾的功能活动密切相关。

二、任脉

（一）循行部位

起于胞中，下出会阴，经阴阜，沿腹部和胸部正中线上行，至咽喉，上行至下颌，环绕口唇，沿面颊，分行至目眶下。

分支：从胞中出，向后与冲脉偕行于脊柱前（见图4－15）。

（二）基本功能

任，有担任、妊养的含义。其功能有：

1. 调节阴经气血

任脉行于胸腹面正中线，多次与手足三阴经及阴维脉交会，对阴经气血起调节作用，故称之为“阴脉之海”。

2. 妊养胎儿

任脉起于胞中，任，含妊养之意。任脉能调节月经，促进女子生殖机能，与女子妊娠有关，为生养之本，故有“任主胞胎”之说。

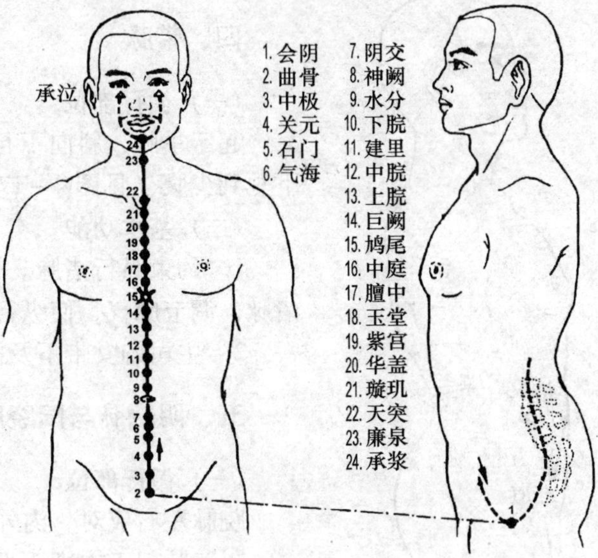

图4－15 任脉

三、冲脉

（一）循行部位

起于胞中，下出会阴后，从气街起与足少阴肾经相并，挟脐上行，散布于胸中，再向上行，经喉，环绕口唇，到目眶下。

分支：从气街部分出，沿大腿内侧进入腘窝，再沿胫骨内缘，下行到足底；又有支脉从内踝后分出，向前斜入足背，进入大足趾。

分支：从胞中出，上行于脊柱前，向后与督脉相通（见图4－16）。

（二）基本功能

冲，有要冲的含义。其功能有：

1. 调节十二经气血

冲脉上行于头，下至于足，前行于腹，后至于背，贯串全身，成为气血的要冲，能调节十二经气血，故称之为“十二经脉之海”。

2. 调节月经，主生殖功能

冲脉起于胞中，又称“血海”，

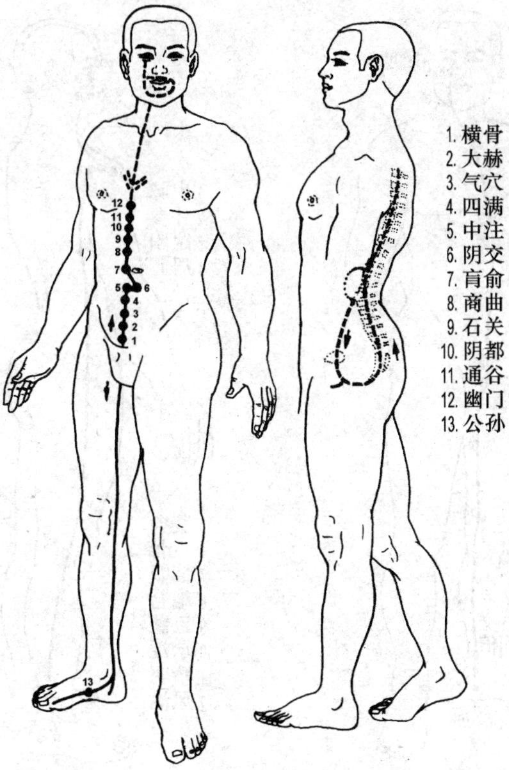

图4－16 冲脉

有促进生殖的功能，与妇女的月经有着密切的关系。

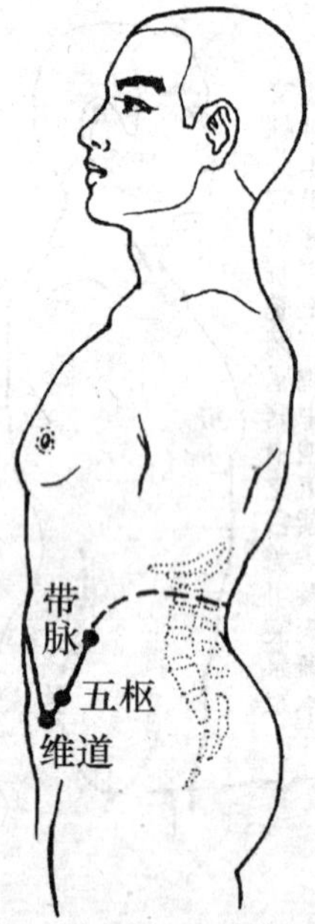

图4－17　带脉

四、带脉

（一）循行部位

起于季胁，斜向下行到带脉穴，绕身一周。在腹面的带脉下垂到少腹（见图4－17）。

（二）基本功能

1．约束纵行诸脉。带脉围腰一周，状如束带，以约束纵行诸脉，调节脉气，使纵行诸脉之脉气不下陷。

2．主司妇女带下及固护胎儿。

五、阴跷脉与阳跷脉

（一）循行部位

跷脉左右成对，内外相对。阴跷脉、阳跷脉均起于足踝下。

阴跷脉起于内踝下照海穴处，沿内踝后直上下肢内侧，经前阴，沿腹、胸过缺盆，出行于人迎穴之前，经鼻旁，到目内眦，与手足太阳经、阳跷脉会合（见图4－18）。

阳跷脉起于外踝下申脉穴处，沿外踝后上行，经腹部，沿胸部后外侧，经肩部、颈外侧，上挟口角，到达目内眦，与手足太阳经、阴跷脉会合，再上行进入发际，向下到达耳后，与足少阳胆经会于项后（见图4－19）。

（二）基本功能

跷，有跷捷轻健的含义。两脉的功能有：

1．主下肢运动

跷脉从下肢内外侧分别上行头面，有调节肌肉运动、使下肢运动灵活跷健的功能。

2．濡养眼目、司眼睑开合

阴阳跷脉交会于目内眦，故认为跷脉具有濡养眼目和司眼睑开合的作用。

3．分主一身左右之阴阳

跷脉从下肢内外侧分别上行于头面，具有交通一身阴阳之气的功能。阴跷脉主一身左右之阴，

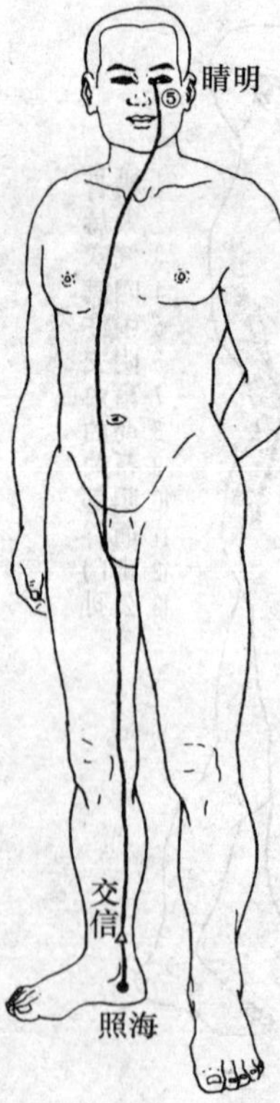

图4－18　阴跷脉

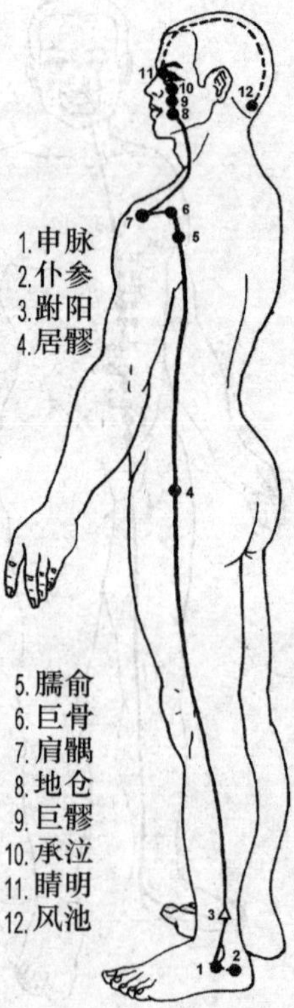

图4－19　阳跷脉

阳跷脉主一身左右之阳。

六、阴维脉与阳维脉

（一）循行部位

阴维脉起于小腿内侧足三阴经交会之处，沿下肢内侧上行，至腹部，与足太阴脾经同行，到胁部，与足厥阴肝经相合，然后上行至咽喉，与任脉相会（见图4－20）。

阳维脉起于外踝下，与足少阳胆经并行，沿下肢外侧向上，经躯干部后外侧，从腋后上肩，经颈部、耳后，前行到额部，分布于头侧及项后，与督脉会合（见图4－21）。

（二）基本功能

维，有维系、维络的含义。阴维脉的功能是“维络诸阴”；阳维脉的功能是“维络诸阳”。

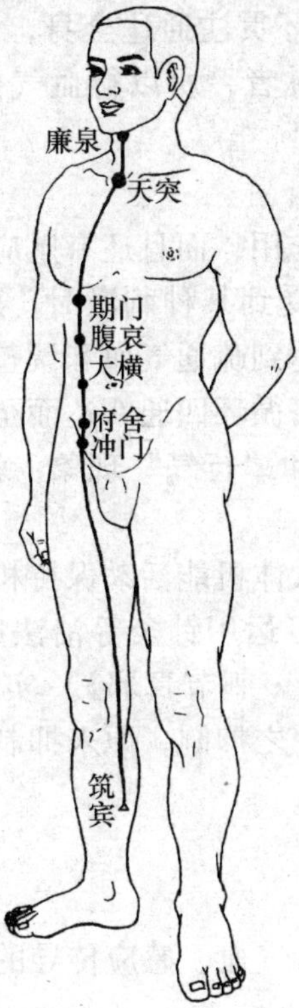

图4－20　阴维脉

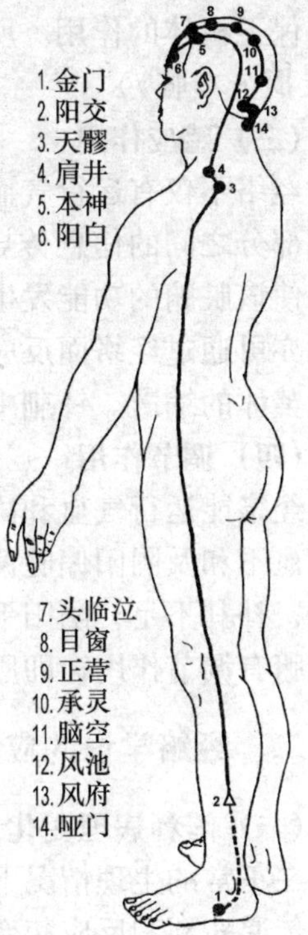

图4－21　阳维脉

第四节　经络的生理功能及经络学说的应用

一、经络的生理功能

经络的生理功能主要表现在沟通表里上下，联系脏腑器官；通行气血，濡养脏腑组织；感应传导及调节人体各部分机能平衡等方面。

（一）联系作用

经络的联系作用，主要体现在联系脏腑器官，沟通上下内外。人体是由五脏六腑、五官九窍、四肢百骸、皮肉筋骨等组成的，它们虽各有不同的生理功能，但又共同进行着有机的整体活动，使机体内外、上下保持协调统一，构成一个有机的整体。这种有机配合、相互联系，主要是依靠经络系统的联络、沟通作用实现的。由于十二经脉及其分支的纵横交叉，入里出表，通上达下，相互络属脏腑；奇经八脉联系沟通十二正经；十二经筋、十二皮部联络筋脉皮肉，从而使人体的各个脏腑组织器官有机地联系起来，构成一个内外、左右、上下彼此之间紧密联系、协调共济的统一体。所以说：“夫十二经脉者，内属于脏腑，外络于肢节。”（《灵枢·本脏》）

（二）濡养作用

经络的濡养作用，主要体现在通行气血。人体各个组织器官，均需气血濡养，才能维持正常的生理活动。而气血通过经络循环贯注通达全身，发挥其营养脏腑组织器官、抗御外邪、保卫机体的作用。所以说："经脉者，所以行血气而营阴阳、濡筋骨、利关节者也。"（《灵枢·本脏》）

（三）感应作用

经络不仅有运行气血营养物质的作用，而且还有感应传导作用。所以，经络也是人体各组成部分之间的信息传导网。当肌表受到某种刺激时，刺激量就沿着经脉传于体内有关脏腑，使该脏腑的功能发生变化，从而达到疏通气血和调整脏腑功能的目的。脏腑功能活动的变化亦可通过经络而反应于体表。经络循环四通八达而至机体每一个局部，从而使每一局部成为整体的缩影。针刺中的"得气"和"行气"现象，就是经络传导感应作用的表现。

（四）调节作用

经络能运行气血和协调阴阳，使人体机能活动保持相对的平衡。当人体发生疾病时，出现气血不和及阴阳偏胜偏衰的证候，可运用针灸等治法以激发经络的调节作用，以"泻其有余，补其不足，阴阳平复。"（《灵枢·刺节真邪》）实验证明，针刺有关经络的穴位，对各脏腑有调节作用，即原来亢进的可使之抑制，原来抑制的可使之兴奋。

二、经络学说的应用

（一）阐释病理变化

在正常的生理情况下，经络有运行气血、感应传导的作用。所以在病理情况下，经络就成为传递病邪和反应病变的途径。

1. 外邪由表入里的传播途径

经络内属脏腑，外联皮肤、筋骨。外邪侵袭体表，通过经络传递，可内传脏腑。如外邪侵袭肌表，初见寒热头痛等症，若外邪循经内传于肺，则可出现咳喘、胸痛、胸闷等肺病症状。故《素问·皮部论》说："邪客于皮则腠理开，开则邪客于络脉，络脉满则入舍于脏腑也。"

2. 内脏病变反应于体表的途径

经络不仅是外邪由表入里的途径，而且也是脏腑与体表组织之间病变相互影响的途径。内脏病变通过经络传导，反应于体表的某些特定部位及官窍，如：肝病可见两胁或少腹疼痛；胸痹、真心痛可表现为胸前区疼痛，且疼痛沿左侧手少阴心经循行路线放射至手臂内尺侧缘；胃火上炎则牙龈肿痛；肝火旺则耳聋耳痛。

3. 脏腑病变相互传变的途径

由于脏腑之间通过经络沟通联系，所以经络还可成为脏腑之间病变相互传变的途径。

（1）互为表里的脏与腑病变之间的传变：如心火循经下移小肠；大肠实热，腑气不通，可使肺气不利而出现咳喘胸满等。

（2）非表里关系的脏腑病变的传变：如肝失疏泄可影响脾胃运化，因为足厥阴肝经挟胃；肾虚水泛可凌心射肺，因为足少阴肾经入肺、络心。

（二）指导疾病的诊断

应用经络学说诊断疾病，主要体现在判断病位的经络脏腑所在。

1. 循经辨症，判断病位

由于经脉有一定的循行部位和络属脏腑，因此，临床根据疾病症状出现的部位，可提示病在何经、何脏、何腑。如腰部疼痛多与肾有关；两胁疼痛多为肝胆疾病；缺盆中痛常是肺脏病变。又如头痛一症，痛在前额者，多与阳明经有关；痛在两侧者，多属少阳经病变；痛在后头部及项部者，多与太阳经有关；痛在巅顶者，多与厥阴经有关。

2. 按察俞穴判断病位

俞穴是经气聚集的地方，脏腑病变时，病气常可在特定的俞穴部位出现反应，或表现为压痛，或呈现为结节状、条索状的反应物，或局部出现一些形态变化等。因此，根据这些病理反应，可帮助进行诊断。如肝病时，肝俞穴及期门穴多有压痛；胆病时，在胆俞穴及胆囊穴附近常有压痛；胃痛时，在胃俞穴及足三里穴会有明显的痛觉异常；肺脏有病时可在肺俞穴出现结节；长期消化不良者，可在脾俞穴见到异常变化等等。

（三）指导疾病的治疗

1. 循经取穴

针灸和按摩疗法，主要是针对某一经或某一脏腑的病变，在其病变的邻近部位或经络循行的远隔部位上取穴，通过针灸或按摩，以调整经络气血的功能活动，从而达到治疗的目的。而穴位的选取，首先必须按经络学说来进行辨证，断定疾病属于何经后，再根据经络的循行分布路线和联系范围来选穴，这就是“循经取穴”。

2. 分经用药

药物治疗也是以经络为渠道，通过经络的传导转输，使药达病所，发挥其治疗作用。古代医家根据某些药物对某一脏腑经络所具有的特殊选择性作用，创立并形成了“药物归经”理论。还根据经络学说，创立了“引经报使”理论。如治头痛，属太阳经的可用羌活，属阳明经的可用白芷，属少阳经的可用柴胡，因为羌活、白芷、柴胡不仅分别归手足太阳、阳明、少阳经，且能作为他药的向导，引导他药归入上述各经而发挥治疗作用。

第五章　体　质

中医体质学，是以中医理论为指导，研究体质与健康和疾病关系的学科，即研究人类的体质特征、类型和变化规律，及其与疾病发生、发展和演变关系的学科。

重视人的体质及其差异性是中医学的一大特色。早在《内经》就有对体质形成、分类以及体质与病机、诊断、治疗、预防关系的详细论述，如《灵枢·论痛》说："筋骨之强弱，肌肉之坚脆，皮肤之厚薄，腠理之疏密，各不同……，肠胃之厚薄坚脆亦不等"。后世医家又进一步丰富和发展了《内经》的体质学说内容，并十分重视在养生、防病及辨证论治等医疗实践中的应用，正如清代大医学家叶天士所说："平素体质不可不论"。近二十多年来，中医体质学说的研究逐步深入，在理论与实践上都取得了许多可喜的研究成果。

第一节　体质的概念

一、体质的含义

体质，是人体在先天禀赋和后天调养基础上表现出来的功能（包括心理气质）和形态结构上相对稳定的固有特性。

形神合一是生命存在的基本特征，是中医学的生命观。中医学认为，人体的体质既包括身体要素，又包括心理要素，并且二者高度统一，即"身心合一"。一定的形态结构必然产生、表现出其特有的生理功能和心理特征，良好的生理功能和心理特征是正常形态结构的反应，二者相互依存，不可分离，并在体质的固有特征中综合表现出来。

二、体质的表现形式

体质的表现形式有两种类型。一是个体对外来刺激的生理反应性，它包括个体在体力、智力、本能方面的特性和对环境、气候的适应性等，这可称为"生理体质"。二是个体受病邪作用时的发病倾向性，它包括机体对某些外邪的易感性、机体对病证的易发性和发病后病证的易转性等，这可称为"病理体质"。

三、体质的特点

体质有以下六个特点：

1．普遍性：每个个体都有体质，体质的差异是普遍存在的。

2．复杂性：体质在个体表现上千状万态，复杂多样。

3．全面性：体质全面地体现在形与神的一切方面。

4．连续性：体质的存在和演变显现出时间上的先后连续性。一个人现在的体质是过去形成的，而现在又在过去的基础上形成将来的体质。

5．稳定性：体质是相对稳定的，一旦形成则不会骤然变化。

6. 动态性：体质是一种动态的稳定，随着时间的推移和年龄的变化，体质也会发生演变。

四、体质的标志

评价一个人的体质时，应从以下几个方面综合考虑：

1. 身体的发育水平，包括体格、体型、营养状况等。
2. 身体的功能水平，包括机体的新陈代谢和各器官、系统的功能等。
3. 身体的运动能力水平，包括运动的速度、力量、耐力、灵敏性、协调性等。
4. 心理的发育水平，包括个性、性格、意志、智力、情感、行为等。
5. 适应能力，包括对自然环境、社会环境、各种紧张事件的适应能力，对疾病和其他损害健康因素的抵抗力等。

中医学的理想体质的标志包括生理和心理两个方面。生理标志是：形体壮实，肌肉有力，动作敏捷，目光有神，面色红润，牙齿坚固，声音洪亮，须发润泽，双耳聪敏，脉象缓匀，二便正常。心理标志是：精神旺盛，意志坚定，七情和调，记忆良好。

第二节　体质的形成

体质的形成是机体内外环境多种复杂因素共同作用的结果，主要关系到先天和后天两个方面，并与性别、年龄因素等有关。

一、先天因素

先天，又称禀赋，是指婴儿出生以前在母体内所禀受的一切特征。《灵枢·天年》说"人之始生……以母为基，以父为楯。"体质的先天因素，既包括父母双方所赋予的遗传性，又包括子代在母体内发育过程中的营养状态，以及母体在此期间所给予的种种影响。

先天因素是体质形成的基础，是人体体质强弱的前提条件。父母生殖之精的盛衰，决定了子代禀赋的厚薄强弱，从而影响着子代的体质，表现出子代的体质差异，诸如身体强弱、肥瘦、刚柔、长短、肤色，乃至先天性生理缺陷和遗传性疾病。一般地说，父母体质强壮，则子代也较强壮；父母体质虚弱，则子代也较虚弱。因此说，在体质形成过程中，先天因素起着决定性的作用。

二、后天因素

后天，是指人从出生到死亡之前的生命历程。后天因素可分为机体内在因素和外界环境因素。机体内在因素包括饮食、劳动、婚育、锻炼、疾病、情志变化等；外界因素是指人们所处的环境，包括人们赖以生存的基本条件，如物质生活条件、劳动条件、卫生条件、气候条件、社会制度、生态环境及教育水平等。这一切因素，都可以促使人的体质类型发生改变。

（一）饮食

人以水谷为本。饮食营养是决定体质强弱的重要因素。合理的膳食结构，科学的饮食习惯，对维护和增强体质十分有益。反之，长期营养不良或营养不当，以及偏食偏嗜，均会影响体质的变化，甚至引起疾病。

（二）劳动

劳动的性质和条件，对人们的体质强弱有着深刻的影响。劳逸适度，劳而不倦，可增强体质。但过于繁重的体力劳动，或在严重污染的恶劣环境下的劳动，或精神情绪处于高度紧张状态下的劳动，对人们的体质都将产生不利影响。过度安逸又可致气血运行迟缓，脏腑功能减弱，而致体质虚弱多病。

（三）锻炼

“流水不腐，户枢不蠹”，“生命在于运动”。因此，体育锻炼是增强体质的法宝。古人创造的五禽戏、太极拳、武术、气功，是强身健体的好方法，现代体育运动为人们提供了健身的更广阔空间。体育锻炼可以改善血液循环，促进新陈代谢，疏通经络气血，增强肌肉力量，提高抗病能力。因此，应大力倡导“发展体育运动，增强人民体质”。

（四）婚育

“男大当婚，女大当嫁。”房事是正常的生理活动之一，它既是人类繁衍后代的需要，也是维持自身生理心理平衡的需要。长期戒绝房事，身心欲望得不到满足，心情久郁，可致气血不畅，体质下降，甚至发生疾病。反之，房事过度则精气大伤，肾脏受损，也可致体质下降而早衰。

怀孕产子是妇女特有的生理活动，因而是形成妇女体质特点的因素之一。怀孕，分娩，哺乳，都需要消耗母体的气血阴阳，胎产次数越多，则母体受到的耗损则越大，故多产之人，往往气血衰少，体质不佳，年老后必见肾亏早衰。故应提倡计划生育，优生优育。

（五）情志

长期强烈的精神刺激，往往导致脏腑、气血阴阳紊乱，并可形成某些特定的体质。如家庭的贫富、地位的变迁、工作的顺逆、婚恋的成败等因素，往往引起怒、忧、思、悲等情志活动的持久不解，而形成病态体质。如郁怒不解，情绪急躁，易致肝阳或肝火偏亢，即所谓“木火质”；忧愁日久，郁闷寡欢，易致气机郁结，血滞津凝，即所谓“肝郁质”。

（六）疾病

疾病发生后，由于邪正斗争，人体内的气血阴阳必然会被消耗。一般情况下，机体将在病愈之后逐渐地自我修复，不会影响体质。然而，某些重病、久病，以及慢性消耗性疾病和营养障碍性疾病，对体质的影响非常明显，使气血阴阳的损伤变为形成稳定性体质的因素。如肺痨病人，多为“阴虚质”，慢性肝炎久治不愈者，多为“湿热质”。

（七）地理环境

人们生活在不同的地理环境条件下，受着不同水土性质、气候类型、生活习惯等的影响而形成了不同的体质。中国幅员广大，人体体质的地区性差异颇为明显，《素问·异法方宜论》就曾详细地论述过东西南北中各地人的体质特征。一般地说，恶劣气候环境培养了人健壮的体魄和强悍的气质，舒适的气候环境则造就了人娇弱的体质和温顺的性格。我国南方多湿热，北方多寒燥，东部沿海为海洋性气候，西部内地为大陆性气候，因此西北方人，形体多壮实，腠理偏致密；东南方人体质多瘦弱，腠理偏疏松。

三、影响体质的其他因素

（一）年龄

人体的结构、机能与代谢随着年龄的增长而发生规律性的变化。《素问·上古天真论》深刻地论述了人体脏腑气血盛衰与年龄的关系。在生长、发育、壮盛以至衰老、死亡的过程中，脏腑气血由盛而衰，影响着人体生理功能，决定着人体的体质。如小儿体质为“稚阴稚阳”之体，到了青春期则体质渐趋成熟，青春期末，体质基本定型，青壮年是人体脏腑气血阴阳最旺盛时期，因而也是体质最强健阶段；50 岁左右的妇女和 55～60 岁左右的男子进入了更年期，因精血衰减，体质也随之日趋下降。到了老年阶段，脏腑生理机能减退，体质日渐虚弱，老态龙钟日趋明显。

值得强调两个环节，一是青春期，二是更年期。以性成熟过程为特征的青春期，是人体内机能与结构急剧变化的时期，体内各种生理活动进行着整体性调整，是人生中第一个转折时期；更年期是从成年期转入老年期，全身各系统的功能与结构渐进性衰退的过渡阶段，是一生中第二个转折时期。因此，重视青春期与更年期的调养及锻炼，在养生学中有着重要意义。

（二）性别

男女体质有着各自的特点。男为阳，多禀阳刚之气；女为阴，常具阴柔之质。一般而言，男子体格高大健壮而有力，多好动，粗犷，能胜任繁重的劳动。女子体形小巧苗条而柔和，常喜静，稳健，细腻，常胜任细致的工作。男子以气（精）为本，女子以血为先；男子以肾为先天，女子以肝为先天。“男子之病，多由伤精；女子之病，多由伤血”（《妇科玉尺》）。可见，男女性别不同，其遗传特征、身体形态、脏腑结构与生理功能乃至心理特征都有不同，体质上也必然存在着性别差异。

第三节　体质的分类

中医学体质分类的方法，主要是根据中医学的基本理论来确定人群中不同个体的体质差异性。《内经》提出阴阳五态分类法（太阴之人、少阴之人、太阳之人、少阳之人、阴阳平和之人）、五行分类法（木型人、火型人、土型人、金型人、水型人）、体型肥瘦分类法及勇怯分类法等。当代学者从临床实践角度对现代人的体质进行了分类，如王琦的七分法（正常质、阴虚质、阳虚质、痰湿质、湿热质、气虚质、瘀血质），匡调元的六分法（正常质、晦涩质、腻滞质、燥血质、迟冷质、倦㿠质），何裕民等的八分法（正常质、形壮亢奋质、身萎疲乏质、身热虚亢质、形寒迟呆质、形胖湿腻质、瘦削燥红质、晦暗瘀滞质）。还有脏腑分类法、气血津液分类法、体态分类法、性情分类法等。以上分类方法虽有不同，但均以阴阳五行、脏腑、精气血津液理论为基础的。

体质分类学上所用的阴虚、阳亢、脾虚、肝旺等名词，与辨证论治中所使用证候名称的概念既有区别，又有联系。体质是相对稳定且长期存在的常态，而证候则是短暂存在且易变化的病态，体质是“证”的未病形式，体质的偏颇是病证的潜在状态。

下面以图表简要介绍两种体质分类方法，供参考。

表5－1 阴阳三分法（根据王新华《中医学基础》整理）

	阴阳平和质	偏阳质	偏阴质
体型与体态	身体强壮，胖瘦适度，或虽胖而不臃滞，虽瘦而有精神。	形体偏瘦，但较结实。	形体偏胖，体较弱。
面色与肤色	虽有五色之偏，但都明润含蓄。	面色多略偏红或微苍黑，或呈油性皮肤。	面色偏白而欠华。
性格	性格随和，开朗。	性格外向，喜动，易急躁，自制力较差。	性格内向，喜静少动，或胆小易惊。
饮食	食量适中。	食量较大，消化吸收功能健旺。	食量较少，消化吸收功能一般。
寒热适应性	耐寒耐热，自身调节和对外适应力强。	平时畏热，喜冷，或体温偏高，易出汗。	平时畏寒，喜热，或体温偏低。
精力与体力	精力充沛，工作潜力大。	精力旺盛，动作敏捷，反应快，性欲旺盛。	精力偏弱，动作迟缓，反应较慢，易疲劳。
疾病易感倾向	不易感受外邪，少生病。患病往往自愈或易于治愈。	易感受风、暑、热邪，发病多表现为热证、实证，易化燥伤阴。内伤为病多见阴虚、阳亢、火旺之证。	易感受寒、湿之邪，受邪后多从寒化。冬天易生冻疮。内伤杂病多见阴盛、阳虚之证。
体质变化趋向	体质不易改变，易获长寿。	多演化为阳亢、阴虚、痰火等病理性体质。	多演化为阳虚、痰湿、痰饮等病理性体质。

表5－2 临床七分法（摘自王琦等《中医体质学说》）

	正常质	阴虚质	阳虚质	痰湿质	湿热质	气虚质	瘀血质
体 形	肥瘦匀称，健壮	多见瘦长	多见肥胖	多肥胖丰满（或素肥今瘦）	肥瘦均见，似无特异	胖、瘦均有，瘦人为多	多见于瘦人
头面部	发盛长色黑，面色红润	面色多偏红或有颧红，面部烘热感	毛发易落，面色少华、㿠白	面色淡黄而暗	面垢滞或油亮，或易生痤疮粉刺	毛发不华，面色偏黄或㿠白	发易脱落，面色黧黑或面颊部见红丝赤缕
肤 色	红黄隐隐，明润含蓄，有些人稍白、稍黑为个体特征差异，亦属正常	苍赤	柔白	白滑	偏黄	黄	偏暗滞，或见红点，斑痕，或肌肤甲错
目 部	目光有神，精采内含	巩膜红丝较多，或见暗浊，及眼有干涩感，视物花，目眵多等	清澈貌，或目胞色晦暗	或见目胞下鲜明	眼筋红黄	目光少神	眼眶暗黑，或白珠见青紫，红筋浮起，在红筋末点有瘀点，形如针尖大小
鼻 部	鼻色明润，嗅觉通利	微干，或有鼻血	鼻头冷或色微青	色微黑	鼻有油泽，鼻孔微干	色淡黄	暗滞

续表

	正常质	阴虚质	阳虚质	痰湿质	湿热质	气虚质	瘀血质
口咽部	口和，唇红润	口燥咽干，多喜饮冷，唇红微干	口淡，唇部淡红	口黏腻或甜	口干微苦	口淡，唇色少华	口干，但欲漱口不欲咽，口唇淡暗或紫
肢体	轻劲有力，耐受寒热	肢体多有怕热感，或手足心热	形寒，肢末欠温，倦怠，背部或脘部怕冷	肢体不爽或身重	烦惋懈怠，或怕热	易疲乏无力，寒热耐受力差，尤不耐寒	对冷热耐受，一般无特殊，伴有疼痛时，可见红斑结节。
脉象	从容和缓，节律一致	细弦或数	沉细无力	濡或滑	多见滑数	虚缓	弦或沉，细涩或结代
舌象	舌质淡红、润泽、苔薄	舌红少苔，或无苔，或见龟裂纹	舌质淡，或浮胖娇嫩，边有齿印，苔白	苔多腻，或舌面罩一层黏液，或常见灰黑	舌质红，苔黄腻	舌淡红，边有齿印	舌质青紫或暗，或舌边青，有点状或片状瘀点，舌下静脉曲张
性格	多平和，开朗	多急躁，易怒	多沉静，内向	急躁或偏静，似无特异性	多急躁易怒	一般喜静，懒言	易急躁，或无特异性
饮食	胃纳佳	一般多喜偏冷	多喜偏热食物	嗜酒茶，恣肥甘	多喜食甘肥厚味炙煿	食减不化，或喜食甜	无特殊
二便	大小便正常	大便偏干或秘结，小便短赤	大便多溏，小便清长	大便正常或不实，小便不多或微混	大便燥结或黏滞，小便短赤	大便正常或有便秘，但不干结，或大便不成形，便后仍觉未尽，小便正常或偏多	无特殊
成因	先天禀赋良好，后天调摄得宜	禀赋本薄，或久病，失血，纵欲伤精、积劳，营阴暗耗	先天禀赋不充，或后天阳气受戕	阳气素虚，脾弱不运	七情抑郁，伤及肝胆，饮食劳倦，损及脾胃，嗜酒肉，感受湿热	先天本弱，脾胃内伤，或久病暴病之后	外伤、出血，或受寒受热，长期精神抑郁，或久病入络
病理特点	得病多属外感、暴病，多见实热之证	易化热伤阴，动火生风	易从寒化、伤阳	易伤阳气，易病痰饮肿胀	易化热化火	易成虚损	易为癥瘕积聚，失血
用药宜忌	宜视病情权衡寒热补泻，一般忌滋补	宜滋阴降火，忌辛香燥热	宜温补助阳，忌苦寒克伐	宜健脾芳化、忌阴柔黏滞	宜清热利湿，忌滋补厚味	宜补气健脾，忌苦寒克伐	宜疏利气血，一般忌补涩

第四节　体质学说的应用

由于体质的特异性、多样性和可变性，形成了个体对疾病的易感倾向、病变性质，及其对治疗的反应等方面的明显差异。因此，中医学强调“因人制宜”，并把体质同病因学、病机学、诊断学和养生学等密切地结合起来，以指导临床医疗实践。

一、体质与病因

“同气相求”，不同体质对某些病因和疾病有着特殊易感性，如阳虚质易感寒邪而患寒病；阴虚质易感热邪而患热病。肥人多痰湿，善病中风；瘦人多火，易得痨嗽。年老肾亏，多病痰饮咳喘。

二、体质与发病

正气虚是发生疾病的内在根据，而体质的强弱决定着正气的虚实。体质健壮，正气旺盛，则邪气难以致病；体质虚弱，正气内虚，则易于发病。人体受邪后，由于体质不同，发病情况也不尽相同，有卒发的，有缓发的，有伏发的。

三、体质与病机

病情从体质而变化，称之为“从化”。人体感受邪气之后，由于体质的特殊性，病理性质往往发生不同的变化。如同为感受风寒之邪，阳热体质者多从阳化热，而阴寒体质者则易从阴化寒。又如同为湿邪，湿热之体得之，则湿易从阳化热，患湿热之证；阴寒之体得之，则湿易从阴化寒，患寒湿之证。

四、体质与辨证

体质是“证”的未病形式，是形成“证”的生理基础之一，所以体质常决定临床证候类型。同一致病因素或同一种疾病，由于患者体质各异，其临床证候类型则有阴阳表里寒热虚实之别，因此说，同病异证的决定因素，常常不在于病因而在于体质。另一方面，异病同证亦与体质有关，即使不同的病因或不同的疾病，由于患者的体质有着共同点，常常会出现相同或类似的临床证型。

五、体质与治护

体质是治疗的重要依据，在疾病的防治过程中，按体质论治是因人制宜的重要内容，也是中医治疗学的特色。同一种病，采用同一处方，有人有效而病愈，有人无效而病重，其原因就在于病同而人不同，体质不同而疗效不一。所以，必须结合体质而辨证论治，如阳盛或阴虚之体，要慎用温热伤阴之剂；阳虚或阴盛之体，要慎用寒凉伤阳之药。用药剂量也要视体质而定，体长壮实者剂量宜大，身瘦体弱者剂量宜小。在疾病的护理时，也要注意病人体质的特点，进行辨证施护，尤其应重视疾病初愈时的善后调理。如饮食护理就应视患者的体质特征而异，阴虚阳盛者忌食狗肉、羊肉、辣椒、川椒、桂圆等温热食物；痰湿体质者慎食龟鳖、阿胶等滋腻之物。

六、体质与养生

对于不同的体质，应当采用不同的养生方法。体质强壮者应坚持锻炼，预防疾病，维护体质；体质虚弱者注意饮食调理，防止过劳过逸，适当体育锻炼，促使体质增强。脾弱质之人，重视饮食调理；肾虚质之人，注意节制房室；抑郁质之人，重视精神调养。不同体质，饮食宜忌各异。阴盛体质宜温忌寒，阳盛体质宜凉忌热，痰湿质少食肥腻，湿热质忌进烟酒。药物养生，用之得当可改善体质，老年人根据自身体质特点，选择服用补益肾脾之药可预防早衰，延年益寿。

第六章　病　因

病因，就是指引起疾病的原因，又可称为致病因素。中医学认为，人是一个有机的整体，人体各脏腑、经络及精气血津液之间，维持着相对的动态平衡，从而保持着人体正常的生理活动。当这种动态平衡因某种原因而遭到破坏，又不能立即自行调节得以恢复时，人体就会发生疾病，一切破坏人体相对平衡状态而引起疾病的原因就是病因。中医学中的病因主要包括六淫、疠气、七情、饮食、劳逸、外伤、痰饮、瘀血、结石、寄生虫、中毒、医过以及胎传等。

在疾病发展过程中，必须辨证地认识和分析原因与结果。也就是说在一定的条件下，原因和结果可发生变化。在某一阶段是结果的东西——病理产物，在另一阶段则可成为新的致病因素。例如，水湿、痰饮、瘀血、结石是各种致病因素侵犯人体，导致脏腑气血功能失调所形成的病理产物，但这种病理产物停留体内又可成为新的病因，导致其他病证的发生。

病因学说是研究病因的性质及其致病特点的学说。中医病因学说以整体观念为指导思想，其认识方法具有鲜明的特点。一是"取象比类"为认识病因的重要依据。它把疾病的症状、体征广泛地与自然界某些事物现象进行联系比较，并加以概括，以此来认识各种病因的性质和致病特点。例如把游走不定、变化多端、动摇不定的临床表现比作风；把黏滞、重浊、趋下的临床表现比作湿等等。二是"辨证求因"为认识病因的特有方法。一切疾病的发生，都是某种致病因素作用于机体的结果。由于病因的性质和致病特点不同，机体对致病因素的反应各异，因而表现出来的症状和体征也各不相同。因此，根据疾病所反应出来的临床表现，通过分析其症状和体征来推求病因，从而为治疗用药提供依据，即"辨证求因"进而"审因论治"。如根据患者出现胸胁刺痛、舌有紫斑等，就可判断为瘀血致病；如出现脘腹胀痛、嗳腐吞酸、厌食、呕吐、腹泻等，就可判断为食积所伤。据此分别采用活血化瘀、消食化滞来去除病因，治疗疾病。

病因的分类，是一个由简单到复杂，由浅入深的过程。历代医家提出了不同的分类方法。《内经》把复杂的病因分为阴阳两类。《素问·调经论》说："夫邪之生也，或生于阴，或生于阳，其生于阳者，得之风雨寒暑，其生于阴者，得之饮食居处，阴阳喜怒。"汉代张仲景在《金匮要略》中把病因按其传变概括为三个途径，他说："千般疢难，不越三条：一者，经络受邪入脏腑，为内所因也；二者，四肢九窍，血脉相传，壅塞不通，为外皮肤所中也；三者，房室、金刃、虫兽所伤。以此详之，病由都尽。"宋代陈无择在张仲景分类的基础上，把病因与发病途径结合起来，明确提出了"三因学说"，即六淫邪气所感为外因，五脏七情所伤为内因，饮食劳倦、跌仆、金刃以及虫兽所伤为不内外因。这种把致病因素和发病途径结合起来的分类方法较之以往更加合理，故多为后人沿用。本书将病因分为外感病因、内伤病因、病理产物形成的病因，以及其他病因四大类。

第一节　外感病因

外感病因是指来源于自然界，多从肌表、口鼻侵入人体引起外感性疾病的致病因素。外感病因包括六淫、疠气等。

一、六淫

六淫是风、寒、暑、湿、燥、火六种外感病邪的统称。淫，有太过、浸淫之意，引申为不正、异常。

六淫与六气既有联系，又有区别。所谓六气，是指风、寒、暑、湿、燥、火六种正常的自然界气候。这六种正常气候的存在和交替变化是万物生长的条件，对于人体是无害的。由于机体在生命活动的过程中，通过自身的调节机制产生了一定的适应能力，从而使人体的生理活动与六气的变化相适应，所以正常的六气一般不易使人生病。六气的变化有一定的规律和限度，当气候变化异常，超过了一定限度，如六气的太过或不及，非其时而有其气（如春天应温而反寒，秋天应凉而反热等），以及气候变化过于急骤（如暴冷、暴热等），在人体的正气不足，抵抗力下降时，机体不能与之相适应，可导致疾病的发生。于是，六气由对人体无害而转化为对人体有害，成为致病的因素。能导致机体发生疾病的六气便称之为"六淫"。

自然的气候变化，是六气还是六淫，主要与机体是否发病有关。气候的异常变化致人发病，固然应该称其为六淫，但是气候变化基本正常，也会有人因其适应能力低下而得病，此时，对患病机体来说也称之为六淫了。由此可见，六淫的概念具有相对性。

六淫致病，具有下列共同的特点：

1．外感性

六淫之邪多从肌表、口鼻侵犯人体而发病，例如风寒多伤于肌表，温邪自口鼻而入。故把六淫所致疾病称为外感病。

2．季节性

六淫致病常有明显的季节性。如春季多风病，夏季多暑病，长夏多湿病，秋季多燥病，冬季多寒病等。但是，此不是绝对的，并非一季只有一种邪气致病。

3．地域性

六淫致病常与居住地区和环境密切相关。如西北高原地区多寒病、燥病，东南沿海地区多湿病、温病；久居潮湿环境多湿病，高温环境作业多易患火热燥病。

4．单一性与相兼性

六淫邪气既可单独侵袭人体发病，如寒邪直中脏腑而致泄泻；又可两种以上外邪相兼同时侵犯人体而致病，如风热感冒、风寒湿痹、寒湿困脾等。

5．转化性

六淫致病以后，在疾病发展过程中，不仅可以互相影响，而且在一定条件下，其病理性质可发生转化，如寒邪可郁而化热，暑湿日久可化燥伤阴，六淫之邪皆可从热化火等。这种转化与机体的体质密切相关。

六淫致病从现代科学角度看，除气候因素外，还包括生物（细菌、病毒等）、物理、化学等多种致病因素作用于机体所引起的病理反应。

此外，临床上还有某些并非因为外感六淫之邪，而是由于脏腑气血功能失调所产生的内风、内寒、内湿、内燥、内火等五种病理反应，这五种病理反应的临床表现虽与外感风、寒、湿、燥、火的致病特点相似，但究其原因，不是外来之邪，而是由内而生，故称为“内生五邪”。内生五邪虽然是由于脏腑功能失调而产生的，但由于其与外感六淫有着密切联系，在发病的过程中可相互影响，故在外感六淫中作简要介绍。

（一）风邪

1．风的自然特性

自然界的风是一种无形的流动气流，具有轻扬开泄，向上向外，喜动不居的特性。风为春季的主气，但四季皆有，故风邪引起疾病虽以春季为多，但不限于春季，其他季节也可发生。

2．风邪的性质和致病特点

（1）风为阳邪，其性开泄，易袭阳位：风具有轻扬、升散、向上、向外的特性，故风为阳邪。风性开泄，故风邪侵犯人体易使腠理疏泄而开张。风性轻扬，故风邪常易侵犯人体的头部、肺脏、肌表等阳位。如风邪袭表，腠理开泄，可见汗出、恶风等症；风邪循经上扰则头痛；风邪犯肺可出现鼻塞、咽痒、咳嗽等症状。

（2）风性善行而数变：“善行”是指风邪具有善动不居，易行而无定处的特征。风邪致病，病位游移，行无定处。如痹证中的“风痹”，四肢关节疼痛，游移不定，故又称为“行痹”。“数变”是指风邪致病具有发病急，变化多，传变快的特点。如荨麻疹的皮疹，皮肤瘙痒发无定处，时隐时现，故又名“风疹块”；又如中风则卒然昏倒，不省人事。

（3）风性主动：是指风邪致病具有动摇不定的特征，故《素问·阴阳应象大论》说：“风胜则动”。常表现为眩晕、震颤、四肢抽搐、角弓反张、直视上吊等症状。如外感热病中的“热极生风”，内伤杂病中的“肝阳化风”或“血虚生风”等证，均有风邪动摇的表现。

（4）风为百病之长：长，首也。风邪是外感病因的先导，寒、湿、燥、热等病邪，往往都依附于风而侵袭人体。如与寒合为风寒之邪，与热合为风热之邪，与湿合为风湿之邪。所以，临床上风邪为患较多，又易与六淫诸邪相合而为病，故《素问·骨空论》说：“风者，百病之始也。”《素问·风论》说：“风者，百病之长也。”

3．内风

“内风”，是体内阳气亢逆变动而生风的一种病理变化。由于“内风”与肝的关系密切，故又称“肝风内动”。内风证是由于肝的功能失调，阳热亢盛，或阴虚不能制阳，阳升无制，导致风气内动。肝风内动以眩晕、肢麻、震颤、抽搐等临床表现为特征。内风有虚实之分，常见证候有热极生风、肝阳化风、阴虚动风和血虚生风等。

外风证是直接感受外界风邪所致；内风证是由于肝的功能失调，或体内阴血不足，阴不制阳所致。外风与内风关系密切，可互为因果。外风可引动内风，如感受风热，由表入里化火，高热伤津，筋脉失养，而见抽搐、惊厥等，此为热极生风。素有内风者也易感外风，如老年血虚生风者，常易患外风证。

（二）寒邪

1．寒的自然特性

寒者，冷也。寒具有寒冷、凝结的特性。寒为冬季的主气，故在气温较低的冬季，人体不注意防寒保暖，则常易感受寒邪。其他季节，如淋雨涉水，汗出当风以及贪凉露宿，或过饮寒凉之物，也可感受寒邪。

2．寒邪的性质和致病特点

（1）寒为阴邪，易伤阳气：寒邪属于阴邪，人体的阳气本可以制约阴寒，但阴寒之邪偏盛，则人体的阳气不仅不足以祛除寒邪，反被阴寒之邪所伤，故《素问·阴阳应象大论》说："阴胜则阳病"，所以寒邪最易损伤人体的阳气。如寒邪袭表，卫阳被遏，可见到恶寒；寒邪直中太阴，损伤脾阳，则见脘腹冷痛、呕吐、腹泻等症；寒邪直中少阴，心肾之阳受损，病人可见恶寒踡卧、手足厥冷、下利清谷、精神萎靡、脉微细等症。

（2）寒性凝滞主痛："凝滞"即凝结、阻滞不通之意。人之气血所以能运行不息，通畅无阻，全赖阳气的温煦、推动。寒邪具有凝结、阻滞的特性，故寒邪侵犯人体往往会使经脉气血凝结阻滞，不通则痛，从而出现各种疼痛的症状。如寒客太阳经脉可见一身尽疼；痹证中的寒痹，寒邪偏胜，故关节疼痛剧烈，因而又称为"痛痹"；寒邪侵犯中焦、下焦，则可见脘腹冷痛，甚或绞痛。这类疼痛的特点是遇寒加重，得热减轻。可见寒邪致病多有疼痛的症状，《素问·痹论》说："痛者，寒气多也，有寒故痛也。"

（3）寒性收引："收引"，即收缩牵引之意。寒性收引是指寒邪具有收缩拘急的特性，所以寒邪侵袭人体可使气机收敛，腠理闭塞，经络筋脉收缩而挛急。临床上，若寒邪侵袭肌表，腠理闭塞，卫阳被遏不得宣泄，可见恶寒发热、无汗。若寒邪客于经络关节，则筋脉、经络收缩拘急，可见筋脉、关节屈伸不利、拘挛作痛等症。

3．内寒

内寒是机体阳气虚衰，温煦气化功能减弱，阴寒内盛，寒从内生，即"阳虚则寒"。内寒以畏寒、喜暖为基本特点，并常致阴性病理产物在体内积聚，表现为分泌物、排泄物澄澈清冷，或出现水肿。内寒多责于心、脾、肾，但以肾阳虚衰为关键。

外寒为感受外界寒邪所致，临床特点以寒为主，多见恶寒症；内寒是由阳虚不能制阴，阴寒内盛所致，临床特点以虚为主，多见畏寒症。外寒与内寒虽有区别，但它们又是互相联系，互相影响的。阳虚内寒之体，容易感受外寒；而外来寒邪侵入机体，积久不散，又常能损及人体阳气，导致内寒的产生。

（三）暑邪

1．暑的自然特性

暑为火热之邪，为夏季主气。从夏至以后，到立秋以前，为暑气当令。暑邪致病具有明显的季节性，《素问·热论》说："先夏至日者为病温，后夏至日者为病暑。"发生在夏至之前者称为温病，而暑病主要发生在夏至以后，立秋之前。暑天气候炎热，水分容易蒸发；暑天雨量较多，空气潮湿。暑病只有外感，没有内生，这在六淫中是独有的。

2．暑邪的性质和致病特点

（1）暑为阳邪，其性炎热：暑为夏令之气。盛夏之火气，具有酷热之性，故暑为阳邪，其性炎热。因此暑邪伤人多出现一派典型的阳热症状，如高热，面赤，目红，心烦，脉洪大等。

（2）暑性升散，易伤津耗气：暑为阳邪，主升主散，加之在炎热的环境中出汗是人体主要的散热方式，故暑邪侵犯人体，可致腠理开泄而多汗。汗出过多，一方面耗伤津液，另一方面在大量出汗的同时气随津泄，导致津气两虚，甚至气随津脱。故临床上不仅出现口渴喜饮、尿赤短少等津伤的表现，还可见到气短乏力，甚则突然昏倒、不省人事的阳气暴脱之危证。

（3）暑多挟湿：暑季不仅炎热，而且多雨潮湿，天暑下逼，地湿上蒸，暑热与湿气弥漫空间，故暑邪常挟湿邪侵犯人体，因而暑病除有发热、烦渴等暑热症状外，还常兼见四肢困倦、胸闷、呕吐、大便溏而不爽等湿阻症状。

（四）湿邪

1．湿的自然特性

湿具有重浊、黏滞、趋下特性，为长夏的主气。长夏乃夏秋之交，此时阳热下降，水气上腾，氤氲熏蒸，湿气充斥，为一年之中湿气最盛的季节，故长夏多湿病。此外，居处潮湿，以水为事，淋雨涉水等均可成为湿邪致病的途径，所以四季均有湿病的发生。

2．湿邪的性质和致病特点

（1）湿为阴邪，易阻滞气机，损伤阳气：湿性属水，水属于阴，故湿为阴邪。湿为有形之邪侵犯人体，留滞脏腑经络，故最易阻滞气机。如湿阻胸膈，气机不畅则胸闷；湿困脾胃，升降不利则脘痞腹胀、大便不爽；湿停下焦，气机不利则小便短涩。湿为阴邪，阴胜则阳病，故湿邪入侵可损伤人体的阳气。五脏中脾喜燥而恶湿，故湿邪侵犯人体，常先困脾，湿困脾阳，使脾阳不振，运化无权，水湿停聚，发为泄泻、小便短少、水肿等症。

（2）湿性重浊："重"，即沉重、重着之意，故湿邪致病其临床表现具有沉重、重着的特点。如湿邪袭表，湿浊困遏，清阳不展，可见周身困重、四肢倦怠、头重如裹。又如湿邪留滞经络关节，可见关节疼痛重着，或腰部沉重，故湿邪偏盛的痹证，又称为"着痹"。"浊"，即混浊、秽浊之意，指湿邪为病，其排泄物和分泌物等具有秽浊不清的特点。如湿邪上犯，则见面垢、眵多；湿邪下注则小便混浊不清、大便溏泻、下痢黏液脓血，妇女带下过多；湿邪浸淫肌肤，导致疮疡湿疹，多见脓水秽浊。

（3）湿性黏滞："黏"，即黏腻；"滞"，即停滞。湿性黏滞是指湿邪致病具有黏腻停滞的特点，这种特点主要表现在两个方面：一是症状的黏滞性。湿邪致病多见黏滞不爽的症状。如湿滞大肠，腑气不利，大便黏腻不爽；湿滞膀胱，气化不利，小便涩滞不畅；以及分泌物黏浊和舌苔黏腻等。二是病程的缠绵性。湿性黏滞，胶着难解，故湿邪致病多反复发作，时起时伏，缠绵难愈，病程较长。例如湿温病之发热，常时起时伏，具有明显的病程长、难以速愈的特点。又如湿疹、湿痹常因其湿困而病程较长。

（4）湿性趋下，易袭阴位：湿类于水，水性向下，故湿邪有趋下的特性。湿邪致病易伤及人体的下部。例如水湿所致的浮肿多以下肢较为明显；淋浊、泄痢、妇女带下以及下肢溃疡，多由湿邪下注所致。故《素问·太阴阳明论》说："伤于湿者，下先受之。"

3．内湿

内湿是由于脾失健运和输布津液的功能障碍，引起水湿停聚所形成的病理状态。由于内生的湿邪多因脾虚所致，因此又叫"脾虚生湿"。内湿的临床表现为食欲不振、口腻不渴、胸闷呕恶、脘腹痞满、头身困重、肤肿面黄、尿浊便溏、妇女带下等。

外湿多由气候潮湿或涉水冒雨、居住潮湿等而感受外界湿邪所致；内湿则由脾失健运，水湿停聚所致。外湿和内湿虽有不同，但在发病过程中又常相互影响。伤于外湿，湿邪困脾，健运失职则易形成湿浊内生；而脾阳虚损，水湿不化，亦易招致外湿的侵袭。不论外湿与内湿，其病理变化均是以脾脏为中心，因此《素问·至真要大论》说："诸湿肿满，皆属于脾"。

（五）燥邪

1．燥的自然特性

燥，为秋天的主气，秋季气候干燥，空气中水分缺乏，自然界呈现一派干枯收敛的景象。燥又可分为温燥和凉燥，初秋有夏热之余气，久晴少雨，秋阳曝晒，燥与热相合侵犯人体，病多温燥；深秋近冬，西风肃杀，燥与寒相合侵犯人体，病多凉燥。因此古人言“初秋尚热则燥而热，深秋既凉则燥而凉”。

2. 燥邪的性质和致病特点

（1）燥性干涩，易伤津液：干，干燥；涩，涩滞。燥邪其性干燥，侵犯人体，最易损伤人体的津液，出现各种干燥、涩滞不利的症状。如口干唇燥、鼻咽干燥、皮肤干燥甚则皲裂、毛发干枯不荣、小便短少、大便干结等，故《素问·阴阳应象大论》曰：“燥胜则干。”

（2）燥易伤肺：肺为娇脏，喜润恶燥。肺开窍于鼻，外合皮毛，燥邪伤人，常自口鼻而入，故燥邪最易伤肺。燥邪犯肺，使肺阴受损，宣降失司，甚则损伤肺络，从而出现干咳少痰，或痰黏难咯，或喘息胸痛，或痰中带血。由于肺与大肠相为表里，燥邪自肺影响到大肠，致大肠传导失司，则可出现大便干燥不畅等症。

3. 内燥

内燥是指机体津液不足，人体各组织器官和孔窍失养而出现干燥枯涩的病理状态。多由热盛伤津，或大汗、大吐、大下，或失血过多，或由久病、重病精血内夺等原因所致。内燥证主要的病变部位在肺、肾、胃和大肠。肾主水，主一身之阴，故肾尤为重要。内燥以唇鼻咽等部位干燥、皮肤干涩粗糙、毛发干枯不荣、肌肉削瘦、小便短少、大便干结等“津亏”或“血燥”的症状为主要临床表现。

外燥与内燥，其临床表现均有干涩之象，但其病因病机不同。外燥是由感受外界燥邪所致，主要发生在秋季，病主要在肺、皮肤、口鼻等部位。内燥主要是因人体阴液亏虚，或汗、吐、下太过耗伤阴液所致，无明显季节性，其病位主要在肺、肾、胃、大肠等。

（六）火（热）邪

1. 火（热）的自然特性

火热为阳盛所生，火有形而热无形，火为热之源，热为火之气，故均具炎热特性。火色红亮，其性升腾。火能化物，易使液体蒸发耗散；火旺生风，火得风更旺。火（热）盛于夏季，但不如暑邪那样具有明显的季节性，一年四季均可见火热为病，如春有春温，夏有暑温，秋有温燥，冬有冬温。

2. 火（热）邪的性质和致病特点

（1）火为阳邪，其性炎上：火热之邪具燔灼、躁动、升腾、上炎之性，故为阳邪。“阳胜则热”，火热之邪伤人，常表现出一派阳热征象，如高热、恶热、肌肤灼热、面红目赤、脉洪数等。又因火邪升腾炎上，故以头面部火热症状尤为突出，如心火上炎则口舌生疮糜烂；胃火上扰，则牙龈肿痛、口臭；肝火上炎则目赤肿痛、头晕头痛等。

（2）火易伤津耗气：火热之邪，蒸腾于内，最易迫津外泄而大汗，消烁津液，使人体阴津耗伤，故火邪致病，除见热象外，往往伴有口渴喜冷饮，咽干舌燥，小便短赤，大便燥结等津伤液耗之症。由于津液受火煎熬而耗伤，故机体的分泌物、排泄物变为黄而稠，并伴有热感，如鼻涕黄稠、目眵黄浊、小便黄混、疮疡脓水黄稠、带下黄赤等。

由于阳热过盛，机体阳气代谢增强，而消耗大量阳气，即“壮火食气”、“壮火散气”。另外，热盛迫津外泄而汗出，势必导致气随津脱而致气的耗伤。气伤则全身机能衰退，而见少气懒言、神疲乏力等气虚之症。

（3）火（热）易生风动血：火邪易引起肝风内动和血液妄行。①生风：火热之邪侵袭人体，往往燔灼肝经，劫耗津血，使筋脉失于濡养，而致肝风内动，此称为“热极生风”。风火相煽，临床表现为高热、神昏谵语、四肢抽搐、颈项强直、角弓反张、目睛上视等。②动血：火性燔灼，不仅使血行加速，且易灼伤脉络，而迫血妄行，引起各种出血，如吐血、衄血、便血、尿血以及皮肤发斑、妇女月经过多、崩漏等。

（4）火邪挟毒，易致肿疡：《医宗金鉴》说：“痈疽原是火毒生。”“火毒”、“热毒”是引起疮疡的主要原因，火热之邪挟毒入于血分，聚于局部，腐肉败血，则发为痈肿疮疡，以局部红肿热痛为临床特征。

（5）火（热）易扰心神：心主神志，属火，为阳中之阳。火与心气相应，故火热之邪伤于人体，最易扰乱神明，出现心烦失眠、狂躁妄动，甚至神昏谵语等。

3. 内火

内火是由于阳盛有余，或阴虚阳亢而产生的火热内扰的病理状态。常见阳气过盛化火、邪郁化火、五志过极化火、阴虚火旺等。临床上有虚实之分，其中阳盛属实火，多见于心、肝、肺、胃等脏腑的火热病变，主要的症状是口舌糜烂、目赤口苦、烦躁不安、渴喜冷饮、咯吐黄痰或脓血、大便秘结、小便短赤等；阴虚者属虚火，多见于肝、肾、心、肺的病变，其主要的症状是五心烦热、失眠盗汗、两颧潮红、舌红少津等。

外火多由感受温热之邪或风寒暑湿燥五气化火所致，内火则为脏腑阴阳气血失调或五志化火而致。但外火与内火又相互影响，内生之火可招致外火，如平素阴虚或阳盛者，感受六淫邪气之后，常致五气从火而化。而外火亦可引动内火，如外火灼伤津血，常引动肝阳，化火生风等。

附：火（热）含义的比较

1. 温、热、火、暑的含义

温、热、火、暑均为阳热所化，同为一气，但又有一定的差别，如“温为热之渐，火为热之极”。下面作一简要比较：

（1）温与热：这里的温和热均指病邪而言。温为热之渐，热为温之甚，二者仅是程度不同，没有本质区别，故常温热混称。温病学所说的温邪，泛指一切温热邪气。

（2）暑与火：暑为夏季主气，乃火热所化，可见暑即热邪。但暑独见于夏季，纯属外邪，无内暑之说。而火（热）为病没有明显的季节性。

（3）火与热：火与热，本质皆为阳盛，故往往火热并称。但二者仍有一定的区别。一是：热纯属病邪，火有正邪、虚实之分，如“少火”可以生气，为生理之火；“壮火”可以食气，为病理之火。二是，热多属于“外感”，如风热、暑热、温热之类病邪；而火常为内生，多由脏腑阴阳气血失调所致，如心火、肝火、胃火，及“气有余便是火”、“五志化火”等。

2. 诸火的含义

中医学中有关“火”的名词较多，有着不同的含义，这里作一简要的比较：

（1）少火壮火：少火，为生理之火，又被称为“正火”。少火是对人体具有温煦生化作用的阳气，故《素问·阴阳应象大论》说“少火生气”。壮火，为病理之火，又被称为“邪火”。壮火是由于阳热亢盛而产生，是耗散人体正气的病邪，故《素问·阴阳应象大论》说：“壮火食气”。

（2）外火内火：外火，是指感受自然界的火热之邪，也可由风寒暑湿燥五邪转化而来，即所谓“五气化火”。内火，多因脏腑功能紊乱，阴阳气血失调所致，如“阴虚生内热”，“气有余便是火”；情志过极亦可郁而化火，即所谓“五志化火”。外火为实火，内火有虚火与实火之别。

（3）实火虚火：实火，为阳热亢盛引起的实热证。虚火，为阴虚不能制阳，“阴虚生内热”的虚热证。也有将阴盛格阳的真寒假热证归于虚火者，详见八纲辨证。

（4）君火相火：少火又分为君火和相火，“君火”为心之阳气，“相火”为肝、胆、肾、三焦之阳气。肾阳又称“龙火”、“命火”，肝阳也称“雷火”。君火与相火相互配合，以温养脏腑，推动人体的功能活动。君火仅指正气而言，若过旺便是“心火炽盛”。而相火包括正邪两个方面，若过旺便称为“相火妄动”。心火炽盛和相火妄动均可导致疾病，此时则属于壮火（病理之火）。

（5）阴火阳火：古人还有阴火和阳火之说，其含义尚无定论，主要有以下观点：一是从生理部位而言，心居上焦阳位而肾居下焦阴位，故大都认为心火为阳火，肾火（命火）为阴火。二是从病理性质而论，阳火病性属热而治法宜清忌温，阴火病性属寒而治法宜温忌清；阳火指前述的外火与内火。阴火是一种假热，阴火发生机理有二，一是肾阳虚极，不能潜藏而反浮越，以致虚阳亢奋，而见肾虚格阳的阴火证；二是脾气虚甚，导致血虚，使气失所附，引起虚阳亢奋，而见脾虚发热的阴火证。

表6－1　六淫性质和致病特点简表

性质			致病特征
风邪	风为阳邪 轻扬开泄	风性轻扬，升散，向上向外	1. 易袭阳位，常侵犯头面、肺脏、肌表等部位。如头项强痛、鼻塞咽痒、咳嗽、面肌麻痹等 2. 导致腠理开泄，如汗出、恶风等
	善行数变	行无定处 善行走窜，变化迅速	1. 病变部位不定，如荨麻疹、行痹 2. 发病急，变化多，传变快，如中风、惊风、痛风
	主　动	风胜则动，动摇不定	有明显动摇症状，如眩晕、震颤、抽搐等
	为百病之长	易与它邪相合，为外邪致病的先导	易合他邪兼夹致病，如风寒、风湿、风热、风燥等
寒邪	寒为阴邪 易伤阳气	阴盛则阳病	寒象明显，如形寒怕冷、四肢不温、脘腹冷痛等
	寒性凝滞	寒胜则痛，主痛	气血凝滞，经脉不通，不通则痛
	寒性收引	收敛挛急	1. 肌腠闭塞，毛窍收缩，如恶寒、发热、无汗等 2. 筋脉经络拘急，关节屈伸不利，筋脉拘挛作痛
暑邪	暑为阳邪 暑性炎热	阳热亢盛	阳热症状明显，如高热、目红、面赤、心烦、脉洪大
	暑性升散	耗气伤津	1. 伤津：如汗出、口渴喜饮、尿少短赤 2. 耗气：如气短、乏力、甚则突然昏倒、不省人事
	暑多挟湿	湿与热合	暑热致病，常见胸闷脘痞，四肢倦怠，便糖不爽等湿阻症状。
湿邪	湿为阴邪	阻遏气机 损伤阳气	1. 气机阻滞，如身困、胸闷、脘痞等 2. 阳气损伤，尤以损伤脾阳为著，如泄泻、水肿等
	湿性重浊	沉重重着 秽浊垢腻	1. 症状有沉重特性，如头重如裹、身体困重、关节重着等 2. 排泄物和分泌物秽浊不清，如面垢、眵多、尿浊、下痢黏液、带下等
	湿性黏滞	黏腻停滞	1. 症状具黏滞性特点，如大便不爽、小便涩滞、分泌物黏滞、舌苔腻 2. 病程具缠绵性特点，起病缓，传变慢，病程迁延，缠绵难愈
	湿性趋下	湿类于水，水性趋下	易伤及人体下部，如下肢水肿、淋浊、泄痢、妇女带下
燥邪	燥性干涩 易伤津液	损耗津液，失于濡润	干燥症状明显，如口干、唇燥、鼻咽干燥、皮肤干燥、毛发干枯、大便干结、舌苔干
	燥易伤肺	损伤肺阴，失于清肃	常见肺脏病症，如干咳、痰少、或痰黏难咯、痰中带血

续表

性质			致病特征
火邪	火为阳邪	阳胜则热	1. 表现一派阳热征象，如高热、恶热、肤肌灼热、面红目赤、脉洪数等
	其性炎上	火具燔灼、躁动、升腾、上炎之性	2. 头面部火热症状突出，如口舌生疮糜烂、牙龈咽喉肿痛、目赤肿痛等
	伤津耗气	阳胜则阴病 气随津耗	1. 伤津：如汗出、口渴、咽干舌燥、小便短赤、大便燥结等 2. 耗气：如少气懒言、肢倦乏力等
	生风动血	热极生风 血热妄行	1. 生风：如高热、神昏谵语、四肢抽搐、颈项强直、角弓反张等 2. 动血：出现各种出血症状
	火邪挟毒易致肿疡	血热肉腐	易致痈疽疮疡，以局部红肿热痛为特征
	易扰心神	火与心气相应	易扰乱神明，出现心烦失眠、狂躁妄动、神昏谵语等

二、疠气

（一）疠气的基本概念

疠气，是一类具有强烈传染性的外邪。在中医文献中，疠气又称为“疫气”、“疫毒”、“戾气”、“异气”、“毒气”、“乖戾之气”等。疠气引起的疾病称为“疫病”、“瘟病”或“瘟疫病”。疠气与六淫不同，《温疫论》明确提出：“夫温疫之为病，非风非寒非暑非湿，乃天地间有一种异气所感。”可见疠气虽然也属于外感病因，但是与六淫邪气有本质上的不同，除了不具备六淫邪气的主要特征外，更为突出的是具有强烈传染性。

疠气侵袭人体，主要从口鼻而入致病，也可随饮食入里或蚊叮虫咬而发病，还可以因为接触而传染致病。

疠气致病的种类很多，中医学对于各类传染性强的疾病有较深刻的认识，在各类医学文献中都有相当多的记载，如大头瘟、虾蟆瘟、疫痢、白喉、烂喉丹痧、天花、霍乱、鼠疫等等，在这些名称中包括了现代医学许多传染病和烈性传染病。

（二）疠气的致病特点

1. 传染性强，易于流行

疠气可通过空气、食物等途径在人群中传播，故具有强烈的传染性和流行性。《温疫论》说：“此气之来，无论老少强弱，触之者即病。”当然，疠气致病既可大面积流行，也可散在的发生。

2. 发病急骤，病情危重

一般来说六淫致病比内伤杂病发病急，但疠气比六淫发病更急。《温疫论》提及某些疫病，如“瓜瓤瘟、疙瘩瘟，缓者朝发夕死，重者顷刻而亡。”足见疠气致病发病急骤，来势凶猛，病情危笃。

3. 一气一病，症状相似

疠气种类繁多，一种疠气引起一种疫病，故当某一种疠气流行时，其临床症状基本相似，故《素问遗篇·刺法论》称“五疫之至，皆相杂易，无问大小，症状相似。”如白喉，无论患者是男是女，均表现为鼻、咽、喉黏膜有白色假膜形成，犬吠样咳嗽和全身毒血症状。说明疠气具有一种特异的亲和力，会专门侵犯某脏腑经络或某一部位发病，所以“众人之病相同。”

（三）疠气形成和疫病流行的因素

1．气候因素

自然气候的反常，如久旱酷热、水涝、湿雾瘴气等，均可滋生疠气而导致疾病的发生。

2．环境和饮食卫生

环境卫生不好，如水源、空气污染也会滋生疠气。同样，食物污染，饮食不当也可引起疫病发生。临床上见到的疫痢、疫黄多为疫毒随饮食进入体内而发病。

3．预防隔离

预防隔离措施不力往往会使疫病发生或流行，这是因为疠气具有强烈的传染性，人触之者则病。

4．社会因素

社会因素对疠气的发生与疫病的流行也有较大的影响。如战乱和灾荒，社会动荡不安，人们的工作环境恶劣，生活极度贫困，卫生防疫条件落后等，则疫病易于发生和流行。社会安定，卫生防疫工作得力，传染病即能得到有效的控制。

第二节　内伤病因

内伤病因，简称内伤，泛指因人的情志或行为不循常度，超过人体自身调节范围，直接伤及脏腑而发病的致病因素。内伤病因是与外感病因相对而言的，它包括七情、过劳、过逸、饮食失宜等。

一、七情内伤

（一）七情致病的条件

七情是指人的喜、怒、忧、思、悲、恐、惊七种情志变化。在正常的情况下，七情是人体对客观外界事物和现象所作出的七种不同的情感反应，是人体正常的机能状态，是生命的重要指征，不会使人发病。只有突然、强烈或长期持久的不良情志刺激，超过了患体心理承受和调节能力，引起脏腑气血功能紊乱，才会导致疾病的发生。此时的七情便为致病因素，由此而导致疾病。不良情志刺激包括许多方面，如政治地位丧失，经济上的破落；工作环境和条件恶劣，工作过于紧张繁忙；生活及家庭突变，如亲人丧亡、失恋、离婚；家庭矛盾突出，人际关系紧张，生活环境的乱脏差等，都会不断产生各种不良情绪，导致身心损伤而致病。

心理承受和调节能力，与个体脏腑气血阴阳、心理特征与身体素质密切相关。如肝气郁结者常表现为抑郁不乐，而肝郁化火者则常心烦易怒。性格开朗，形体壮实者，对外界刺激的承受和调节能力较强，不易发生情志异常而生病。性格内向，形体瘦弱者，对外界刺激的承受和调节能力较差，易发生情志异常而生病。

（二）七情的致病特点

七情直接影响内脏，使脏腑气血失调，导致各种疾病的发生。概括起来，七情致病具有下列三个特点：

1. 直接伤及内脏

由于五脏与情志活动有相对应的关系，因此，七情太过可损伤相应的脏腑。例如心主喜，过喜则伤心；肝主怒，过怒则伤肝；脾主思，过思则伤脾；肺主忧，过忧则伤肺；肾主恐，过恐则伤肾。但也要认识到，因为人是一个有机的整体，因此在情志因素引发的病理变化中不会仅仅局限于单一的脏腑，而会在人体多方面出现变化。

心主血而藏神，肝藏血而主疏泄，脾主运化，为气血生化之源，为气机升降出入之枢纽。从临床上看，七情致病以心、肝、脾三脏为多见。如惊喜伤心，可致心神不宁，出现心悸、失眠、健忘，甚则精神失常等。郁怒伤肝，肝经气郁则见两胁胀痛、善太息、咽中如有物梗阻等；或气滞血瘀则见胁痛、妇女痛经、闭经、癥瘕等症。思虑伤脾，脾失健运则可见食欲不振、脘腹胀满、大便溏泄等症。因心为人体生命活动的主宰，为五脏六腑之大主，故七情致病皆从心而发。

2. 影响脏腑气机

七情致病常常影响脏腑气机，导致气血运行紊乱。

（1）怒则气上：怒为肝之志，过度愤怒，可影响肝的疏泄功能，导致肝气上逆，血随气逆，并走于上。临床上常见肝气上逆的症状有：头胀头痛，面红目赤，呕血，甚则昏厥卒倒。

（2）喜则气缓：喜为心之志，正常情况下，喜能缓和精神紧张，使心情平静舒畅。但暴喜过度可使心气涣散不收，神不守舍，出现精神不能集中，甚则失神狂乱的症状。

（3）悲则气消：悲为肺之志，悲则气消，过度悲忧会损伤肺气，从而出现气短、精神萎靡不振、乏力等症。

（4）恐则气下：恐为肾之志，恐惧过度，可使肾气不固，气泄于下。临床上常见的气泄于下的症状有二便失禁，甚至昏厥、遗精等。

（5）惊则气乱：是指突然受惊，损伤心气，导致心气紊乱，心无所倚，神无所归，出现心悸、惊恐不安等症状。

（6）思则气结：思为脾之志，思虑过度，可导致脾气郁结，从而出现纳呆、脘腹胀满、便溏等脾失健运的症状。思发于脾而成于心，故有“思虑伤心脾”之说，思虑过度，还可出现失眠多梦等症。

3. 影响病情变化

临床上有许多疾病，在患者有剧烈情志波动时，往往会使病情加重，或急剧变化。如有高血压病史的患者，若遇恼怒，可使阳升无制，血气上逆，发生突然昏倒，或半身不遂、口眼歪斜等。心脏病患者，也可因突然剧烈情志波动，出现心绞痛、心肌梗塞，甚至猝然死亡。相反，若病后情绪乐观，可使“气和志达，营卫通利”（《素问·举痛论》），则有利于缓解病情，恢复健康。

二、劳逸过度

必要的劳动和必需的休息是人体生存和保持健康的基本条件，适度的劳作运动有助于气血流通，增强体质；必要的休息可以消除疲劳，恢复体力和脑力，因此，劳动与休息均有利于维持人体正常的生理活动，不会使人发病。《素问·经脉别论》说“生病起于过用”。长时间的过度劳累或过度安逸，则能成为致病因素而致人发病。因此，作为致病因素的劳逸是指过度疲劳和过度安逸，简称过劳和过逸。

（一）过劳

过劳，古称劳倦，包括劳力过度、劳神过度和房劳过度三方面。

1. 劳力过度

是指持久地从事繁重或超负荷的体力劳作，积劳成疾。其致病特点主要有两方面，一是“劳则气耗”（《素问·举痛论》）。由于体力劳动要耗气，劳力过度则易致气虚。二是外损形体，内伤脏腑。体力之劳，主要是筋肉骨节运动，劳力太过易损及肌肉筋骨。脾主四肢和肌肉，肝主筋，肾主骨，劳力太过，也会内伤脾、肝、肾等脏腑。

2. 劳神过度

指思虑、脑力劳动太过。脾生血而主思，心主血而藏神，思虑太过则可暗耗心血，损伤脾气，出现心悸、健忘、失眠、多梦及纳呆、腹胀、便溏等。

3. 房劳过度

主要指性生活不节，如房事过度、早婚、手淫等。肾藏精，主封藏，性生活不节，房事过频，则可损伤肾中精气，临床上可见腰膝痠软、眩晕耳鸣、精神萎靡，或遗精、早泄、阳痿，或月经不调，或不孕不育等症。

（二）过逸

过逸，是指过度安逸。不劳动，又不运动，使人体气血运行不畅，筋骨柔脆，脾胃呆滞，体弱神倦，或发胖臃肿，动则心悸、气喘、汗出等，还可继发其他疾病。《素问·宣明五气篇》说：“久卧伤气”，就是这个道理。此外，长期懒于动脑，过分安逸，也不利于健康，会出现记忆力减退，反应迟钝，精神萎靡等，甚或导致脏腑功能失调而百病丛生。

三、饮食失宜

饮食是人体摄取食物，转化成水谷精微及气血，维持生命活动的最基本条件。但是，饮食失宜，又常常成为致病因素。饮食失宜包括饥饱失常、饮食不洁和饮食偏嗜三个方面。

（一）饥饱失常

人体生命活动的维持必须有足够的饮食供给营养，以保证机体的生长发育和活动的需要。良好的饮食习惯，应适量定时。每个人的适度饮食量根据其年龄、性别、体质、工作种类等而不同，其基本的要求应是满足人体的营养需要，以保证生命的机能正常发挥。

过饥：摄食不足，化源缺乏，气血得不到足够的补充而衰少，临床上常可出现面色不华、心悸气短、全身乏力等症状，同时还可因为正气虚弱，抵抗力降低而继发其他病证。

过饱：摄食过量或暴饮暴食，超过了人体脾胃的受纳运化能力，则可导致饮食阻滞，脾胃损伤，出现脘腹胀满、嗳腐吞酸、厌食、吐泻等症，故《素问·痹论》说：“饮食自倍，肠胃乃伤。”小儿由于脾胃功能较弱，又加食量不能自控，故常易发生食伤脾胃的病证。食积日久，既可郁而化热，又可聚湿生痰，久则酿成疳积，出现面黄肌瘦、脘腹胀满、手足心热、心烦易哭等症。由于人们生活水平的提高，营养过剩已经成为一种过饱的新形式，肥胖症已成为很多疾病的发病基础。

(二) 饮食不洁

饮食不洁是指食用不清洁、不卫生或陈腐变质或有毒的食物。饮食不洁可引起多种胃肠道疾病，出现腹痛、吐泻、痢疾等。也可引发寄生虫病，如蛔虫病、蛲虫病、寸白虫病等。若进食腐败变质或有毒食物，可致食物中毒，常出现剧烈腹痛、吐泻，重者可出现昏迷或死亡。

(三) 饮食偏嗜

饮食应结构合理，五味调和，寒热适中，无所偏嗜，才能使人体获得各种需要的营养。若饮食偏嗜或膳食结构失宜，或饮食过寒过热，或五味偏嗜，均可导致阴阳失调，或营养缺乏而发生疾病。

1. 五味偏嗜

人的精神气血，都由五味资生。饮食的五味与人体的五脏，各有其亲和性。《素问·至真要大论》说："夫五味入胃，各归所喜，故酸先入肝，苦先入心，甘先入脾，辛先入肺，咸先入肾。"如果长期嗜好某种食物就会造成与之相应的内脏机能偏盛，久之还可损伤其他脏腑，破坏五脏的平衡协调，导致疾病的发生。如《素问·五脏生成篇》所说"多食咸，则脉凝泣而变色；多食苦，则皮槁而毛拔；多食辛，则筋急而爪枯；多食酸，则肉胝而唇揭；多食甘，则骨痛而发落。"从临床实际看，偏嗜肥甘厚味，易内生痰热，阻滞气血，造成多种病证，如胸痹、肥胖病、痈肿疮疡等。故《素问·生气通天论》说："高粱之变，足生大丁。"脚气病、夜盲症、瘿瘤等均是五味偏嗜的结果。

2. 寒热偏嗜

食物有寒热温凉之别，偏嗜寒性食物和偏嗜热性食物，与偏嗜五味一样，均可导致疾病的发生。如过食生冷寒凉之品，可损伤脾胃阳气，从而内生寒湿，发生腹痛泄泻等症；若偏嗜辛温燥热之品，则可导致胃肠积热，出现口渴、口臭、腹满胀痛、便秘，或酿成痔疮等症。

3. 偏嗜烟酒

酒多为粮食和果品所酿，富有营养和一定的药用价值，适量的饮酒可宣通血脉，舒筋活络，对人体有一定的好处，但是饮酒无度则可造成多种疾病。长期、过量的饮酒，易损伤脾胃，聚湿生痰，化生湿热。若痰浊湿热阻滞气血运行，可使血脉瘀阻变生癥积。烟草含有多种毒性物质，吸烟有损于健康，尤其是对心、肺、胃的损害最大。

第三节 病理产物性病因

在疾病发生和发展过程中，原因和结果可以相互交替和相互转化。在疾病过程中形成的病理产物又可成为新的病证发生的病因，此称为病理产物性病因，也称继发性病因。病理产物性病因包括"痰饮"、"瘀血"、"结石"三大类。

一、痰饮

(一) 痰饮的基本概念

痰饮是由于多种致病因素作用于人体后，引起机体水液代谢障碍所形成的病理产物。这种病理产物一经形成便作为一种新的致病因素作用于机体，导致脏腑功能失调，继而引起各种复杂的病理变化。

痰饮同源而异流，都是人体的津液在输布和排泄过程中发生障碍，停留于体内而形成的病理产物。一般认为湿聚为水，积水成饮，饮凝成痰。就形质而言，稠浊者为痰，清稀者为饮。由于痰饮均为津液在体内停滞而成，因而许多情况下痰、饮并不能截然分开，故常常统称“痰饮”。本节所言“痰饮”，包括痰和饮。

痰有有形和无形之分：有形之痰，指视之可见，触之可及，闻之有声的痰而言。如咳出之痰液，呕恶而出之痰涎。无形之痰，指视之不见，触之难及，闻之无声，只见其症，不见其形的痰而言。无形之痰虽隐伏难见，但通过辨证求因的方法，仍可确定为痰证。

饮，指大量清稀的水液停留在机体的各种空腔内。停留在不同的部位，可产生不同的病证，故《金匮要略》把饮证分为“支饮”、“悬饮”、“痰饮”、“溢饮”等四饮。

（二）痰饮的形成

痰饮多由外感六淫或饮食、七情所伤，使脏腑气化功能失常，水液代谢障碍，以致水津停滞，聚湿酿痰而成。脏腑中，肺、脾、肾、三焦对水液代谢关系最为密切。肺为水之上源，主宣降，敷布津液，通调水道；脾主运化水湿，为“生痰之源”；肾阳主水液蒸化；三焦为水液运行的道路。故肺、脾、肾及三焦功能失常，均可聚湿而生痰饮。痰饮形成后，饮多留积于肠、胃、胸胁、腹腔及肌肤；痰则随气升降流行，内而脏腑，外至筋骨皮肉，无处不到，造成各种复杂的病理变化。

表6-2　痰饮的病证归纳表

- 痰饮的病证
  - 痰（稠浊）
    - 有形之痰——为可咯出或呕出体外的有形可见的痰涎
    - 无形之痰——停滞脏腑组织经脉中，无形可见，无处不到
      - 心——心悸、失眠、神昏、癫狂
      - 肺——胸闷、咳嗽、气喘、痰多
      - 胃——脘痞、呕恶
      - 胆——失眠多梦、惊悸、目眩
      - 头——眩晕、头重、耳鸣
      - 咽喉——喉中梗阻（梅核气）
      - 胸胁——胀满疼痛
      - 四肢——麻木疼痛
      - 经脉筋骨——瘰疬、痰核、阴疽、瘫痪
  - 饮（清稀）——四饮
    - 溢饮——饮溢肌肤
    - 悬饮——饮在胸胁
    - 支饮——饮在胸膈
    - 痰饮——饮在肠间

（三）痰饮的致病特点

1. 阻滞气机，阻碍气血

痰饮为有形的病理产物，一旦形成既可阻滞气机，影响脏腑之气的升降，又可以流注经络，阻碍气血的运行。例如痰饮停留于肺，使肺失宣降，可出现胸闷、咳嗽、喘促等症；水湿困阻中焦脾胃，则可见脘腹胀满、恶心呕吐、大便溏泄等。痰浊流注经络，易使经络阻滞，气血运行不畅，出现肢体麻木、屈伸不利，甚至半身不遂等。痰若结聚于局部则形成痰

核、瘰疬，或阴疽流痰等。

2．病证复杂，变化多端

痰饮乃水湿停聚所成，可随着气的升降，内而脏腑，外至筋骨皮肉，无所不至，引起许许多多的病证。如饮逆于上，可见眩晕；水注于下，则见足肿；湿在肌表，可见身重；湿停中焦，则影响脾胃的运化。尤其是痰所致的病证更为广泛，如咳、喘、悸、眩、呕、膈、积、癫、痫、痛、痹、瘰、疽、瘿等。这些病证上达于头，下至于足，内至脏腑，外达肌肤，故有"百病皆由痰作祟"、"怪病多痰"之说。

3．病势缠绵，病程较长

痰饮皆由体内水湿积聚而成，具有重浊黏滞的特性，因而痰饮致病均表现为病势缠绵，病程较长。临床上常见由痰饮所致的咳喘、眩晕、胸痹、癫痫、中风、痰核、瘰疬、瘿瘤、流痰等，多反复发作，缠绵难愈，治疗困难。因此，痰病又常被称之为"顽痰"。

4．易蒙蔽神明

心主神明，心之气血充盈，功能正常，则神志清晰，思维敏捷。若痰饮内停，影响及心，往往蒙蔽神明，出现一系列神志失常的病证。如痰迷心窍可见胸闷心悸、或痴呆、或癫证等；痰火扰心可见失眠、易怒、喜笑不休，甚则发狂等症。

5．多见腻苔滑脉

虽然痰饮致病，变化多端，可见到各种各样的症状，但是也有一些共同的病理特点，如舌象的典型变化为腻苔和滑苔。脉象也有特点，常见为滑脉或弦脉。因此，舌象与脉象，在痰饮的辨证求因中有重要的意义。

二、瘀血

（一）瘀血的基本概念

瘀血是体内血液凝聚停滞所形成的病理产物。瘀血既指积于体内的离经之血，又包括阻滞于血脉及脏腑内运行不畅的血液。由于瘀血失去正常血液的功能，因而又有恶血、败血、衃血、蓄血等名称。瘀血既是在疾病过程中形成的病理产物，又可成为某些疾病的致病因素。

（二）瘀血的形成

导致瘀血形成的原因，仍不外乎外邪入侵、情志所伤、饮食、劳逸以及外伤等。形成瘀血的机理可概括为以下五个方面。

1．气虚

气为血之帅，血液的正常循行依靠气的推动和固摄。气虚，一方面无力推动血液运行，导致血行迟滞形成瘀血；另一方面，气虚无力统摄血液，可导致血溢脉外为瘀。

2．气滞

气行则血行，气滞血亦滞，因此，气滞常可导致血瘀。《沈氏尊生书》亦说："气运于血，血随气以周流，气凝血亦凝矣，气凝在何处，血亦凝在何方。"

3．血寒

血得温则行，得寒则凝。感受外寒，或阳虚内寒，均可使血液凝涩，运行不利而成瘀。

4. 血热

热入营血，血与热邪互结，血液受热煎熬而黏滞，运行不畅；或热邪灼伤脉络，血溢脉外，留于体内，均可形成瘀血。

5. 出血

各种外伤，诸如跌打损伤、负重过度、金刃所伤、手术创伤等，致使脉络破损，使血离经脉；或如脾不统血，肝不藏血而致出血；或妇女经血不畅，所出之血不能及时排出或消散，积滞于体内则成瘀血。

此外，中医学中尚有“久病从瘀”的说法，其实，这主要是说明各种病证久治不愈，必定会由浅入深发展，影响血液循行，导致瘀血的发生。叶天士“初病在气，久病在血”的论点是对“久病从瘀”的最好阐释。

(三) 瘀血的致病特点

瘀血形成之后，不仅失去正常血液的濡养作用，而且反过来又会影响全身或局部血液的运行，产生疼痛、出血、癥块以及“瘀血不去，新血不生”等不良后果。瘀血的病证虽然繁多，但其临床表现有以下共同特点：

1. 疼痛

一般多表现为刺痛，痛处固定不移，拒按，多夜间益甚。

2. 肿块

肿块固定不移，在体表局部青紫肿胀，在体内多为癥块，质硬，或有压痛。

3. 出血

血色紫暗或夹有瘀块。

4. 望诊

面部、口唇、爪甲青紫。舌质紫暗，或舌质有瘀点、瘀斑，或舌下静脉曲张。久瘀可见面色黧黑，或肌肤甲错，或红丝赤缕，或腹壁青筋暴露。

5. 脉诊

常见沉涩、细涩或结代等脉象。

三、结石

(一) 结石的基本概念

结石是体内湿热浊邪蕴结不散，煎熬而形成的砂石样的病理产物。常见的结石有肝、胆结石，肾、膀胱结石，胃结石等。结石是在疾病过程中形成的病理产物，但又可成为继发性致病因素。

(二) 结石的形成

1. 饮食不节

饮食偏嗜肥甘厚味，影响脾胃运化，内生湿热，蕴结肝胆，湿热煎熬，久淤而为胆石；留于下焦，气机不利，则湿热淤结而为肾石。若空腹多吃柿子等物，影响胃的受纳通降，可形成胃结石。此外，某些地域的饮水中含有过量或异常的矿物和杂质，也是促进结石形成的原因之一。

2．情志内伤

情志失调，肝胆气郁，使肝失疏泄，胆气不达，胆汁蕴结，日久煎熬浓缩，形成结石。

3．服药不当

长期服用钙、镁、铋等药物，与浊物、水湿、热邪相合，酿成结石。

此外，蛔虫窜胆（蛔厥），死后淤积不去，久则形成胆道结石。

（三）结石的致病特点

1．多发于空腔性脏器

结石多发生在脏器的管腔内，如胆囊、胆管、肾盂、输尿管、膀胱及胃腔等。因为这些空腔性脏器，主传导水谷和化物，以降为顺，以通为用。若传导失常，浊物内停，阻滞气机，则易酿成结石。

2．病程较长，症状不定

结石是湿热气血瘀阻，日久煎熬而成，除胃柿石外，其余结石的形成过程均较长。临床上由于结石的大小和停留的部位不同，可产生不同的症状。一般说来，结石小，病情较轻，有的甚至可无任何症状。反之，结石大，则病情较重，症状也更为明显、复杂。

3．易阻滞气机，损伤脉络

结石为有形病理产物，停留在脏腑器官内，多易阻滞气机，影响气血、水谷、水液等运行与排泄。如胃内结石，阻滞气机，影响水谷的腐熟和传输。胆内结石，影响肝胆气机疏泄以及胆汁的正常排泄。肾、膀胱结石则致气化不利，影响水液排泄。此外，结石还可损伤脉络而引起出血。

4．疼痛

结石停留体内，影响气血的运行，一般可见到局部的胀痛、痠痛等症状。然一旦结石导致通道梗阻不通，则可发生剧烈的绞痛。如胆结石发生梗阻时可见右胁腹绞痛。肾结石发生梗阻时可见腰或少腹绞痛。结石性疼痛具有间歇性特点，发作时剧痛难忍，而缓解时如常人。

第四节　其他病因

一、外伤

外伤是指因受外力如扑击、跌仆、利器等击撞，以及虫兽咬伤、烫伤、烧伤、冻伤等而致形体组织损伤的因素。

（一）外力损伤

枪弹伤、金刃伤、跌打损伤、持重努伤这类外伤，均为外力直接作用于人体，直接损伤人体的皮肤、肌肉、筋脉、骨骼以及内脏。轻则可引起皮肤肌肉瘀血肿痛、出血或筋伤骨折、脱臼等；重则损伤内脏，或出血过多，可导致昏迷、抽搐，甚至亡阳等严重病变。临床上，这些外伤除常引起出血症状外，还往往会因血溢脉外不散而引起瘀血。

（二）烧烫伤

烧烫伤多由沸水、烈火、高温物品、高压电流等作用于人体所引起。烧烫伤属于火毒为患，机体受到火毒侵害，受伤的部位一般立即可以出现各种症状。轻者，损伤肌肤，创面红、肿、热、痛或起水泡。重者，损伤肌肉筋骨，创面呈皮革样，或蜡白，或焦黄，或炭化，痛觉反而消失。更甚者，火毒内侵脏腑，出现烦躁不安、发热、口渴、尿少尿闭等症，有的可亡阴亡阳而死亡。

（三）冻伤

冻伤是指人体遭受低温侵袭引起的全身性或局部性损伤。冻伤在我国北方冬季最为常见。一般来说，温度越低，受冻时间越长，则冻伤程度越重。冻伤可分为全身性冻伤和局部性冻伤。

1. 全身性冻伤

又称“冻僵”。寒主凝滞收引，易伤阳气，阴寒过盛，阳气损伤，则机体失于阳气的温煦和推动血行作用。初则为寒战，继则体温逐渐下降，面色苍白，唇舌指甲青紫，感觉麻木，逐渐昏迷，呼吸减弱，脉迟细。如不救治，易致死亡。

2. 局部性冻伤

多发生在手、足、耳廓、鼻尖和面颊部，俗称“冻疮”。受冻部位因寒性收引致经脉挛急而缺血，继则因寒性凝滞而气滞血瘀。初起可见局部皮肤苍白、冷麻，继则肿胀青紫、痒痛灼热，或出现大小不等的水疱，水疱破后可致溃疡。

（四）溺水

因意外原因导致沉溺水中，如不能及时获救，水入肺胃，可致气道窒塞，呼吸不通，气体交换障碍。轻者可经抢救复苏，重者每致溺死。

二、虫兽伤

（一）虫螫伤

某些虫类可通过毒刺及毒毛刺螫或口器刺吮损伤人体而导致发病，常见的虫螫伤有蜂螫伤、蜈蚣咬伤、蝎螫伤以及毛虫伤人等。这些虫螫伤，轻者，局部红肿疼痛，重者可引起高热、寒战等全身中毒症状。

（二）毒蛇咬伤

毒蛇咬伤人体，其毒汁通过毒牙侵入人体而致人发病。不同的毒蛇含有不同的毒汁，对人体损害也不同，因而其临床表现也不一样。一般将蛇毒分为风毒、火毒和风火毒三类。

1. 风毒（神经毒）

常见于银环蛇、金环蛇和海蛇咬伤。伤口以麻木为主，无明显红肿热痛。其全身症状，轻者头晕头痛，出汗胸闷，四肢无力。重者昏迷，瞳孔散大，视物模糊，语言不清，流涎，牙关紧闭，吞咽困难，呼吸减弱或停止。

2. 火毒（血循毒）

常见于蝰蛇、尖吻蝮蛇（五步蛇）、青竹蛇和烙铁头蛇咬伤。伤口红肿灼热疼痛，起水泡，甚至发黑，日久溃疡。全身可见寒战发热，肌肉痛，皮下或内脏出血，如尿血、便血、吐血、衄血，继则出现黄疸和贫血等，严重者中毒死亡。

3. 风火毒（混合毒）

如蝮蛇、眼镜蛇、眼镜王蛇咬伤。临床表现有风毒和火毒的症状。

（三）兽咬伤

狂犬咬伤之初仅见局部红肿疼痛、出血，伤口愈合后，经过一段潜伏期，然后出现头痛、烦躁不安、恐水、恐风、恐声、牙关紧闭、抽搐等症，甚则导致死亡。

三、寄生虫

常见的寄生虫有蛔虫、钩虫、蛲虫、绦虫、血吸虫等，中医学中某些寄生虫的名称虽然与现代医学有所不同，但对寄生虫致病症状等方面的论述却是一致的。现将几种常见寄生虫的致病特点简述如下：

（一）蛔虫

又称“蚘虫”、“长虫”。蛔虫病是由饮食不洁，虫卵随饮食入口所致，蛔虫病多见脐周腹痛，时作时止，常伴有面色萎黄，寐时磨牙，或大便排出蛔虫，或腹部触及索状虫块等症状。有时蛔虫钻入胆道，可见脘腹剧痛、吐蛔、四肢厥逆等症，中医称为“蛔厥”。

（二）钩虫

隋代巢元方《诸病源候论》所说的伏虫与钩虫相近，多为手足皮肤直接接触了粪土，钩虫蚴从皮肤侵入人体，寄生于肠道所成。钩虫致病，初起可见手足皮肤瘙痒、喉痒、胸闷、咳嗽等症；继而可出现脾胃运化失常的症状，如腹胀、便溏以及异嗜生米、泥土、木炭等；后期气血亏虚可见面色萎黄或虚浮、体倦乏力、心悸气短、唇甲色淡，甚则周身浮肿等症。

（三）蛲虫

蛲虫寄生在肠道，主要是通过手指、食物污染而感染。蛲虫致病以儿童为多见。临床上多以肛门奇痒，夜间尤甚，睡眠不安为特点。有时夜间在灯光下可观察到肛门周围蠕动的细小白色小虫。病久亦常伤人脾胃，耗人气血，出现胃纳减少、身体消瘦等症状。

（四）绦虫

绦虫，古称“寸白虫”，成虫寄生肠中。该病多由食生的或未经煮熟的猪、牛肉所致。绦虫致病临床上多表现为腹痛腹泻、食欲亢进、面色萎黄、形体消瘦等，并且在大便中常排出色白体扁的虫体节片。此外，根据囊尾蚴寄生的部位不一而出现不同的病证，在脑部可致癫痫，在皮下肌肉可见皮下结节。

（五）血吸虫

血吸虫的尾蚴存在于疫水中，人体皮肤接触了这种疫水，血吸虫尾蚴就从皮肤直接侵入人体而导致发病。血吸虫病初起为邪在肺卫，可见恶寒发热、身体倦怠、发疹、咳嗽胸痛；继则可见腹泻、下痢脓血：日久则因肝失疏泄，脾失健运，气血郁阻，可见腹胀、胁下癥块；晚期肝郁脾壅，肾之气化失司，水液内停，可见腹大如鼓、面色萎黄、肢体消瘦、精神萎顿等；甚则气血郁阻，血不循经而外溢，可见吐血、便血等。

四、医源因素

医源因素，全称“医源性致病因素”，是指因治疗措施失宜或用药不当等因素致使患者病情加重或变生他疾。医源性致病因素包括医过和药邪两个方面：

（一）医过

医过，是指可造成患者病情加重或变生他疾的医生不妥当的或过失性的行为。《素问·疏五过论》就已列举了医者草率从事，贻误病人的五种过失。医过主要表现在以下几个方面：

1. 言行不当

医生言辞亲切，态度和蔼，有利于增强病人战胜疾病的信心，促进疾病的好转。反之，语言粗鲁，讲话不注意分寸与场合，或将该为病人保密的内容泄露出去，会给病人带来不良刺激，增加病人的思想负担，加重病情，甚至产生新的病症。

2. 处方草率

诊治时漫不经心，草率马虎，如《伤寒论》所描述的“相对斯须，便处而药；按寸不及尺，握手不及足”，让病人产生不信任及疑惑的不良心理反应。医生处方字迹潦草，不规范地应用药物别名、僻名，使调剂人员难以辨认，危急之际造成贻误病情。

3. 诊治失误

医生诊断有失，辨证不准，以致用药失误，是重要的医源性致病因素。如实证判断为虚证，误用补药；虚证判断为实证，误用泻药。如此不仅旧疾不能治愈，反又增添新疾。

4. 操作不当

进行诊治技术操作时应该专心致志，一丝不苟。反之，粗心大意，动作粗鲁，往往会造成医疗差错或事故。例如推拿用力过猛会造成骨折，胸背部针刺不掌握深浅会引起气胸，外科手术不慎导致脏器与组织损伤等。因此，操作不当也会导致新疾的发生。

（二）药邪

药邪，是指用药不当而造成疾病的一种致病因素。药物本身是用于治疗疾病的，但同时也有一定的副作用，一些药物还具有一定的毒性。如果医生或病人不熟悉药物的性味、功效、剂量、副作用、配伍禁忌等而使用不当，则不仅治不好疾病，反而导致其他疾病的发生。药邪形成的原因如下：

1. 用药过量

药物过量，特别是一些药性猛烈，或具有毒性的药物，过量使用易产生副作用，甚至导致药物中毒。用药过量包括剂量过大，或用药时间过长，而导致急性中毒或蓄积性中毒。

2. 炮制不当

有些含有毒性的药物经过适当的炮制可减轻毒性，例如半夏姜制、乌头火炮或蜜制、马钱子炸炒等，能减轻毒性。这类毒性药物如不炮制或炮制不规范，则易使人中毒。

3. 配伍不当

中药使用讲究配伍，不同药物的合理配伍可中和其毒副作用，增强疗效。若配伍不当则易产生或增加毒副作用。古人提出的“十八反”、“十九畏”等配伍禁忌，是长期临床用药的经验总结。

4. 用法不当

附子、乌头、雷公藤等药久煎后可减低毒性，如煎法不当可导致中毒。妇女妊娠期使用妊娠禁忌药，则可伤及胎儿，变生他疾。

5. 滥用补药

随着生活水平的提高，人们渴求健康长寿，常有人为求得健康而滥用补药。但是，凡药物毕竟有着性味偏颇，如红参性温，鹿茸性热。滥用补药，也会损害健康，引发疾病。

医过和药邪，大多是由于医护人员工作马虎，医术粗劣所致。孙思邈在《大医精诚》

中告诫："省病诊疾，至意深心，详察形候，纤毫勿失，处判针药，无得参差。"作为一名医务工作者，必须对患者的生命高度负责，坚决防止和杜绝医源性致病因素的发生。

五、先天因素

先天因素，是指人在出生以前已经潜伏着可以致病的因素。先天因素一般分为胎弱和胎毒两个方面。

（一）胎弱

胎弱，又名胎怯，是指胎儿禀受父母的精气不足，先天禀赋薄弱，以致日后发育障碍、畸形或不良。其形成的原因有二：一是父母之精本异常，发生遗传性疾病；二是父母身体虚弱或疾病缠身，导致先天禀赋不足。

（二）胎毒

胎毒有广义和狭义之分。狭义胎毒指某些传染病，在胎儿期由亲代传给子代，如梅毒、乙型肝炎、艾滋病病毒等。广义胎毒指受孕妊娠早期，其母感受邪气而患有某些疾病（包括隐性之疾），或误用药物等，导致遗毒于胎儿，出生后渐见某些疾病或异常。

此外，近亲婚配，怀孕时遭受重大精神刺激，以及分娩时的意外创伤等，也可以成为先天性病因，使胎儿或出生后表现出多种异常。

第七章　病　机

病机，指疾病发生、发展、变化及其转归的机理，也可称为“病变机理”。它揭示了疾病发生、发展与演变全过程中的本质特点及其基本规律。因此，研究病机，是认识疾病本质的关键，也是进行正确诊断和治疗的前提，故《素问·至真要大论》强调：“谨守病机。”本章主要阐述发病的机理、既病之后各种病证共有的基本病机，以及病程演变等内容。这些内容，构成了中医病机学的总体，是中医基础理论的重要组成部分。

第一节　发　病

人体自身及与外界环境之间，始终维持着相对的动态平衡，即所谓“阴平阳秘”，这是维持正常生理状态的基础。当人体在某种致病因素的作用下，使脏腑、经络等生理功能发生异常，气血阴阳的平衡协调关系遭到破坏，导致“阴阳失调”时，就会出现各种临床症状，从而导致疾病的发生。本节从发病机理和发病类型两个方面来探讨疾病的发生规律。

一、发病机理

发病机理，是指疾病发生的机制和原理。疾病的发生是一个复杂的病理过程，但从整体来看，不外乎邪气的损害和正气抗损害这两个方面的矛盾斗争。因而，中医学常从邪正相争的角度来认识疾病的发生机理。并认为邪正相争是疾病发生、发展到结局的病理过程中最基本的、具有普遍意义的规律。

（一）正邪与发病

正，即正气，是指人体的机能活动和抗病、康复能力。邪，即邪气，指各种致病因素，包括六淫、饮食失宜、七情内伤、外伤、寄生虫，以及痰饮、瘀血、结石等。二者在疾病发生过程中，相互斗争，相互作用，是疾病发生的最直接、最重要的因素。

1．正气不足是发病的内在根据

正气具有抵御外邪入侵，驱除体内病邪，修复病理损害的功能，对疾病的发生、发展及转归均起着重要作用。

正气的作用方式有三：一是自我调节，以适应内外环境变化，维持阴阳的协调平衡；二是抗邪防病，或感邪后逐邪外出；三是自我康复，病后或虚弱时自我修复。中医学非常重视人体的正气，认为在一般情况下，正气旺盛，抗邪有力，邪气就不能入侵，也就不会发生疾病，即《素问·刺法论》所说：“正气存内，邪不可干。”一般来说，只有在正气相对虚弱，不足以抵抗病邪时，邪气才能乘虚入侵，使人体阴阳失调，脏腑经络功能紊乱，导致疾病的发生，即《素问·评热病论》所说：“邪之所凑，其气必虚。”所以说正气不足是疾病发生的内在根据。

2. 邪气是发病的重要条件

疾病的发生与邪气的侵害有着直接的关系。邪气对机体的损害，主要表现在三个方面：一是直接造成形质的损害，如脏器、形体、官窍的损伤或精气血津液的损耗等；二是干扰机体的机能活动，如引起某些脏腑功能失调、气机紊乱、神志失常等；三是导致机体抗病修复能力下降。

中医学在强调正气在发病中的主导地位的同时，并不排除邪气的重要作用，认为邪气的侵害往往是导致疾病发生的直接因素，而且在一定的条件下甚至可能起主导作用。如高温、高压电流、化学毒剂、刀枪伤及毒蛇咬伤等，即使正气强盛，也难免被其伤害。又如疠气，在特殊情况下，往往成为疾病发生、流行的决定性因素。所以中医学提出“避其毒气”的预防措施，以防止病邪对人体的侵害。

3. 正邪胜负决定着疾病发生与否

在疾病发生过程中，机体始终存在着邪气的损害和正气的抗损害的矛盾斗争，即正邪相争。正邪斗争的胜负，决定疾病的发生与否。若正气旺盛，抗邪有力，则邪气难以侵入，即使侵入，正气亦能奋力驱邪外出，及时消除其病理影响，不致发生病理反应，故说正胜邪负则不发病。反之，正气亏虚，卫外不固，正不敌邪，则邪气可乘虚侵袭而发病。若感邪特重，病邪毒烈，致病作用强，正气虽不弱，但不足以驱出病邪，消除其损害，亦可导致疾病的发生，因此说，邪胜正负则发病。

（二）影响发病的因素

影响发病的因素很多，除了致病因素外，自然与社会环境、体质因素、精神因素等均与疾病的发生有密切的关系。

1. 环境因素与发病

人生活在一定的自然环境和社会环境中，环境变化对人体的健康和疾病的发生都有一定的影响。这里着重讲气候因素、地域因素、社会因素对发病的影响。

（1）气候因素：四时气候的异常变化，是孳生和传播邪气的重要条件。不同季节易孳生不同性质的病邪，从而导致季节性的多发病。如春日多风，易发风温；夏令炎热，易致伤暑；秋令干燥，易发温燥或凉燥；冬令严寒，易发寒病等。疫疠的暴发或流行，也与自然气候的变化密切相关。特别是反常的气候，如久旱酷暑，湿雾瘴气等，既易戕伐人体正气，又易孳生疫疠病邪，从而造成瘟疫的发生和流行。

（2）地域因素：不同地域，其气候特点、水土性质、物产及生活习俗的差异，均对疾病的发生有着影响，甚至形成地域性的常见病或多发病。如北方气候寒冷，易生寒邪而多寒病；东南沿海，气候温暖潮湿，易见湿热为病；某些山区，因水土作物中缺碘而好发瘿病。此外有些人易地而居或异域旅行，可因“水土不服”而患病，或使病情加重。

（3）社会因素：人都生活在一定的社会环境之中，因此，社会因素亦影响着发病。一般而言，先进的社会组织、社会福利和良好的公共卫生条件，能有效地减少疾病的发生。反之，动乱的社会环境、落后的社会福利及脏乱差的卫生条件，增加了发病机会。随着工业化社会的发展，环境污染成为新的致病因素。

2. 体质因素与发病

人的体质有强弱的不同，偏阴偏阳的差异，此对疾病的发生也有很大的影响。主要表现为不同体质的人对病邪的耐受性和易感性各不相同，从而具有对某些疾病的易患倾向。一般而言，体质强壮者，对邪气的耐受性较强，不易发病；体质虚弱者，对邪气的耐受性较差，容易发病。强壮者发病多为实证；虚弱者发病多为虚证。阳盛或阴虚的体质，对热邪的易感性强，易感受热邪而发病；阴盛或阳虚的体质，对寒邪的易感性强，易感受寒邪而发病。又如肥人多痰湿，善病中风；瘦人多火，易得劳嗽；老年人肾气虚衰，多病痰饮咳喘等，均说明了体质的差异与发病有着密切的关系。

3. 精神因素与发病

人的精神状态对正气的盛衰有很大的影响，因而也关系到疾病发生与否。一般来说，精神愉快、情志舒畅之时，气血和调，正气充盛，邪气不易留着，则难以发病。反之，精神忧郁、情志不畅之时，气血郁滞，正气偏衰，邪气容易留着，则易于发病。此外，精神状态还关系到发病缓急和病证类型。一般而言，剧烈的情志变动，如大怒、大喜、大悲、大惊等，可以很快引起人体气机逆乱，脏腑功能失调，导致急性发病。持久的情绪波动，如忧郁不解、久悲失志等，可渐渐影响脏腑气血的生理功能，导致缓慢发病。兴奋性的精神状态多致实证，抑郁性的精神状态易致虚证。

二、发病类型

由于病邪的性质、强弱和致病途径不同，人的体质和正气的强弱各有差异，因此在发病的形式上表现为各种不同的类型。概括起来大致有卒发、暴发、缓发、伏发、继发、复发等六种。

（一）卒发

卒发，又称“顿发”，指感邪之后立即发病者。一般多见于以下几种情况；①感邪较盛。六淫之邪侵入，若邪气较盛，则感邪后即发。②情志遽变。急剧的情绪波动，可导致人的气血逆乱，而使病变顷刻顿发。③毒物所伤。误服毒物，或被毒虫毒蛇咬伤，或吸入毒秽之气等，均可使人中毒而顷刻发病。④急性外伤。如金刃伤、跌打伤、烧烫伤、冻伤、触电伤、枪弹伤等，均可直接而迅速致病。

（二）暴发

暴发，是指发病暴急，来势凶猛，病情危笃，常相“染易”，以致迅速扩散，广为流行的发病类型。一般见于疠气所致疾病。某些疠气，其性毒烈，致病力强，善“染易”流行，发病暴急，危害性大。

（三）缓发

缓发，又称“徐发”，指发病徐缓者。如房室不节，恣情纵欲，精气日耗，日久可成虚劳；思虑过度，心脾受损，渐渐发展成心身疾病。在外感因素中，因湿性黏滞，故湿邪伤人，有时表现为缓发特点。

（四）伏发

伏发，即伏而后发，指机体感受某些病邪后，病邪潜伏于体内，经过一段时间后，或在诱因作用下才发病。如破伤风、狂犬病等，均经过一段潜伏期之后发病。有些外感性疾病，也常需经过一定的潜伏期，如“春温”、“伏暑”等即属此类，前人称其为“伏气温病”。

（五）继发

继发，是指在原发疾病的基础上，继而发生新的疾病。继发病以原发病为前提，二者之间有着密切的病理联系。如肝病所致的胁痛、黄疸，若失治或治疗不当，日久可继发癥积、臌胀；久患眩晕，由于忧思恼怒、饮食失宜、劳累过度，有的可发为中风，出现猝然昏倒、半身不遂等症。

（六）复发

复发，又称“复病”，是指即将痊愈或已经痊愈的疾病再度发作。促使复发的因素有三：一是余邪未尽；二是正虚未复；三是诱因引动。三者交错作用，而使旧病复发。其诱发因素归纳起来主要有以下四类：①重感复，即疾病初愈，余邪未尽，复感新邪，而致旧病复发。②食复，即疾病初愈，脾胃尚虚，因饮食不当，而致旧病复发。③劳复，即疾病初愈，因劳力、劳神或房劳过度，而致旧病复发。④药复，即病后滥用补药或药物运用失当而致疾病复发。疾病复发时，其临床表现类似初病，但又不仅是原有病理过程的再现，而是诱发因素作用于旧疾的宿根，产生新的病理损害。复发的次数愈多，机体的恢复愈不完全，预后就愈差。因此，应积极彻底地治疗疾病，并注意病后调养，以减少和防止疾病的复发。

第二节　基本病机

基本病机，是指在疾病过程中病理变化的一般规律及其基本原理。人的疾病种类繁多，其基本病理变化也错综复杂。不同的疾病，虽然各有其特殊的病理变化机制，但在其发展变化过程中，又存在着一些共性的、具有一般普遍意义的病理变化规律，主要有邪正盛衰、阴阳失调、气血失常等。

一、邪正盛衰

邪正盛衰，是指在疾病过程中，正气与邪气相互斗争所发生的盛衰变化。邪气侵犯人体后，机体的正气与邪气即相互发生作用，一方面邪气对人体的正气起着破坏作用，另一方面正气对邪气起着驱逐并消除其不良影响的作用。在正邪斗争过程中，邪正双方的力量不断地发生着消长盛衰变化，或正盛邪退、或邪盛正衰。这是疾病的一般变化机理。随着体内正邪的消长盛衰，而形成了病证的虚实变化。在复杂的疾病中，又可以出现虚实错杂与虚实真假的情况。

（一）虚实病机

虚与实，是相对的病机概念。《素问·通评虚实论》所说“邪气盛则实，精气夺则虚”，是对虚实病机性质的高度概括。

1. 实

所谓实，主要指邪气亢盛，是以邪气亢盛为矛盾主要方面的一种病理变化。主要表现为致病邪气比较亢盛，而机体的正气未衰，尚能积极与病邪抗争，故正邪相搏，反应明显。临床表现为亢盛、有余的实证。

实性病变，常见于外感六淫致病的初期或中期，或由痰、食、水、血等滞留于体内而引起的内伤病证，如痰涎壅盛、食积不化、水湿泛滥、瘀血内阻等。临床常见体质壮实、精神亢奋，或壮热狂躁，或烦躁不安，或疼痛剧烈而拒按，或声高气粗、二便不通、脉实有力等症。

2. 虚

所谓虚，主要指正气不足，是以正气虚损为矛盾主要方面的一种病理变化。主要表现为机体的精、气、血、津液亏少，脏腑经络的生理功能减退，抗病能力低下，因而机体的正气对于致病邪气的斗争，难以出现较剧烈的病理反应。临床表现为衰弱、不足的虚证。

虚性病变，多见于外感疾病的后期，各种慢性消耗性疾病过程中，或大汗、大吐、大泻、大失血之后，以及素体虚弱或年老虚损之人。临床常见身体瘦弱、神疲体倦、面容憔悴、心悸气短、自汗盗汗，或五心烦热，或畏寒肢冷，脉虚无力等症。

（二）虚实错杂

在疾病过程中，邪正的消长盛衰，不仅可以产生单纯的虚或实的病理变化，而且可因失治、误治，以致病邪久留，正气损伤，或正气本虚，无力驱邪外出，而致水湿、痰饮、瘀血等病理产物在体内凝结阻滞，形成虚中夹实或实中夹虚的病理变化，称之为虚实错杂。

1. 虚中夹实

虚中夹实是指以正虚为主，又兼夹实邪结滞的病理变化。如气虚之人，外感风寒而致气虚感冒，临床既见身楚倦怠、脉浮无力等气虚之症，又见恶寒、发热等邪实之象。又如脾虚之人，运化失职，以致水湿积聚，或为痰饮，或为水肿，脾虚不运为正虚，水湿积聚属邪实。二者病理变化，均以虚为主，实居其次，属虚中夹实之证。

2. 实中夹虚

实中夹虚是指以邪实为主，又兼有正气虚损不足的病理变化。如外感热病出现的热盛伤津之证，临床表现既有高热、汗出、脉洪大等热盛之象，又见口渴、尿少等津伤之症。又如湿热病毒伤肝所致的黄疸、胁痛，日久不愈，耗伤肝阴，可出现五心烦热、舌红少苔、脉象弦细等肝阴不足之症。二者的病理变化，均以实为主，虚居其次，为实中夹虚之证。

（三）虚实真假

病机的虚实，均可以通过临床症状反应出来。一般情况下，疾病的病机（本质）与其反应出的症状（现象）是一致的。但在特殊情况下，特别是危重病证或复杂病情中，二者也可以出现不一致，即疾病的现象没有完全反应疾病的本质而成为假象。就虚实而言，临床主要有真虚假实和真实假虚两种情况。

1. 真虚假实

“虚”为疾病的本质，而“实”则是表现的假象。多由于正气虚弱，脏腑功能减退，气化无力所致。前人讲：“至虚有盛候”，即指此而言。临床上，某些脾虚之证，既可见到纳呆食少、疲乏无力、脉虚无力等脾虚的表现，同时又可见到腹满、腹痛等一些类似“实”的症状。但其腹满，时有减轻；腹痛，却不拒按，与实证的腹满不减，腹痛拒按不同。此即属于真虚假实。

2. 真实假虚

“实”为疾病的本质，而“虚”则是表现的假象。多由于热结肠胃，或痰食壅滞，或湿热内蕴，以及大积大聚等实邪结聚于内，阻滞经络，致使气血不能畅达于外所致。前人讲：“大实有羸状”，即指此而言。如热结肠胃的里实证，既可见到大便秘结、腹满硬痛拒按、潮热、谵语等实热症状，同时又可见到四肢逆冷、精神萎顿、脉迟等状似虚寒的假象。此即属于真实假虚。

此外，在疾病过程中，由于邪正双方力量的对比经常发生变化，因而，在一定的条件下，病证的虚实可以发生转化，或由实转虚，或因虚致实。

二、阴阳失调

阴阳失调是机体阴阳之间失去平衡协调的简称。是指在疾病过程中，人体阴阳在致病因素作用下失去平衡协调而形成的阴阳偏盛、偏衰，或阴不制阳、阳不制阴的病理状态。由于六淫、七情、饮食、劳逸等各种致病因素作用于人体，都必须导致机体内部的阴阳失调，才能形成疾病，所以“阴阳失调”是对一切疾病病变机理的高度概况，是疾病发生、发展的内在根据。

阴阳失调与疾病的寒热性质密切相关。在疾病过程中，由于阴阳的偏盛偏衰，形成了“阳胜则热、阴胜则寒”、“阴虚则热、阳虚则寒”等病理变化，由之决定了疾病的寒热性质。

阴阳失调的病理变化比较复杂，但主要是阴阳偏盛、偏衰，以及由此而导致的阴阳格拒、阴阳互损和阴阳亡失。

（一）阴阳偏盛

阴阳偏盛，是指人体阴或阳偏盛所引起的病理变化。主要见于“邪气盛则实”的实证。病邪犯人，各从其类，即阳邪侵袭人体，可形成阳偏盛；阴邪侵犯人体，可形成阴偏盛。《素问·阴阳应象大论》中说“阳胜则热，阴胜则寒”“阳胜则阴病，阴胜则阳病”，指出了阴阳偏盛的病理特征和发展趋势。

1. 阳偏盛

阳偏盛，亦即阳胜，是指在疾病过程中所出现的阳气偏盛，机能亢进，热量过剩的病理变化。多由于感受温热之邪，或感受阴邪从阳化热，或情志内伤、五志过极化火，或因气滞、血瘀、食积等郁而化热所致。

由于阳以热、动、燥为其特点，因此，阳偏盛时就出现热象，如壮热、烦躁、面红、目赤、舌红、脉数等，即所谓“阳胜则热”。阳热亢盛日久，势必耗伤人体阴液，故在出现热象的同时，还会见到口渴、小便短少、大便干燥等阳盛伤阴、津液不足的症状，即所谓“阳胜则阴病”。但矛盾的主要方面仍在于阳盛。

2. 阴偏盛

阴偏盛，亦即阴胜，是指机体在疾病过程中出现的阴气偏盛，机能障碍或减退，产热不足，以及病理性代谢产物积聚的病理变化。多由于感受寒湿之邪，或过食生冷，导致阳不制阴，阴寒内盛。

由于阴以寒、静、湿为特点，所以，阴偏盛时就出现寒象。如形寒、肢冷、脘腹冷痛、舌淡、脉迟等，即所谓“阴胜则寒”。阴寒内盛，久则必损阳气，故阴盛实寒病证，常可伴有机体生理功能减退，阳热不足等阳虚征象，如面色㿠白、溲清便溏等症，即所谓“阴胜则阳病”。但矛盾的主要方面仍在于阴盛。

（二）阴阳偏衰

阴阳偏衰，是指人体阴或阳亏虚所引起的病理变化。主要见于“精气夺则虚”的虚证。人体阴阳之间，相互制约，互根互用，维持着相对平衡。如果某种原因使阴或阳的一方衰减，则会导致阴不制阳或阳不制阴，从而形成“阴虚则热”“阳虚则寒”的病理变化。

1、阳偏衰

阳偏衰，亦即阳虚，是指机体阳气虚损，机能减退，热量不足的病理变化。多由于先天禀赋不足，或后天失养，或劳倦内伤，或久病损伤阳气所致。其病机特点，多表现为机体阳气不足，阳不制阴，阴相对亢盛，临床表现为虚寒证候。

阳偏衰时，由于热量不足，温煦作用减弱，因而出现寒象。如畏寒喜暖、身冷蜷卧、面色㿠白、四肢逆冷等；阳虚失于推动激发，兴奋作用减弱，则可见精神萎顿、喜静少动、脉象无力等；阳虚气化失司，蒸腾无力，以致水谷不化，水湿停聚，而见溲清便溏、水肿等症。“阳虚则寒”与“阴盛则寒”不同，前者是虚寒，以虚为主，后者是实寒，以实为主。

2. 阴偏衰

阴偏衰，亦即阴虚，是指机体精、血、津液等物质亏耗，以及阴不制阳，导致阳相对亢盛，机能虚性亢奋的病理变化。多由于阳邪伤阴，或因五志过极，化火伤阴，或因久病耗伤阴液所致。其病机特点，多表现为阴液不足及滋养、宁静功能减退，而阳气相对亢盛，临床多表现为虚热证候。

阴偏衰时，由于阴液不足，不能制约阳气，而使阳的功能虚性亢奋，呈现出虚热之象。如午后潮热、五心烦热、颧红升火、脉象细数等；阴液不足，失其滋润濡养之功，而见形体消瘦、咽干口燥、小便短少、大便干结等症。“阴虚则热”与“阳胜则热”不同，前者是虚热，以虚为主，后者是实热，以实为主。

（三）阴阳互损

阴阳互损，是指在阴或阳任何一方虚损的前提下，病变发展影响到相对的一方，形成阴阳两虚的病机。在阴虚的基础上，继而导致阳虚，称为阴损及阳；在阳虚的基础上，继而导致阴虚，称为阳损及阴。由于肾藏精气，内寓真阴真阳，为全身阳气阴液的根本，所以，无论阴虚或阳虚，多在损及肾脏阴阳及肾脏本身阴阳失调的情况下，才易发生阴阳互损的病理变化。

1. 阴损及阳

阴损及阳，是指阴液亏损较重，累及阳气生化不足，从而形成以阴虚为主的阴阳两虚的病理变化。例如，肝阳上亢一证，其病机主要为肾阴不足，水不涵木而致阴虚阳亢，但病情发展，亦可进一步损耗肾脏精气，损及肾阳，继而出现畏寒肢冷、面色㿠白、脉象沉弱等阳虚症状，转化为阴损及阳的阴阳两虚证。

2. 阳损及阴

阳损及阴，是指阳气虚损较重，累及阴液生化不足，从而形成了以阳虚为主的阴阳两虚的病理变化。例如水肿一证，可因肾阳不足，气化失司，津液停聚，泛滥肌肤所致。若肾阳进一步亏损，必耗伤肾中精气，使肾阴亦伤而出现形体消瘦、烦躁升火，甚则抽搐等阴虚症状，转化为阳损及阴的阴阳两虚证。

（四）阴阳格拒

阴阳格拒，指阴寒或阳热的一方盛极，壅遏于内，造成机体阳气的升降出入紊乱，或被格拒于外，或被阻遏于内，致使体内阴阳之间不相维系，出现寒热真假的病理变化。阴阳格拒是阴阳失调中比较特殊的一类病机，包括阴盛格阳和阳盛格阴两种类型。

1. 阴盛格阳

阴盛格阳，又称格阳，是指阴寒之邪壅盛于内，逼迫阳气浮越于外，使阴阳之气不相维系，相互格拒的一种病理变化。阴寒内盛是疾病的本质，但由于格阳于外，在临床上出现面部浮红、烦热、口渴、脉大等假热之象，故称其为真寒假热证。

2. 阳盛格阴

阳盛格阴，又称格阴，是指邪热内盛，深伏于里，阳气郁遏，不能外达体表而格阴于外的一种病理变化。阳热内盛是疾病的本质，但由于阳气郁遏不能外达，阴被格拒于外，因此出现四肢厥冷、脉象沉伏等假寒之象，故称其为真热假寒证。

（五）阴阳亡失

阴阳亡失，是指机体的阴液或阳气突然大量的亡失，导致生命垂危的一种病理变化。包括亡阴和亡阳两种情况。

1. 亡阳

亡阳，是指机体的阳气发生突然脱失，而致全身机能严重衰竭的一种病理变化。一般地说，亡阳多由于邪盛，正不敌邪，阳气突然脱失所致，也可由于素体阳虚，正气不足，疲劳过度，耗气过多，或过用汗法，汗出过多，阳随阴泄，阳气外脱所致。慢性消耗性疾病的亡阳，多由于阳气的严重耗散，虚阳外越所致。其临床表现多见大汗淋漓、手足逆冷、面色苍白、精神疲惫、神情淡漠，甚则昏迷、脉微欲绝等症。

2. 亡阴

亡阴，是指机体的阴液发生突然性的大量消耗或脱失，而致全身机能严重衰竭的一种病理变化。一般地说，亡阴多由于热邪炽盛，或邪热久留，大量煎灼阴液所致，也可由于其他因素大量耗损阴液而致亡阴。其临床表现多见汗出不止、汗热而黏、四肢温和、渴喜冷饮、身体干瘪、皮肤皱折、眼眶凹陷、精神烦躁，或昏迷谵妄、尿少尿闭、脉细数无力等症。

亡阴和亡阳，在病机和临床表现等方面，虽然有所不同，但由于机体的阴和阳存在着互根互用的关系，阴亡，则阳无所依附而散越；阳亡，则阴无以化生而耗竭。故亡阴可以迅速导致亡阳，亡阳也可继而出现亡阴，最终导致“阴阳离决”而死亡。

三、气血失常

气血失常，概括了气和血的亏损不足、生理功能异常及气与血关系失调等病理变化。人体气血运行于全身，是脏腑经络等一切组织器官进行生理活动的物质基础。如果气血失常，必然会影响机体的各种生理功能，导致疾病的发生，所以《素问·调经论》说：“血气不和，百病乃变化而生。”同时，气血又是脏腑功能活动的产物，因此，脏腑发生病变，不但可以引起本脏腑的气血失常，而且会影响到全身的气血，引起全身气血的病理变化。所以，气血失常的病机，同邪正盛衰、阴阳失调一样，是脏腑经络等各种病变机理的基础，也是分析研究各种临床疾病病机的基础。

（一）气的失常

气的失常包括气虚和气机失调两个方面。

1. 气虚

气虚，是指气不足，导致脏腑组织功能低下或衰退，抗病能力下降的病理变化。其形成的原因主要由于先天禀赋不足，或后天失养，或肺脾肾的功能失调而致气的生成不足。也可因劳倦内伤，久病不复等所致。

气虚的病理表现涉及全身各个方面。由于不同的气功能各不相同，因而气虚的表现十分复杂多样，如卫气虚则卫外无力，肌表不固而见怕冷、自汗、易于感冒；元气虚则激发推动作用减弱而致生长发育迟缓，生殖功能低下，机体所有生理活动衰退；各脏腑气虚则可导致各脏腑功能减退或失调，从而表现为一系列脏腑虚弱征象。尽管如此，气虚总以少气懒言、疲倦乏力、脉虚无力为重要特点。

由于气与血、津液的关系极为密切，因而在气虚的情况下，必然会影响到血和津液，引起血和津液的多种病变。如气虚可引起血虚、血瘀和出血，也可致津液代谢障碍形成痰饮、水肿等。

2. 气机失调

气机失调是指气的升降出入失常而引起的气滞、气逆、气陷、气闭和气脱等病理变化。

（1）气滞：是指气机郁滞，运行不畅的一种病理变化。主要由于情志抑郁，或痰、湿、食积、瘀血等阻滞，影响到气的流通，形成局部或全身的气机不畅或阻滞不通，从而导致某些脏腑、经络的功能障碍。气滞于某一局部，可以出现胀满、疼痛，甚则引起血瘀、水停，形成瘀血、痰饮等病理产物。临床以肺气壅滞、肝郁气滞、脾胃气滞为多见。

（2）气逆：是指气机升多降少，脏腑之气上逆的一种病理变化。多由于情志所伤，或因饮食冷热不适，或因外邪侵犯，或因痰湿壅阻所致；亦有因虚而致气机上逆者。气逆最常见于肺、胃、肝等脏腑。如肺气上逆，可见咳逆、气喘；胃气上逆，可见恶心、呕吐、嗳气、呃逆；肝气上逆，可见头胀、头痛、面红目赤，甚则血随气逆而见咯血、吐血、昏厥。

（3）气陷：是以气虚无力升举为主要特征的一种病理变化。多由气虚病变发展而致，与脾气虚损关系最为密切。脾气虚弱，升举无力，从而形成气虚下陷的病证，又称“中气下陷”。主要表现为内脏下垂，如胃下垂、肾下垂、子宫脱垂、脱肛等，并可伴见腰腹胀满重坠、便意频频、少气懒言、疲乏无力、脉虚无力等气虚之症。

（4）气闭：是指气的出入受阻，脏腑经络气机闭塞不通的一种病理变化。多因情志抑郁，或外邪、痰浊等阻滞气机出入所致。如心气内闭则谵语癫狂、神昏痉厥；胸肺气闭，则胸痹气结，气喘声哑；膀胱气闭则小便不通；大肠气闭则大便秘结。

（5）气脱：是指气不内守而外脱散失，导致机体功能突然衰竭的一种病理变化。多因久病、重病，正气极度虚损，以致气不内守而散失，或因大汗、大出血、频繁吐下等，致使气随津泄或气随血脱所致。临床表现为面色苍白、汗出不止、四肢厥冷、脉微欲绝等症。

（二）血的失常

血的失常，主要包括血虚、血瘀和血热三个方面。

1. 血虚

血虚，是指血液不足，濡养功能减退的一种病理变化。其形成的原因：一是失血过多。如吐血、衄血、月经过多、外伤出血等使体内血液大量丧失，而新血又不能及时生成和补充。二是血液化生不足。如脾胃虚弱，化生血液功能减退，或饮食营养不足，血液化源缺乏。三是久病、寄生虫、思虑过度等暗耗阴血。四是瘀血阻络，新血不生。

血虚的病理反应主要表现在两个方面：一是血液虚亏，脏腑组织失荣、失养，症见形体瘦怯、面色不华、唇舌爪甲色淡、眩晕心悸，或手足麻木、关节屈伸不利，或两目干涩、视物昏花等；二是血虚不足，心神失养，魂失安藏，临床可见失眠多梦，注意力不集中，甚则精神恍惚、惊悸不安等症。此外，血为气之母，血虚则气少，故血虚病人常伴有气虚之症。

2. 血瘀

血瘀，是指血行不畅，瘀血内阻的一种病理变化。多因气滞而使血行受阻；或因气虚而使血行迟缓；或因痰浊阻于脉络，阻碍血行；或因寒邪入血，血为寒凝；或因邪热煎熬，血液黏稠等，均可形成血瘀，甚则血液瘀结而成瘀血。

血瘀病变，主要表现为血行不畅，既可发生于全身，亦可发生于局部。当血瘀阻滞在脏腑、经络某一局部时，则使局部经脉不通，而发为疼痛，多为刺痛而有定处，得寒温而不减，甚则可形成肿块，称之为“癥积”。同时，可伴见面色黧黑，肌肤甲错，或蛛丝红缕，唇舌紫暗，或见瘀斑瘀点，脉涩等血行迟缓和血行瘀滞的征象。

3. 血热

血热，是指血分有热，血行加速的一种病理状态。多由于邪热入血所致，也可因情志郁结，五志过极化火所致。

血分有热，灼伤营阴，而见身热夜甚、舌质红绛、脉象细数；扰及心神，则见心烦躁扰，甚则谵语神昏；灼伤脉络，迫血妄行，则见各种出血之症，如吐血、衄血、斑疹、尿血、月经提前量多等。总之，血热的临床表现，以既有热象，又有动血、出血等为其特征。

(三) 气血关系失常

气和血的关系极为密切，生理上相互依存，相互为用，故病理上也可相互影响而致气血同病。气血关系失常，主要表现为气滞血瘀、气虚血瘀、气不摄血、气随血脱，以及气血两虚等几个方面。

1. 气滞血瘀

气滞血瘀是指气机郁滞，血行不畅，气滞与血瘀并存的一种病理变化。多由情志抑郁，气机阻滞而致血瘀；或因闪挫、外伤等因素，而致气滞血瘀同时形成。由于肝主疏泄而藏血，肝的疏泄功能对气机调畅起着关键作用，因此，气滞血瘀多与肝的生理功能异常密切相关。气滞血瘀，或使经脉瘀阻或致瘀血结聚，故临床多见胀满疼痛，以及瘕聚、癥积等病证。

2. 气虚血瘀

气虚血瘀是指气虚而运血无力，血行瘀滞，气虚与血瘀并存的一种病理变化。气能行血，气虚则推动无力而致血瘀。轻者，气虚但尚能推动，表现为血行迟缓，运行无力；重者，气虚无力推动血行，使机体某些部位失于血液濡养而致瘫软不用，甚至萎缩。

3. 气不摄血

气不摄血是指气虚不足，固摄血液的功能减退，导致血不循经，逸出脉外的一种病理变化。多由于久病伤脾，脾气虚损，中气不足，无力统血所致。气不摄血，临床表现为各种出血病证，如吐血、衄血、发斑、便血、尿血、崩漏等，同时伴有气虚之症，如面色不华、疲倦乏力、脉虚无力等。

4. 气随血脱

气随血脱是指在大量出血时，气也随着血液的流失而散脱，从而形成气血两虚或气血并脱的病理变化。血为气之载体，血脱则气失去依附而随之散脱。临床可见于外伤失血、妇女崩漏、产后大出血等病证中。

5. 气血两虚

气血两虚是指气虚与血虚同时存在的一种病理变化。多因久病消耗，气血两伤所致；或因失血，气随血耗；或因气虚，血液生化减少，从而形成气血两虚。临床可同时见到面色淡白或萎黄、少气懒言、疲乏无力、形体瘦怯、心悸失眠、肌肤干燥、肢体麻木等气血不足之症。

第三节　病程演变

疾病处于不断地运动变化之中。任何疾病都有其发生、发展到结局的过程，这个过程称为病程。由于致病因素的不同，患者体质强弱的差异，外在环境条件的不一，以及医护措施的得当与否，都能影响到病程的演变，所以疾病的过程是复杂多变的。

中医学在长期的实践过程中，逐步认识到疾病演变过程中的一些基本规律。如从病位的基本传变形式来看，不外乎表里之间、内脏之间的转变；从疾病的性质变化来看，不外乎寒与热、虚与实的相互转化；从疾病的转归来看，不外乎痊愈、死亡、缠绵、后遗等结局。探明这些演变规律及其机制，有利于更进一步地揭示疾病的本质，更好地进行辨证论治。

一、病位传变

病位，指疾病的部位。人是一个有机的整体，机体的表里之间、脏腑之间，均有经络相互沟通联络。因此，某一部位的病变，在一定条件下，可以向其他部位波及扩展，引起该部位发生病变，这就称为病位的传变。常见的病位传变包括表里之间和脏腑之间传变两个方面。

一般地说，外感病发于表，发展变化过程是自表入里，由浅而深的传变，所以外感病的基本传变形式是表里之间的传变。内伤病起于内脏，发展变化过程是由有病脏器波及影响其他脏器，所以内伤病的基本传变形式是脏腑之间的传变。

（一）表里之间传变

表邪入里：是指外邪侵袭人体，首先停留在机体的肌肤卫表层次，而后则内传入里，影响脏腑功能的病理传变过程。常见于外感疾病的初期或中期，是疾病向纵深发展的反应。如外感风寒，初见恶寒、发热、无汗、脉浮紧等寒邪在表之症，若失治、误治，则在表之邪不解而内传入里，影响肺、胃功能，出现高热、口渴、喘咳、腹满便秘等症，从而由表寒证转化为里热证。又如伤寒病，先太阳，而阳明，而少阳，而三阴；温病先卫分，而气分，而营分，而血分，均是病邪由表入里的传变过程。

里病出表：是指病邪原在脏腑等较深的层次，而后由于正邪相争，病邪由里透达于外或被逐出体外的病理传变过程。如伤寒病，由三阴病变转化为三阳病变；温病内热炽盛，出现汗出热解，或疹痦透发于外等，均属于里病出表的病理过程。

表里传变的发展趋势如何，取决于邪正双方力量的对比。一般来说，表邪入里，多为邪气较盛，机体正气不足以抗邪的结果；里病出表，则为机体正气来复，抗邪有力，有使邪气外出的趋势。表邪内传入里，表示病情加重，甚至趋向恶化；里病出表，说明邪有出路，病情减轻，趋向好转。

（二）脏腑之间传变

人体各脏腑之间是密切联系的，因此在疾病的发展过程中，某一脏腑的病理变化，常常或早或迟、或轻或重、或直接或间接地影响到其他脏腑，发生相应的病理变化，这就是脏腑之间的传变。这是人体疾病较为普遍的一种传变形式，主要反应了内伤疾病发展变化的一般规律。包括五脏之间、六腑之间、脏与腑之间传变三种情况。

五脏之间的传变，除按照其生克制化规律传变之外，主要与其生理联系有关。如心与肺、心与脾、心与肝、心与肾之间，其病变都可以相互影响，但由于其生理功能和生理联系各不相同，其产生的病变也各有特点。在心与肺之间，主要是心主血脉与肺主气、司呼吸病变的相互影响；心与脾之间，主要是心主血与脾生血病变的相互影响；心与肝之间，主要是心主血、肝藏血，心主神、肝主疏泄（情志）病变的相互影响；心与肾之间，主要是心阳（火）与肾阴（水）不相交济与精血亏损病变的相互影响。

六腑之间的传变，主要与其结构和功能联系有关。如胃、小肠、大肠、胆等之间，在结构上是相连的，又共同参与饮食物的受纳、消化、传导和排泄，所以若其中一腑发生病变，势必累及到其他的腑。如胃病腐熟功能失职，常易影响小肠的化物和分别清浊功能；大肠传导不利，腑气不通，常致胃气不降，甚则气逆；胆失疏泄，可影响胃与小肠的腐熟和分别清浊功能。

脏与腑之间的传变，主要通过脏腑的表里关系进行。如心火下移小肠，可致尿赤、尿痛；大肠传导失职，可致肺失肃降而喘咳；胃纳失职可以导致脾失健运，出现腹满、泄泻；肝病可以及胆，形成肝胆俱病；肾虚气化失司，可以导致膀胱贮尿、排尿功能失常等。

以上所述，是内脏疾病相互传变的一般规律。能否传变，与脏腑的正气强弱和功能状态有关。脏腑正气虚弱，则易受邪而易发生传变；脏腑正气充实，则不易受邪而难发生传变。此外，病邪的强弱，病证的性质，治疗是否及时得当，都会影响脏腑的传变。

二、病性转化

病性，指病变的主要性质特点。一切疾病及其各个阶段的证候，其主要性质，不外寒、热、虚、实四种。这四种病证性质，是由邪正盛衰和阴阳失调基本病机所决定的。

疾病在发展过程中，可以出现两种情况，一是病变始终保持发病时原有的性质，只是发生程度的改变；二是改变了发病时原有的性质，转化为相反的性质。病性转化，就是指第二种情况，其内容包括虚实转化和寒热转化。

（一）虚实转化

病证的虚实，决定于邪正的盛衰。在疾病发展过程中，邪正双方的力量对比经常发生着变化，当邪正双方力量的消长变化达到主要与次要矛盾方面互易其位的程度时，则病变的虚实性质，亦会发生根本的转变，或由实而转虚，或因虚而致实。

由实转虚：是指本为实性病变，由于病情发展至后期，或因失治、误治等因素，使得病程迁延，虽邪气已去，但正气耗伤，因而逐渐转化为虚性病变，亦称实证转虚。这是疾病持续一段时间后，经常会出现的病理传变趋势。

因虚致实：因虚致实是指本为虚性病理变化，由于脏腑功能减退，气血阴阳亏虚，而产生气滞、痰饮、内湿、瘀血、食积等病理变化或病理性产物，或因正虚抗邪无力而复感外邪，邪盛则实，形成虚实并存、以实为主的病理变化。如脾虚生痰蕴湿，肾虚水湿泛滥。因虚致实并不意味着正气来复，多提示病证性质由原本的单纯正虚，又增加了邪实病机，是病情更为复杂、更为严重的表现。

（二）寒热转化

寒与热是阴阳失调所导致的两种性质相反的病理反应。疾病或证候的寒热性质，既可由寒热邪气引起阴阳偏盛所导致，亦可因机体的阴虚或阳虚而变生。在疾病过程中，阴阳是不断消长变化的，当阴阳消长达到一个极限水平时，病证的性质就可以发生转化，或由寒化热，或由热转寒，即所谓“重阴必阳”“重阳必阴”“寒极生热”“热极生寒”。

由寒化热：是指疾病的性质本来属寒，继而转化为热性病变的病理过程。如太阳表寒证，疾病初起恶寒重、发热轻、无汗、脉浮紧，若在表之邪不解，可入里化热，转化为阳明里热证，症见壮热、不恶寒、反恶热、烦渴、汗出、脉洪大等。又如虚寒性肺疾，初见不发热、咳嗽、喘逆、痰稀而白，继则转见发热、咳嗽、胸痛、痰黄黏稠，即表示病变性质已由寒化热。

由热转寒：是指疾病的性质本来属热，继而转变为寒性病变的病理过程。临床常见两种情况：一是高热太甚，或救治不及时，在持续高热的情况下，可出现大汗淋漓、体温骤降、面色苍白、四肢厥冷、脉微细欲绝等亡阳虚脱的危证，这属于急性转化；二是热性病证，持久不愈，正气日损，而逐步转化为寒证。如便血患者，初起血色鲜红如注、口干舌燥、大便干结不爽等，若经久不愈，血去正伤，阳气亦亏，可见血色暗淡或紫暗、脘腹隐痛、喜温喜按、畏寒肢冷、大便溏薄、舌淡而脉细无力等，则表明其病变性质已由实热转变为虚寒。

病性的寒热之所以能发生转化，与患者的体质、邪侵部位以及治疗不当有关。一般来说阳盛阴虚体质易热化，阴盛阳虚体质易寒化；受邪脏腑属阳者，多从阳化热，受邪脏腑属阴者，多从阴化寒。此外，治疗失当，也是导致病性改变的重要因素。

三、疾病转归

疾病转归，指疾病发展的最后结局。疾病的转归，主要为痊愈、死亡、缠绵和后遗等四种情况。

疾病的转归如何，主要决定于邪正盛衰的状态。在疾病过程中，正气与邪气不断地进行着斗争，产生邪正盛衰的病理变化，这种病理变化，不仅关系到病证的虚实性质，而且直接影响到疾病的转归。在一般情况下，正胜邪退，则疾病趋向好转而痊愈；邪胜正衰则疾病趋向恶化甚至死亡。疾病的转归除痊愈和死亡外，还有缠绵、后遗等情况。

（一）痊愈

痊愈，是指疾病的病理状态完全消失，病人健康逐渐恢复的过程或状态。

痊愈是在邪正斗争及其盛衰变化过程中，形成正胜邪退，使疾病逐渐好转而导致的一种最佳结局，也是许多疾病最常见的一种转归。疾病获得痊愈，除依靠机体正气的抗病驱邪、康复自愈能力之外，及时、正确、积极的治疗也是十分重要的。

在疾病痊愈过程中，体内发生的变化主要有：一是邪气逐渐衰退，对机体的损害作用停止；二是正气来复，表现为受损耗的气血阴阳逐渐得到补充，受损伤的形质得到修复。此时，患者的症状、体征全部消失，脏腑经络等组织器官的功能恢复正常，社会行为包括劳动力也逐渐得到恢复，疾病即告痊愈。

（二）死亡

死亡，是机体生命活动和新陈代谢的终止。死亡可分为生理死亡（自然死亡）、病理死亡和意外死亡。因各种疾病造成的死亡，称为病理死亡，占死亡人数的绝大多数。

病理死亡是邪正斗争及其盛衰变化的过程中，形成邪胜正衰，使疾病逐渐恶化而导致的一种不良结局。

死亡的发生大致经历三个阶段。一是临终期，又称濒死状态。此期体内各脏腑功能发生严重障碍或衰竭，阴阳出现离决之势，临床表现为意识模糊或消失，反应迟钝，循衣摸床，撮空理线，郑声自语，呼吸微弱，脉微欲绝等。二是临床死亡期，又称可逆性死亡阶段。此期体内的阴阳已经离决，精气已经衰败致竭，只是部分脏腑组织残存着极其微弱的功能活动。临床以心跳、脉搏和呼吸停止为主要标志。此时如能及时进行有效的抢救治疗，可使极少部分病人恢复生机。三是生物学死亡期，又称不可逆死亡阶段。此时人的气机气化完全停止，脏腑功能已丝毫无存，阴阳之气彻底离决，不可再复。临床表现为目睛混浊，神志、体温、呼吸、心跳、脉搏全无，躯体僵冷，或见尸斑等。

（三）缠绵

缠绵，即久病迁延不愈。是病理过程转化为慢性迁延性的表现。

缠绵状态的基本病机是正虚邪恋。由于在邪正斗争过程中，正气虽未至溃败，但已因邪气的损伤而削弱，而邪气也由于正气的抗争而趋于衰微。因此，邪正双方势均力敌，处于非激烈性抗争的一种相持不下的病理状态。

缠绵状态下，正气不能完全驱邪外出，邪气也不能深入传变，从而使病变局限并处于相对稳定状态，其临床特点为症状表现不甚剧烈，疾病持久不愈。

缠绵作为疾病的一种结局，其病理具有相对的稳定性，但同时又具有演变可能的不稳定性，可因调摄、护理、治疗不当，而使病情加重或恶化。所以应积极进行治疗，设法打破缠绵状态的病理僵局，争取疾病的痊愈或好转。

（四）后遗

后遗，又称后遗症，是指疾病的病理过程基本结束，而疾病所造成的组织器官的损伤或功能障碍，残留而不可自复。如小儿麻痹症后遗的肢体瘫痪、中风后遗的半身不遂等，虽经百般调治，也终难康复，因此被视作疾病的一种结局。

疾病的后遗症和疾病的缠绵状态是不相同的。后遗症是病因、病理演变的终结，是疾病的一种转归。而疾病的缠绵状态则是疾病本身的迁延或慢性过程，是同一疾病的自然延续。

此外，还有一种伤残，主要指外伤所致的人体某种组织结构难以恢复的损伤或残缺，也属于后遗范围。

第八章　诊　法

诊法，是诊察疾病的方法，它包括望、闻、问、切四诊。它是中医临床搜集病情资料，为辨证论治提供依据的重要手段。

望诊，是医生运用视觉观察病人全身和局部的神色形态的变化；闻诊，是凭听觉和嗅觉以辨别病人声音和气味的变化；问诊，是通过仔细询问病人或陪诊者，了解疾病发生和发展的过程、现在症状及其与疾病有关的情况；切诊，是切按病人脉搏和按触病人脘腹、手足及其他部位以了解病情。

人体是一个有机的整体，局部的病变可以影响到全身，内脏的病变也可以从五官、四肢、体表各个方面反应出来。如《丹溪心法》云："欲知其内者，当以观乎外；诊于外者，斯以知其内。盖有诸内者，必形诸外。"因此，通过望、闻、问、切就可以了解疾病的原因、性质、部位及内部联系，从而为辨证论治提供依据。

望、闻、问、切在搜集病情资料方面各有其独特的作用，不能相互取代，但又相互联系，相互补充。因此，在临床运用时，必须将其有机地结合，也就是"四诊合参"，才能全面而系统地了解病情，作出正确的判断。

第一节　望　诊

望诊，是对病人的神、色、形、态、舌象以及分泌物、排泄物色质的异常变化进行有目的观察，以测知内脏病变，了解疾病情况的一种诊察方法。人体是一个有机的整体，脏腑气血阴阳有变化，就必然会反应于外。因此，通过对人体外部观察，就可以了解其体内的病变。正如《灵枢·本能篇》所说："视其外应，以知其内脏。"

望诊的内容，包括望全身情况（望神、色、形、态），望局部情况（望头面、五官、躯体、四肢和皮肤等），望排出物（望痰涎、呕吐物、大便、小便），望舌（望舌质、舌苔），望小儿指纹。

一、全身望诊

（一）望神

神，是指整个人体生命活动的外在表现。所以通过望神可了解脏腑精气的盛衰以及形体健康与否。《素问·移精变气论》说："得神者昌，失神者亡。"说明察神的存亡，对于判断正气盛衰、疾病轻重及预后有重要意义。

望神，就是观察病人的精神好坏，意识是否清楚，动作是否矫健协调，反应是否灵敏等方面的情况，以判断脏腑阴阳气血的盛衰和疾病的轻重预后，由于"目"为五脏六腑之精气所注，其目系通于脑，为肝之窍，心之使，故"神藏于心，外候在目"。因而望眼神是察神的重点。

神的表现，按神的旺、衰和病情的轻、重可区分为得神、少神、失神、假神四种。此外还有以神志失常为主要表现的神乱。其临床表现和意义如下：

1. 得神

又称有神，表现为神志清楚，语言清晰，两目灵活，明亮有神，面色荣润，表情自然，呼吸平稳，体态自如，反应灵敏。提示精气充足，或虽病但正气未伤，脏腑未衰，病轻易瘥，预后良好。

2. 少神

又称神气不足。其临床表现一般为精神不振，两目无神，面色少华，动作迟缓，倦怠乏力，肌肉松软，少气懒言。提示正气不足，精气轻度受损，脏腑功能较弱。多见于轻病或恢复期病人，亦可见于素体虚弱者。

3. 失神

其临床表现为精神萎靡，瞳神呆滞，目光无彩，面色晦暗，表情淡滞，反应迟钝，身体沉重，形体羸瘦，甚则神识不清，这是五脏精气亏损衰竭的反应，提示人体正气大伤，脏腑功能衰败，大多为病情危重，预后不良。如果出现意识昏迷，语言错乱，循衣摸床，撮空理线，卒然昏倒，目闭口张，手撒遗尿等，是邪陷心包，精气已脱之失神重证，病情更为严重。

4. 假神

是垂危病人出现的精神暂时"好转"的假象，是临终前的预兆，假神亦是失神的范畴，是失神的特殊表现。其临床表现一般为久病重病本已失神，突然神识清醒，目光转亮而浮光外露，言语不休，想见亲人；或原来语声低微断续，忽而清亮；或原本面色晦暗，突然颧赤如妆；或原来毫无食欲，突然食欲增加。其特征是局部症状的"好转"与整体病情的恶化不相符合。提示脏腑精气极度衰竭，正气将脱，阴不敛阳，虚阳外越，阴阳即将离决，属病危。

表8-1 得神、少神、失神、假神鉴别表

观察项目	得 神	少 神	失 神	假 神
两目	灵活，明亮	乏神	呆滞	突然目光转亮，浮光外露
神志	神识清楚	精神不振	精神萎靡，或卒然昏倒或神昏	突然神识清醒，想见亲人
语言	清晰	懒言	语言错乱，谵语	突然言语不休，忽而清亮
面色	面色荣润	面色少华	面色无华	面色无华，或突然两颧泛红如妆
形体	肌肉不削	肌肉松软，倦怠乏力	身体羸瘦	
呼吸	平稳	少气	气微或喘促	
动作反应	行动自如，反应灵敏	动作迟缓	动作艰难，反应迟钝；或烦躁不安，四肢抽搐；或循衣摸床，撮空理线；或两手握固，牙关紧闭	
饮食				原毫无食欲，突然食饮增进

假神应与病情好转加以区别。一般假神是突然在某些方面一时反常于原来病态，且与疾病本质不相符合，通常比作“回光返照”或“残灯复明”。此时病人多濒临于危险的境地，应予特别注意。

5. 神乱

即精神错乱或神志失常，常见于癫、狂、痫的病人。癫证表现为表情冷漠，寡言少语，闷闷不乐，继则精神痴呆，哭笑无常等。狂证表现为烦躁不宁，登高而歌，弃衣而走，呼号怒骂，打人毁物，不识亲疏等。痫症表现突然跌倒，昏不知人，口吐涎沫，四肢抽动，醒后如常人。

(二) 望色

望色，是指望皮肤的颜色和光泽。皮肤的色泽是脏腑气血的外荣。皮肤的颜色分成青、赤、黄、白、黑五种，简称五色，其变化可以反应疾病的不同性质和不同脏腑的病证；皮肤的光泽，即皮肤之荣润或枯槁，可反应脏腑精气的盛衰。

《灵枢·邪气脏腑病形篇》曰：“十二经脉，三百六十五络，其血气皆上注于面而走空窍。”面部的气血充盛，皮肤薄嫩，故色泽变化易显露于外，望色主要是观察面部的气色。

1. 常色

即正常人的面色。我国正常人面色应是红黄隐隐，明润含蓄，此为气血和平，精气内含，荣光外发的征象。但是由于职业与体质禀赋不同，有人可能偏红、偏黑、偏白；由于季节、气候引起生理活动的变化，有时可能偏青、偏白、偏红等等，但只要是明润光泽，且含于皮肤之内，而不特别显露，都属于正常面色的范围。

2. 病色

指不正常的面部色泽。病色的特征是：色泽枯槁而晦暗；或虽鲜明但暴露；或独呈一色而无血色相间。一般说来，病人气色鲜明荣润，说明病变较浅，气血未衰，其病易治，预后较好；反之，若面色晦暗枯槁，说明病变深重，精气已伤，预后欠佳。青、赤、黄、白、黑五色，即代表不同脏腑的病变，又代表不同性质的病邪。如《灵枢·五色篇》说：“以五色命脏，青为肝，赤为心，白为肺，黄为脾，黑为肾。”又说：“青黑为痛，黄赤为热，白为寒。”这种根据病人面部五色变化进行诊察疾病的方法即“五色诊”，或称“五色主病”。

(1) 青色：主寒证、痛证、瘀证、惊风证。色青由寒凝气滞、经脉阻滞而成。寒则气血凝滞，不通则痛，气滞血瘀，经脉受阻，所以青色多见于寒证、痛证、瘀血。肝主风，青为肝色，故风证亦见面色青。临床上，阴寒内盛，心腹疼痛，可见面色苍白带青；心气不足，推动无力，血行不畅，可见面色青灰、口唇青紫。小儿高热，面部青紫以鼻柱与两眉间较明显，常为惊风先兆。

(2) 赤色：主热证。赤为血色。血得热则行，热盛而血脉充盈，血色上荣，故面色赤红。满面通红，多为阳盛之实热证；午后两颧潮红，多为阴虚火旺的虚热证。若久病重病患者，面色苍白，却时而泛红如妆，嫩红带白，游移不定，多为虚阳浮越之“戴阳证”，此属真寒假热之危重证候。

(3) 黄色：主虚证、湿证。黄色为脾虚、湿蕴之征象。脾失健运，则水湿内停，气血不充，故面色发黄。面色淡黄，枯槁无泽，称为“萎黄”，多属脾胃气虚，营血不能上荣之故；如面色黄而虚浮，称为“黄胖”，多为脾气虚衰，湿邪内阻所致。如面、目、身俱黄，称为“黄疸”，黄而鲜明如橘子色者，为阳黄，多属湿热；黄而晦暗如烟熏者，为阴黄，多属寒湿。

（4）白色：主虚证、寒证、失血证。白色为气血不荣之候。凡阳气虚衰，气血运行无力，或耗气失血，致使气血不充；或寒凝血涩，经脉收缩，皆可导致面呈白色。若㿠白而虚浮，多属阳气不足；淡白而消瘦，多为营血亏损。若急性病突然面色苍白，常属阳气暴脱的证候。里寒证剧烈腹痛，或虚寒战栗时，也可见面色苍白，则为阴寒凝滞，经脉拘急所致。

（5）黑色：主肾虚证、水饮证、瘀血证。黑色多为肾阳虚衰、阴寒水盛之象。阳虚火衰，则阴寒内盛，血行不畅，故面多见黑色。面色淡黑，多为阴寒内盛的水气证；妇女眼眶灰黑，多为寒湿下注的带下证。色黑而肌肤甲错，为内有瘀血。此外，剧烈疼痛也可见面色青黑。

（三）望形体

望形体，主要是观察病人体形的壮、弱、肥、瘦等情况。机体外形的强弱，与五脏功能的盛衰是统一的，内盛则外强，内衰则外弱。

壮指身体强壮。骨骼粗大，胸廓宽厚，肌肉充实，皮肤润泽等，是强壮的征象。形体强壮者，内脏坚实，气血旺盛，其抗病能力强，虽病预后也较好。

弱是身体衰弱。骨骼细小，胸廓狭窄，肌肉瘦削，皮肤枯燥等，是衰弱的征象。形体衰弱者，内脏虚弱，气血不足，其抗病能力弱，患病预后较差。

胖是肥胖，并非健壮。胖而能食，为形盛有余；肥而食少，是形盛气虚，多为脾虚有痰。胖人大腹便便，每易聚湿生痰，痰壅气塞，故易患中风暴厥之症。故有“肥人多痰”之说。

瘦指消瘦。形瘦食多，为胃火炽盛；形瘦食少，是中气虚弱；瘦人多阴虚，血液衰少，“瘦人多火”，相火易亢，故易患痨嗽。如患者骨瘦如柴，肌肉削脱，已至大肉枯槁者，是精气衰竭的危重表现。

（四）望姿态

望姿态，主要是观察病人的动静姿态及与疾病有关的体位变化。病人的动静姿势和体位，都是病理变化的外在反应。“阳主动，阴主静”，一般是，喜动者多属阳证，喜静者多属阴证。

从卧位来看，身轻能自转侧，多为阳证、热证、实证；反之，身重不能转侧，多为阴证、寒证、虚证；蜷卧成团者，多为阳虚畏寒，或有剧痛；反之，仰面伸足而卧，则为阳盛而恶热。

从坐形来看，坐而喜伏，多为肺虚少气；坐而喜仰，多属肺实气逆；坐不得卧，卧则气逆，是心阳不足、水气凌心所致。咳逆倚息不得卧，每发于秋冬者，为内有伏饮。卧而不能坐，坐则昏眩，是气血俱虚，或是内动肝风。

二、望局部情况

（一）望头面

1．望头

头为诸阳之会，精明之府，中藏脑髓。望头，主要观察头的形状及动态。如小儿头形过大或过小，伴有智力发育不全，多属肾精亏损。囟门下陷，称“囟陷”，多属虚证；囟门高突，称“囟填”，多属热证；囟门迟闭，称“解颅”，头颈软弱不能竖立者，均多为肾精不足，发育不良；头摇不能自主，皆为风证。

2．望面部

面部是脏腑精气上荣的部位，又为心之华。面部浮肿多见于水肿病，常是全身水肿的一部分。一侧或两侧腮部以耳垂为中心肿起，边缘不清，按之有柔韧感或压痛者，常为痄腮，为外感温毒之邪所致，多见于儿童，属传染病。口眼歪斜，多为风邪中络。

3．望发

发为肾之华、血之荣。望发，主要观察发的质和色的变化。如发稀疏易落，或干枯不荣，多为精血不足之证；突然出现片状脱发，多属血虚受风；年少落发，多属于肾虚或血热。青少年白发，伴有健忘、腰膝痠软者，多属肾虚。

（二）望五官

1．望目

目为肝之窍，五脏六腑之精气皆上注于目。故目的异常改变，不仅关系于肝，而且也能反应其他脏腑的病变。

《灵枢·大惑论》说：“精之窠为眼；骨之精为瞳子；筋之精为黑眼；血之精为络；其窠气之精为白眼；肌肉之精为约束。”后世据此发展成为眼的“五轮”学说，即目眦属血轮，候心；目胞属肉轮，候脾；白睛属气轮，候肺；黑睛属风轮，候肝；瞳仁属水轮，候肾（见图8-1）。此学说在眼科学上有一定的指导意义。

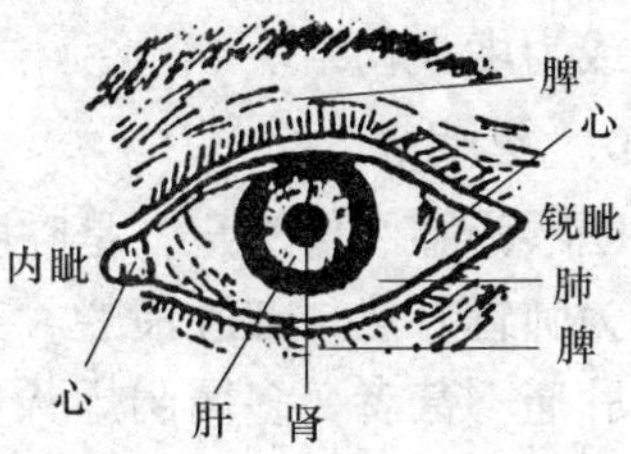

图8-1　目部五脏分属图

望目，主要是观察目的神、色、形、态等方面的变化。

（1）目神：眼睛黑白分明，精彩内含，神光充沛，视物清晰，是目有神，虽病但易治。反之，白睛暗浊，黑睛色滞，失却光彩，浮光暴露，视物模糊，是目无神，病属难治。

（2）目色：目眦赤，为心火；白睛赤，为肺热；眼胞皮红肿湿烂为脾火；全目赤肿多眵，迎风流泪，为肝经风热。目眦淡白为血亏。白睛黄染，是黄疸之征，为肝胆湿热。目胞暗晦，多属肾虚；目眶周围见黑色，多为肾虚水泛之水饮证，或寒湿下注的带下病。

（3）目的形态：目眶凹陷，是阴液损耗或精气衰竭；目窠浮肿，状如卧蚕，是水肿之症。眼球突出而颈肿为瘿病。目翻上视，瞪目直视，目睛正圆，戴眼反折等，均为危重症状。横目斜视（先天者例外），是肝风内动。瞳仁扩大，多属肾精耗竭，为濒死危象。

2．望鼻

鼻为肺之窍，是呼吸气体出入之通道。望鼻，主要是观察鼻内分泌物和鼻的外形。鼻流清涕，多为外感风寒；流浊涕，则属风热；久流浊涕而有腥臭者，是鼻渊，由于感受外邪或胆经蕴热所致。鼻尖或周围充血或生红色丘疹，名酒糟鼻，多属肺胃有热；鼻柱溃烂塌陷，常见于麻风病或梅毒；鼻翼煽动，多见于肺热或肺肾精气衰竭而出现的喘息证。

3．望耳

耳为肾之窍，手足少阳经之脉布于耳，又为宗脉之所聚。望耳，应注意耳的色泽及耳内的情况。耳轮干枯焦黑，多为肾精亏损，精不上荣的象征；耳薄而干枯，为先天肾阴不足；耳轮红肿或耳内流脓，多为肝胆湿热所致。耳背有红络，耳根发凉，多是麻疹先兆。

4．望唇

唇为脾之外荣。望唇应观察其颜色、润燥和形态的变化。若唇色淡白，多属气血两虚；色青紫，多为寒凝血瘀；色深红，为热在营血。口唇干枯皱裂，可见于外感燥邪，亦见于热炽津伤。口角流涎（或睡时流涎），多属脾虚湿盛或胃中有热，亦见于虫积。口唇糜烂，多见于脾胃蕴热上蒸；口歪斜，则为中风；撮口或抽掣不停，为肝风内动，或脾虚生风；口开不闭，常见于脱证。

5．望齿与龈

齿为骨之余，骨为肾所主，胃之经脉络于龈中。故齿、龈与肾、胃有着密切的联系。

望齿，应注意齿的色泽、润燥、形态。正常牙齿洁白润泽。若牙齿黄而干燥，多是胃热炽盛，津液大伤；若光燥如石，属阳明热盛；若干燥如枯骨，多为肾精枯竭。牙齿松动稀疏，齿根外露，多属肾虚或虚火上炎。睡中咬牙或龂齿，常见于胃中有热或虫积的患者。

望齿龈，应注意其色泽及形态的变化。色淡白者，多为血虚；红肿者，多属胃火；牙龈腐烂，牙齿脱落，为牙疳。牙龈出血并红肿者为胃火上炎伤络，不痛不红而微肿者，或为气虚，或为虚火伤络。

6．望咽喉

咽喉为肺、胃门户，是呼吸与进食的要冲，为诸经脉所络。咽喉两侧红肿疼痛，此为乳蛾，为肺胃有热；红肿溃烂，有黄白腐点，此为烂乳蛾，为肺胃热毒壅盛；若咽喉色红娇嫩，肿痛不甚者，多属阴虚火旺。如见灰白色腐点成片，不易剥脱，或重剥出血，剥之复生，应考虑白喉，系肺胃热毒伤阴所致。

（三）望皮肤

皮肤居一身之表，内合于肺脏，卫气循行其间，为人体之藩篱。望皮肤，应注意其色泽润枯、肿胀、斑疹、白瘖、水痘以及痈、疽、疔、疖等。

1．色泽

皮肤面目皆黄，是为黄疸。皮肤黄中显黑，黑而晦暗，称“黑疸”。皮肤色红，如染脂涂丹，病名“丹毒”。

2．润枯

皮毛憔悴枯槁，为肺气阴亏虚；皮枯如鱼之鳞，称肌肤甲错，为瘀血之征。

3．肿胀

皮肤虚浮肿胀，按之凹陷不起，为水肿。

4．斑疹

点大成片，色红或紫，平摊于皮肤，摸之不碍手者，谓之斑；点小如粟，色红或紫，高于肤面，扪之碍手者，谓之疹。斑疹见于外感热病，多是邪热郁于肺胃不能外泄，内迫营血所致。斑根据病机不同，有阴斑与阳斑之分；疹由于病因不同，有麻疹、风疹、隐疹之别。

望斑疹，主要观察其色泽与形态变化。斑疹的色泽，以红活润泽为顺。若深红如鸡冠色，多为热毒炽盛；色紫暗者，多为热毒盛极，阴液大伤；色淡红或淡紫者，为气血不足，或阳气衰微。斑疹的形态，以分布均匀，疏密适中为顺；若稀疏松浮，为病邪轻浅；稠密紧束，压之不褪色，则为热毒深重；疹点疏密不匀，或先后不齐，或现而即陷者，多为正气不足，病邪内陷的危候。

5．白㾦、水痘

白㾦，又名白疹，是皮肤上出现的晶莹如粟的透明小疱疹，以胸部及颈项部为多见，亦偶见于四肢，惟不见于面部，多系湿郁肌表，汗出不彻所致。白㾦晶莹饱满者为顺，称为“晶㾦”，乃湿热外达之候。若色枯白，空窍无液者为逆，称为“枯㾦”，是津液枯竭的表现。水痘，是一种发疹性疾病，常在幼儿中传染。患者皮肤出现斑丘疱疹，痘粒椭圆，大小不等，浆薄如水，色晶莹明亮，皮薄易破，不结厚痂，不留痘痕。多由外感时邪，内蕴湿热所致。

6．痈疽疔疖

痈、疽、疔、疖皆属疮疡一类外科疾患。其中皮肤局部红肿高大，根盘紧束，伴有焮热疼痛者为痈；漫肿无头，肤色不变，病位较深，无热少疼者为疽；初起如粟，根脚坚硬，或麻或痒，顶白而痛者为疔；起于浅表，形圆而红、肿、热、痛，化脓即软，脓溃即愈者为疖。

（四）望躯体

望躯体的内容包括颈项、胸胁和腹部。

1．望颈项

主要是观察其有无肿物及颈脉跳动。颈前有肿物如瘤，或大或小，可随吞咽上下移动，名曰“瘿瘤”或“颈瘿”。颈侧颌下，肿块如垒，累累如串珠，名“瘰疬”。颈脉跳动明显，多见于水肿病。卧侧颈脉怒张，常见于心阳虚衰，水气凌心之证。此外，颈项强直者，为邪气实，多由温病火邪上攻所致之“热极生风”。

2．望胸部

胸腔由胸骨、肋骨和脊柱等构成，内藏心肺等重要脏器，属上焦，为宗气所聚，是诸经循行之处。望胸部主要可以诊察心、肺的病变和宗气的盛衰，以及乳房疾病。

胸廓扁平：称“扁平胸”。即胸廓较正常人扁，前后径小于左右径的一半，颈部细长，锁骨突出，两肩向前，锁骨上、下窝凹陷。多见于肺肾阴虚或气阴两虚的病人。亦可见于体弱者。

胸廓膨隆：称“桶状胸”。即胸廓较正常人圆，前后径与左右径约相等。颈短肩高，锁骨上、下窝平展，肋间加宽，胸廓呈圆桶状。多为久病咳喘，损伤肺肾，以致肺气不宣而壅滞，日久促成胸廓变形。

肋如串珠：即肋骨与软骨连接处变厚增大，状如串珠。可见于肾气不足，发育不良的佝偻病患儿。

乳房肿溃：妇女妊娠后或哺乳期乳房红肿热痛，乳汁不畅，甚则破溃流脓，身发寒热，为乳痈。多因肝气不舒，胃热壅滞，或外感邪毒所致。

呼吸急促，胸廓起伏显著，多属实热证，为邪热、痰浊犯肺，肺失清肃，肺气不宣所致。呼吸微弱，胸廓起伏不显，多属虚寒证，为肺气不足，或肺肾亏虚所致。

3．望腹部

腹部指剑突以下至耻骨以上的部位，属中、下焦，内藏肝、脾、肾、胆、胃、大肠、小肠、膀胱、胞宫，亦为诸经循行之处。故望腹部可以诊察内在脏腑的病变和气血的盛衰。

（1）腹部凹陷：即仰卧时前腹壁明显低于胸骨至耻骨中点连线。若腹部凹陷，形体消瘦，多属脾胃虚弱，正气受伤，可见于久病脾胃气虚，机体失养，或新病吐泻太过，津液大伤的病人。若腹皮甲错，深凹着脊，为精气耗竭，正气大伤。

（2）腹部膨隆：即仰卧时前腹壁明显高于胸骨至耻骨中点连线。若单腹膨胀、四肢消瘦者，多属臌胀病，为气滞湿阻血瘀所致。若腹部胀大，周身俱肿者，多属水肿病。腹局部膨隆，则多见于积聚病人，须结合按诊进行辨别。

（3）腹壁青筋暴露：病人腹大坚满，青筋暴露曲张，多属肝郁血瘀，常见于臌胀病的重症。

（五）望四肢

四肢包括上肢的肩、臂、肘、腕、掌、指和下肢的股、膝、胫、踝、蹠、趾等部位。望诊时应注意观察四肢、手足的形态和动态的异常变化。

1．形态异常

四肢或某一肢体肌肉萎缩、消瘦、松软无力，多因气血不荣或经络阻滞，肢体失养所致。四肢水肿常是全身浮肿的一部分，也有仅足跗肿胀者。膝部红肿热痛、屈伸不利见于热痹，为风湿郁久化热所致。腿部青筋暴露，形似蚯蚓，多因寒湿内侵，络脉血瘀所致。指关节呈梭状畸形，活动受限者，多由风湿久蕴，筋脉拘挛所致。指（趾）末节膨大如杵者，称为“杵状指”，多由久病心肺气虚，血瘀湿阻所致。

2．动态异常

四肢抽搐，多见于风病，如痫证、破伤风、小儿急惊风、高热抽搐等。手足蠕动，多属虚风内动，为血虚阴亏，经脉失养。战栗常见于疟疾发作，或外感邪正相争欲作战汗之兆。若两手撮空理线，或循衣摸床是失神之症。若肢体肌肉萎缩，筋脉弛缓，痿废不用，是痿证。一侧手足举动不遂，称为“半身不遂”，多为中风偏瘫。

三、望排出物

望排出物是观察病人的分泌物、排泄物和某些排出体外的病理产物的形、色、质、量的变化来诊察病情的方法。

一般说来，排出物色泽清白、质地清稀，多属虚证、寒证；色泽黄赤、质地黏稠、形态秽浊不洁，多属实证、热证。

（一）望痰涎

1．痰

痰白清稀者，多属寒痰。痰黄浓稠者，多属热痰。痰少而黏，难于咯出者，多属燥痰。痰白滑，量多，易于咯出者，多属湿痰。痰中带血，色鲜红者，称为“咯血”，多见于肺阴亏虚和肝火犯肺等病人。咯吐脓血痰，气腥臭者，为肺痈。

2．涎

口流清涎量多者，多属脾胃虚寒。口中时吐黏涎者，多属脾胃湿热。小儿口角流涎，涎渍颐下，称为“滞颐”。睡中流涎者，多为胃中有热或宿食内停。

（二）望呕吐物

呕吐物清稀无酸臭味，多为寒呕。呕吐物秽浊有酸臭味，多属热呕。吐不消化食物味酸腐，多属伤食。呕吐黄绿苦水，多属肝胆郁热或湿热。呕吐清水痰涎，胃脘有振水声者，为痰饮。吐血鲜红或紫暗有块，挟有食物残渣者，属胃火伤络，或肝火犯胃，或胃腑血瘀。

（三）望大便

大便清稀水样，多属寒湿泄泻。大便清稀，完谷不化，或如鸭溏，多属脾虚泄泻或肾虚泄泻。大便如黏冻，挟有脓血，多属痢疾，为湿热蕴结大肠，大肠传导失职所致。其中血多脓少者偏于热，病在血分；脓多血少偏于湿，病在气分。大便色灰白，溏结不调，多见于黄疸。大便燥结，干如羊屎，排出困难，属肠道津亏。大便带血，或便血相混，或排出全为血液，称为“便血”。其中血色鲜红，附在大便表面或于排便前后滴出者，为近血，可见于风热灼伤肠络所致的肠风下血，或痔疮、肛裂出血等。血色暗红或紫黑，与大便均匀混合者，为远血，多为肝胃郁热、脾胃虚寒或气血瘀滞等所致。

（四）望小便

小便清长而色白，多属寒证。小便短而黄赤，多属热证。尿中带血，见于尿血、血淋等病人，多因热伤血络，或脾肾不固，或湿热蕴结膀胱所致。尿有砂石，见于石淋病人，多因湿热内蕴，煎熬尿中杂质结为砂石所致。小便浑浊如米泔水或滑腻如脂膏，见于尿浊、膏淋等病人。

四、望舌

望舌，又称舌诊，即观察病人舌质和舌苔的变化以诊察疾病的方法。望舌是望诊的重要组成部分，也是中医独特的诊法之一。

（一）舌诊概述

1. 舌诊的原理

舌与脏腑经络有着密切的联系。舌与脏腑的联系，主要是通过经络和经筋联系起来的，脏腑的精气可上营于舌，脏腑的病变亦可以从舌象变化中反应出来。在脏腑中尤以心、脾胃与舌的关系更为密切。

舌为心之苗，心开窍于舌。手少阴心经之别系舌本，舌质的血络最为丰富，从而能够反应心主血脉的功能。舌体运动是否灵活自如，语言是否清晰，在一定程度上又可反应“心藏神”的功能。

舌为脾胃之外候。足太阴脾经连舌本，散舌下；舌苔为胃气熏蒸而生成；舌的味觉，又与脾主运化和胃主受纳的功能密切相关。脾胃的病变可以从舌象上显示出来。

另外，足少阴肾经挟舌本，足厥阴肝经络舌本，足太阳之筋结于舌本。

前人把舌划分为舌尖、舌中、舌根、舌边四个部分，分属于心肺、脾胃、肾、肝胆等脏腑（见图8-2）。这种以舌的分部来诊察脏腑病变的方法，在临床上具有一定的参考价值。

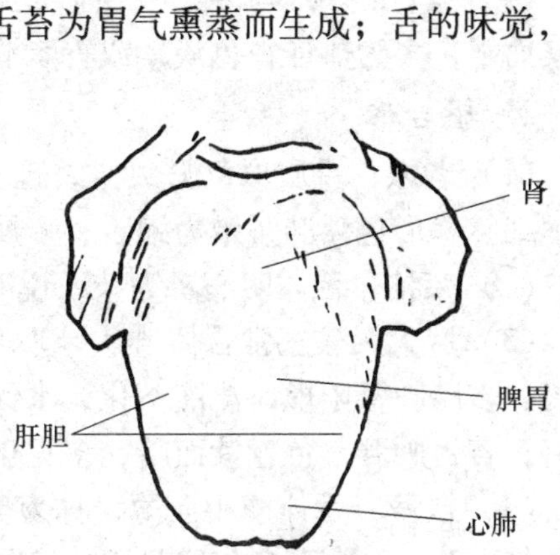

图8-2　舌诊脏腑部位分属示意图

2. 舌诊的方法及注意事项

望舌时病人面向亮光，嘱患者自然地将舌平伸出口外，充分暴露舌体，医生迅速地依次从舌尖、舌中、舌根和舌边，观察舌质与舌苔。望舌时必须注意以下几点。

（1）光线：望舌时要有充足而柔和的自然光线，一般宜在白天。光线不宜过强或过弱，以免造成舌象的错觉。

（2）伸舌姿势：要求病人自然地将舌伸出口外，充分暴露舌体，舌尖略向下，舌面向两侧展平，不要蜷缩，也不要过分用力外伸，以免影响舌质的颜色。

（3）染苔：某些食物或药物，可使舌苔染上颜色，称之为"染苔"。如乌梅、橄榄等能使舌苔染黑；黄连、核黄素等药物可将舌苔染黄；饮牛乳可见白苔；吸烟过多可将舌苔染灰等。

此外，进食、饮茶、活动及年龄、体质等因素，对舌象均产生一定的影响，望舌时应予注意。

3. 正常舌象

望舌，主要是观察舌质和舌苔两个方面的变化。舌质，又称舌体，是指舌的肌肉脉络组织。舌苔，是舌体上附着的一层苔状物。舌质和舌苔的综合，统称舌象。

正常舌象：舌体柔软，活动自如，颜色淡红，舌面铺有薄薄的、颗粒均匀的、干湿适中的白苔，常描写为"淡红舌、薄白苔"。

（二）望舌体

望舌体对于诊察脏腑精气盛衰存亡、判断疾病予后转归，具有重要意义。望舌体主要是观察其色泽、形态的变化。

1. 望舌色

（1）淡白舌：较正常舌色浅淡。主虚寒证。为阳气虚弱，气血不荣所致。若舌淡白，舌体稍小，多属气血两虚；舌淡白稍胖嫩，或有齿痕，多为阳气虚衰。

（2）红舌：舌色深于正常舌。主热证。血得热则行，热盛则气血沸涌，充盈舌体脉络所致。若舌鲜红而有芒刺，苔黄厚，多属实热证；若为鲜红或嫩红，少苔或无苔，或有裂纹，常为虚热证。

（3）绛舌：舌体呈深红色。主内热深重。绛舌见于外感热病，表示邪热深入营血，为热性病极期；见于内伤杂病，多属阴虚火旺，常是久病、重病。

（4）紫舌：舌呈紫色。主瘀血证、寒证或热证。色紫暗或见瘀斑，多为气滞血瘀；色绛紫而干，多为热证；色淡紫或青紫润滑，多为里寒证。

2. 望舌形

（1）老嫩：舌质形色坚敛，纹理粗糙或皱缩，舌色较暗者为老舌，多为实证、热证；纹理细腻，形色浮胖娇嫩为嫩舌，多属虚证、寒证。

（2）荣枯：舌体明润者为荣，说明津液充足；舌体干瘪者为枯，说明津液已伤。

（3）胖大：较正常舌体胖大、肥厚者，为胖大舌。有胖嫩与肿胀之分。若舌体胖嫩，色淡，多属脾肾阳虚，津液不化，水饮痰湿阻滞所致。如舌体肿胀满口，色深红，多是心脾热盛；若舌肿胖，色青紫而暗，多见于中毒。

（4）瘦薄：舌体瘦小而薄，称为瘦薄舌，是阴血亏虚，舌体不充之象。瘦薄而色淡者，多是气血两虚；瘦薄色红绛且干，多是阴虚火旺，津液耗伤所致。

（5）齿痕：舌体的边缘见牙齿的痕迹，即为齿痕舌。多因舌体胖大而受齿缘压迫所致，故齿痕舌常与胖大舌同见，多属脾虚。若舌质淡白而润，多为脾虚而寒湿壅盛。

（6）裂纹：舌面上有明显的裂沟，称为裂纹舌，多由阴液亏损不能荣润舌面所致。若舌质红绛而有裂纹，多属热盛津伤，阴精亏损；舌色淡白而有裂纹，常是血虚不润的反应。若正常人见有裂纹舌者，在临床上无诊断意义。

（7）芒刺：舌乳头增生、肥大，高起如刺，摸之棘手，称为芒刺。若芒刺干燥，多属热邪亢盛，且热愈盛则芒刺愈多。根据芒刺所生部位，可分辨邪热所在脏腑，如舌尖有芒刺，多属心火亢盛；舌边有芒刺，多属肝胆火盛；舌中有芒刺，多属胃肠热盛。

3．望舌态

（1）强硬：舌体强硬，运动不灵活，屈伸不便，或不能转动，致使语言蹇涩，称为“舌强”。舌强硬而舌色红绛少津，多见于热盛之证。舌体强硬而舌苔厚腻，多见于风痰阻络；突然舌强语言蹇涩，伴有肢体麻木、眩晕者多为中风先兆。

（2）痿软：舌体软弱，伸蜷无力，转动不便，称为舌痿。多属气血虚极，阴液亏损，筋脉失养所致。若久病舌淡而痿，是气血俱虚；舌绛而痿，是阴亏已极。新病舌干红而痿者，则为热灼阴伤。

（3）歪斜：舌体偏斜于一侧，称为歪斜。多是中风或中风之先兆。

（4）颤动：舌体震颤不定，不能自主，称为舌体颤动。舌质淡白而颤抖者，为阴血亏虚，筋脉失养所致；舌红绛而颤抖者，为热极生风所致。

（5）短缩：舌体紧缩不能伸长，称为短缩。多为危重证候的反应。舌淡或青而湿润短缩，多属寒凝筋脉；舌胖而短缩，属痰湿内阻；舌红绛干而短缩，多属热病津伤。

（6）吐弄：舌伸长，吐露出口外者为吐舌；舌微露出口，立即收回，或舌舐口唇上下或口角左右，称为弄舌。两者都属心脾有热。吐舌可见于疫毒攻心，或正气已绝；弄舌多为动风先兆，或小儿智能发育不良。

4．望舌下络脉

舌下络脉是位于舌系带两侧纵行的大络脉，管径小于2．7mm，长度不超过舌下肉阜至舌尖的五分之三，络脉颜色为淡紫色。

舌下络脉的观察方法是：先让病人张口，将舌体向上腭方向翘起，舌尖可轻抵上腭，勿用力太过，使舌体保持自然松弛，舌下络脉充分显露。

舌下络脉异常及其临床意义：舌下络脉细而短，色淡红，周围小络脉不明显。舌色和舌下黏膜色偏淡者，多属气血不足。舌下络脉粗胀，或舌下络脉呈青紫、紫红、绛紫、紫黑色，或舌下细小络脉呈暗红色或紫色网状，或舌下络脉曲张如紫色珠子状大小不等的瘀血结节等改变，都是血瘀的征象。

（三）望舌苔

望舌苔主要观察苔的色和质。舌苔的变化可反应病位的深浅、病邪的性质、津液的存亡、病情的进退和胃气的有无等。

1．望苔色

苔色与病邪性质有关，故察苔色可以推断疾病性质。

（1）白苔：一般常见于表证、寒证。表寒证苔多薄白；里寒证苔多白厚；湿浊内停或食积，则见苔白厚腻。在特殊情况下，白苔也主热证。如苔白如积粉，扪之不燥，称为

“积粉苔”或称“粉白苔”，常见于外感温热病，秽浊湿邪与热毒相结而成。苔白厚而干者，常为热伤津液，甚或苔白燥裂如砂石，扪之粗糙，称“糙裂苔”，常见于温病或误服温药之后。

（2）黄苔：一般主里证、热证。淡黄为热轻，深黄为热重，焦黄为热结。外感病见薄黄苔或由白苔转黄苔，为外感风热表证或风寒表邪入里化热。舌苔黄厚干燥，为热盛伤津；苔黄厚而腻，则为湿热之象。

（3）灰苔：主里证，可见于里热证，亦可见于寒湿证。灰苔为浅黑带淡青色，可发展为黑苔。灰苔可由白苔转化而来，也可与黄苔同时并见。若苔灰而润，则多为寒湿内阻，或痰饮内停；若苔灰干燥，则多属热炽津伤，或阴虚火旺。

（4）黑苔：主里证，主热极又主寒盛。黑苔多呈棕黑或焦黑色。常由灰苔或焦黄苔发展而来，多见于疾病的严重阶段。若苔黑而燥裂，甚则生芒刺，多为热极津枯；苔黑而润滑，则多属阳虚寒盛。

可见，灰苔、黑苔主热又主寒，辨其寒热，辨别苔之干燥与润滑有重要意义。

2. 望苔质

主要观察舌苔的厚薄、润燥、腻腐、剥脱等变化。

（1）厚薄：苔质的厚薄，以“见底”和“不见底”为标准。所谓见底，即透过舌苔能隐隐见到舌体，能见底的为薄苔，不能见底的为厚苔。一般说，疾病初起，病邪在表，病情较轻者，舌苔多薄；而病邪传里，病情较重，或内有痰饮湿食积滞者，则舌苔多厚。舌苔由薄增厚，表示病邪由表入里，病情由轻转重，为病进；而由厚变薄，则表示邪气得以内消外达，病情由重变轻，多属病退。

（2）润燥：察舌苔的润燥，主要是了解津液变化的情况。苔润，多为病邪尚未伤津。苔面有过多水分，扪之滑利而湿，称为滑苔，多是水湿内停之征。苔面干燥，望之枯涸，扪之无津，称为燥苔，多为病邪伤津或阴液亏耗的病证。

（3）腐腻：腐苔，指苔如豆腐渣，揩之可去，多为实热蒸化胃中食浊所致，亦见于内痈。腻苔，是舌面上覆盖着一层浊而滑腻的苔垢，颗粒细腻而致密，刮之难去，多见于湿浊、痰饮、食积等。

（4）剥脱：舌苔骤然全部退去，以致舌面光洁如镜，称为“光剥舌”，又称“镜面舌”。若舌苔剥落不全，剥脱处光滑无苔，界限明显，称为“花剥苔”；若为不规则地大片脱落，边缘苔厚，周界清楚，形似地图，又称“地图舌”。光剥舌是胃阴枯竭，胃气大伤之征象。花剥苔也是胃腑气阴两伤所致。

（四）舌象分析

“舌象”包括舌质和舌苔两个方面。舌质与舌苔的变化，都是内在的复杂病变在舌上的反应，所以在分别掌握舌质、舌苔的基本变化及其主病的同时，应注意到舌质与舌苔之间的相互关系，并将舌质与舌苔的变化结合起来分析。

在一般情况下，舌质与舌苔的变化是统一的，其主病往往是两者的综合，例如，内有实热，多见舌质红苔黄而干；病属虚寒，则见舌质淡苔白而润。但是也有舌质与舌苔变化不一致的情况，需四诊合参，加以综合判断。如红绛舌本属于热证，而白苔常见于寒证，但也有红绛舌与白苔并见的。其中舌色红绛、苔白滑腻者，在外感温热病，属于营气有热，气分有湿；内伤杂病，则多见于阴虚火旺，而有痰浊食积的病证。

表 8－2　舌诊归纳表

内容		舌象	特点	主病
舌质	舌色	淡白舌	较正常舌色浅淡	虚寒证
		红舌	舌色深于正常舌	热证
		绛舌	舌体呈深红色	内热深重
		紫舌	舌体呈紫色	瘀血
	色形	苍老舌	舌质纹理粗糙，坚敛苍老	实证，热证
		娇嫩舌	舌质纹理细腻，浮胖娇嫩	虚证、寒证
		枯干舌	舌体干瘪	津液损伤
		胖大舌	舌体胖大肥厚	水湿痰饮阻滞
		瘦薄舌	舌体瘦小而薄	阴血亏虚
		齿痕舌	舌体边缘有牙齿痕迹	脾虚，湿盛
		裂纹舌	舌面见明显裂纹	阴液亏损
		芒刺	舌乳头增生，肥大，高起如刺	热邪亢盛
	舌态	强硬	舌体强硬，运动不灵，语言蹇涩	热入心包，痰浊内阻，中风先兆
		痿软	舌体软弱，伸踡无力，转动不便	气血虚极，阴液亏损
		歪斜	舌体偏斜于一侧	中风或中风先兆
		颤动	舌体震颤不定，不能自主	虚风内动或热极生风
		短缩	舌体紧缩不能伸长	危重证候
		吐弄	吐露口外为吐，时吐时收为弄	心脾有热
	舌下络脉		络脉细而短，色淡红	气血不足
			络脉粗，色青紫、紫红、紫黑色，曲张	血瘀
舌苔	苔色	白苔	苔色薄白或白厚	表证，寒证。薄白为表寒，白厚为里寒
		黄苔	苔色见淡黄、深黄或焦黄	里证，热证。淡黄为热轻，深黄为热重，焦黄为热结
		灰苔	苔色为浅黑带淡青色	里证。灰而润滑为寒湿或痰饮，灰而干燥为热炽伤津或虚火
		黑苔	苔色为棕黑或焦黑色	里证。黑而燥裂为热极津枯，黑而润滑为阳虚寒盛
	苔质	薄苔	见底	正常舌苔，或病邪在表，疾病轻浅
		厚苔	不见底	邪盛入里，病情较重，或痰湿食积
		滑苔	苔面水分过多，扪之滑利而湿	水湿内停
		燥苔	舌面干枯，扪之无津	热盛伤津，阴液亏损
		腐苔	苔如豆腐渣，揩之可去	食积，痰浊
		腻苔	舌面覆盖一层油腻状黏液，不易刮去	湿浊，痰饮，食积
		光剥苔	舌面光洁如镜	胃阴枯竭，胃气大伤
		花剥苔	舌苔剥落不全，剥脱处光滑无苔	胃气阴两伤

（五）舌诊的临床意义

舌象的变化，能客观地反应正气盛衰、病邪深浅、邪气性质、病情进退，可以判断疾病转归和预后，可以指导临床辨证、立法、处方、用药。

1. 判断正气的盛衰

脏腑气血之盛衰，可在舌上反应出来，如舌质红润，为气血旺盛；舌质淡白，为气血虚衰；苔薄白而润，是胃气旺盛；舌光无苔，为胃气衰败，或胃阴大伤。

2. 分辨病位的浅深

在外感病中，苔薄白，是疾病初起，病情轻浅。苔黄厚，主病情较重，病入于里。舌质红，是气分有热；舌质绛，则为热入营血，病位更深，病情更加严重。

3. 区别病邪的性质

黄苔常主热，白苔多主寒，白腻苔为寒湿，黄腻苔为湿热，腐腻苔多是痰浊食积，舌有瘀斑，则是瘀血。

4. 推断病势的进退

一般说来，舌质由淡变红、变绛、变青紫，舌苔由白转黄、变灰、化黑，提示病变由表入里，由轻变重，由单纯变复杂，病势进展。反之，则为病势渐减，疾病向愈。舌苔由润转燥，多是热盛而津渐伤；若舌苔由燥转润，由厚变薄，往往为津液复生，病邪渐退的表现。

5. 估计病情的预后

舌荣有神，舌面苔薄，舌态正常者为邪气不盛，正气未伤之象，预后较好。舌质枯晦，舌苔骤剥，舌态异常者为正气亏损，胃气衰败，病情多凶险。

五、望小儿指纹

望指纹，是指对三岁以下小儿两手食指内侧前缘浮露可见的血络色泽和形态的观察，又称“望小儿食指络脉”。由于小儿寸口脉短小，诊病时常啼哭躁动，故切脉困难，而食指内侧的血络，也是手太阴肺经的分支所在，故望指纹与诊寸口脉有相似的临床意义。小儿皮肤薄嫩，脉络易于暴露，食指络脉更为显著，因此，常以望指纹辅助脉诊。

（一）望指纹方法

医生用左手指握住小儿四指末端（拇指除外），以右手拇指在小儿食指掌侧前缘，从指端向根部推几次，用力要适中，使指纹更为显现，便于观察。

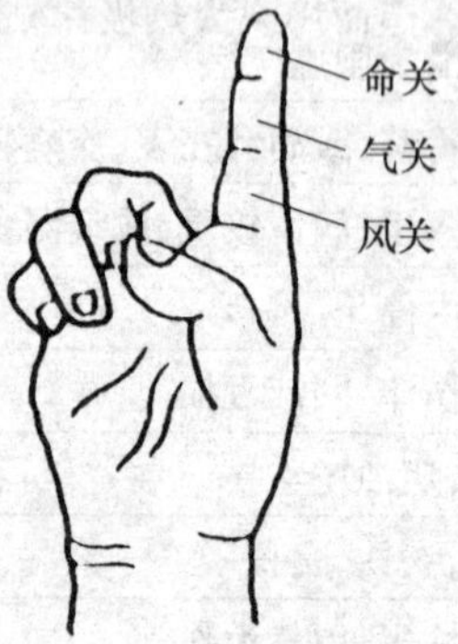

图 8－3　小儿指纹三关图

（二）指纹三关分部

指纹分“风”、“气”、“命”三关，即食指第一节部位为“风关”，第二节部位为“气关”，第三节部位为“命关”（见图 8－3）。

正常指纹隐现于风关之内，色泽浅红，红黄相兼。

（三）望指纹内容及意义

主要观察其纹位、纹色及纹形三方面的变化情况。

1. 望纹位变化——三关测轻重

指纹在风关者，是邪浅病轻；指纹透气关者，是邪已深入；指纹达命关者，病情更重；若指纹一直延伸到指甲端，即所谓“透关射甲”，病情尤为重笃。

2. 望纹色变化——红紫辨寒热

纹色鲜红，多属外感表证；纹色紫红，多主热证；纹色青，主风证或痛证；纹色青紫或紫黑色是血络闭郁；纹色淡白，多属脾虚。

3. 望纹形变化——浮沉分表里，淡滞定虚实

指纹浮而明显的，主病在表；沉隐不显的，主病在里；纹细而色浅淡的，多属虚证；纹粗而色浓滞的，多属实证。

第二节　闻　诊

闻诊是通过听声音和嗅气味来诊断疾病的方法。听声音包括诊察了解病人的声音、语言、呼吸、咳嗽、呕吐、呃逆、嗳气、太息、喷嚏、呵欠、肠鸣等各种声响。嗅气味包括嗅病体发出的异常气味，排出物的气味及病室的气味。

一、听声音

声音的发出，主要是气的活动，与机体组织和某些脏腑的虚实盛衰关系密切。因此听声音不仅能诊察发音器官的病变，而且根据声音的变异可以进一步推断内脏和整体的变化。

（一）语声

病人语声强弱，一方面反应正气的盛衰，同时也与邪气的性质有关，一般说来，语声高亢洪亮有力，重浊而粗，多属阳证、实证、热证，常见于外感病证；语音低微细弱，懒言，多属阴证、虚证、寒证，常见于久病、内伤病证。

语声嘶哑者，称为音哑，语而无声者，称为失音，或称喑。新病声哑者，为“暴哑”，多为外邪袭肺，肺气不宣，属实证；久病声哑，多为内伤，肺肾阴虚，津液不能上承声门所致，属虚证；如久病重病，突然声音嘶哑，是脏气将绝之危象。语音重浊，称为声重，多属外感风寒。病痛难忍所发出的痛苦哼哼声，称为呻吟，多为身有痛楚或胀满。呻吟声高亢有力，多为实证、剧痛；久病而呻吟低微无力，多为虚证。患者突然发出的惊叫声称为惊呼，其声尖锐，表情惊恐，多为剧痛或惊恐所致；小儿阵发惊呼，多是惊风。

（二）语言

“言为心声”，言语是神明活动的一种表现。语言错乱多属于心的病变。

若神识不清，语无伦次，声高有力为“谵语”，多属热扰心神之实证。神识不清，语言重复，时断时续，语声低弱模糊的为“郑声”，是心气大伤，精神散乱之虚证。若患者自言自语，喃喃不休，见人语止，首尾不续的为“独语”，常见于痰气郁闭之癫证。精神错乱，语无伦次，狂躁妄言的为“狂言”，多见于痰火扰心的狂证。神志清楚，思维正常而吐字困难，或吐字不清，称“语言蹇涩”，每与舌强并见者，多因风痰阻络所致，为中风之先兆或中风后遗症。

（三）呼吸

正常人呼吸调匀，深浅适中。肺主呼吸，肾主纳气，呼吸异常，每责于肺肾。

1. 气微与气粗

呼吸表浅，气息低微，少气不足以息，称气微，多见于肺肾之气不足，属于内伤虚损。

呼吸急促，气粗息短，称气粗，多是热邪犯肺，肺失清肃，属于实热证。

2．喘与哮

呼吸困难，短促急迫，甚则鼻翼煽动，张口抬肩，不能平卧者称为“喘”。喘有虚实之分，若喘息气粗，声高息涌，惟以呼出为快的，属实喘，多因有实邪，气机不利所致；若喘声低微息短，呼多吸少，气不得续的，属虚喘，乃肺肾气虚，出纳无力之故。呼吸急促似喘，且喉中有哮鸣声（如笛音），称为哮，多因内有宿痰，复感外邪诱发。哮必兼喘，而喘未必兼哮。

3．少气与短气

呼吸微弱，短而声低，少气不足以息的，称为“少气”，多因气虚体弱所致。若呼吸较常人急而短促，息快而不相接续，似喘而不抬肩，虽急并无痰鸣声者，称为“短气”，多由于痰、食等实邪内阻，影响气机升降，或因元气大虚，气不足以息之故。

（四）咳嗽

咳嗽是肺失清肃，肺气上逆的一种症状。可根据咳嗽声音及痰液的色、量、质来分辨寒热虚实。咳声重浊有力，多属实证，由于外感风寒或内有痰湿所致；咳声低微无力，多为虚证，由于肺肾气虚所致。干咳无痰，或只有少量黏痰而难于咯出，多属燥邪犯肺或阴虚肺燥之燥咳；咳嗽痰多，色白易咯，属痰湿内蕴之痰咳；咳声不扬，痰黄而稠，不易咯出者，属邪热犯肺之热咳。如咳嗽阵发，咳时气息连声不断，终止时似鹭鸶叫声，称为“顿咳”，因其病程较长，缠绵难愈，又称百日咳。咳声如犬吠，多见于白喉。

（五）呕吐

呕吐是指饮食物、痰涎从胃上涌，由口中吐出的症状，是胃失和降，胃气上逆的表现。前人以有声有物为呕，无声有物为吐，有声无物为干呕。但临证时三者很难截然划分，一般统称为呕吐。如呕吐来势徐缓，声音微弱者，多为虚证、寒证；呕吐来势急剧，声音洪亮者，常为实证、热证。患者朝食暮吐或暮食朝吐，称为反胃，多因胃寒脾弱，不磨水谷所致。

（六）呃逆

呃逆，古称“哕”，俗称“打呃”，为胃气上逆所致。其表现为有气上逆于咽喉而出，发出一种不自主的冲击声音，声短而频。临床根据呃声高低、间歇时间来推测病情的虚实寒热。一般说来，呃声高亢而短、音响有力的多属实热证；呃声低沉、气弱无力的多属虚寒证。如久病胃气衰败，出现呃逆，呃声低而无力者，是病情危重之征。突发打呃，呃声不高不低，且无其他不适，多因食后触犯风寒或饮食急促所致，不属病态。

（七）嗳气

嗳气，古称“噫气”，俗称“打饱呃”，也是胃气上逆的一种表现。是胃中气体上出咽喉所发出的声响，其声多长而缓。嗳气声重浊有酸腐臭气，多为食滞胃脘；嗳气声响亮，嗳后脘腹宽舒，多为肝气犯胃；嗳气声低沉，兼纳呆食少，多为脾胃虚弱。

（八）太息

太息又名叹息，俗称“叹气”，是指情志抑郁，胸闷不畅时发出的长吁或短叹声。太息之后自觉稍宽舒，是情志不遂，肝气郁结之象。

（九）喷嚏

是指肺气上冲于鼻而发出的声响。偶发喷嚏，不属病态。若喷嚏频作，兼有鼻流清涕、恶风恶寒等症状者，多因外感风寒，刺激鼻道之故。若久病阳虚之人，突然出现喷嚏，多为阳气回复，病有好转趋势。

（十）肠鸣

是腹中胃肠蠕动漉漉作响的症状。在正常情况下，肠鸣声低弱而和缓，一般难以闻及。当肠道传导失常或阻塞不通时，则肠鸣声高亢而频急。鸣响在脘腹，如饥肠辘辘，得温得食则减，遇饥遇寒则重者，多为中气不足，胃肠虚寒。腹中肠鸣如雷，脘腹痞满，腹痛，大便泄泻者，多为感受风、寒、湿邪以致胃肠气机紊乱所致。肠鸣音完全消失，腹部胀满疼痛者，多属胃肠气滞不通之重证。

二、嗅气味

嗅气味，是指嗅辨与疾病有关的气味，包括病室、病体、分泌物、排出物，如口气、汗、痰、涕、二便、经、带、恶露、呕吐物等的异常气味。

（一）口气

指从口中散发出的异常气味。口气酸馊，为胃有宿食。口气臭秽，多属胃热，或消化不良，亦见于龋齿，口腔不洁等。口气腐臭，或兼咳吐脓血者，多是内有溃腐脓疡。若臭秽难闻，牙龈腐烂者为牙疳。

（二）汗气

是指汗液所散发出的气味。病人身有汗气味，可知曾有汗出。汗出腥臭，是风湿热邪久蕴皮肤，津液受到熏蒸所致。腋下随汗散发阵阵臊臭气味者，是湿热内蕴所致，可见于狐臭病。出汗较多而不常清洗有汗气者不属病态。

（三）痰、涕之气

吐痰涎清稀味咸，无特异气味者，属寒证。若病者咳吐浊痰脓血，腥臭异常的，多是肺痈，为热毒炽盛所致。咳痰黄稠味腥者，是肺热壅盛所致。

鼻流浊涕腥秽如鱼脑者，为鼻渊；鼻流清涕无气味者，为外感风寒。

（四）二便之气

二便闻诊除注意了解特殊臊臭气味外，要结合望诊综合分析判断。如大便酸臭难闻者，多属热结肠道。大便溏泻而腥者，多属脾胃虚寒。大便泄泻臭如败卵，甚则夹有未尽消化食物，矢气酸臭者，是宿食停滞，消化不良之故。小便黄赤混浊，有臊臭味者，多属膀胱湿热。尿甜并散发烂苹果样气味者为消渴病。

（五）经、带、恶露之气

经带闻诊主要是了解有无特殊气味。月经臭秽者，多属热证；月经气腥者，多属寒证。

带下黄稠而臭秽者，多属湿热；带下白稀而腥臭者，多属寒湿；崩漏或带下奇臭，并杂见异常颜色，常见于癌症，多属危重病证。产后恶露臭秽者，多属湿热下注。

（六）病室气味

病室气味是由病体本身或排出物所散发的。气味从病体发展到充斥病室，说明病情重笃。临床上通过嗅病室气味，可作为推断病情及诊断特殊疾病的参考。病室有臭气，多为瘟疫病。若病室充有血腥味，病者多患失血证。病室散有腐臭气，病者多患溃腐疮疡。病室有尸臭，多为病者脏腑衰败，病情重笃。病室尿臊气见于脾肾阳衰之危候。病室有烂苹果气味多为消渴病晚期患者，亦属危重证。

第三节 问 诊

问诊是医生通过对病人或陪诊者进行有目的地询问，了解疾病的起始、发展及治疗经过、现在症状和其他与疾病有关的情况，以诊察疾病的方法。

一、问诊的意义

问诊在四诊中占有重要地位，因为有关疾病发生的时间、原因、经过、既往病史、患者的病痛所在，以及生活习惯、饮食爱好等情况，均要通过问诊才能了解。故明代张景岳认为问诊是“诊病之要领，临证之首务”。

二、问诊的方法

问诊的主要目的，是在病人主诉的基础上，进行有目的的重点询问，以了解与疾病诊断和辨证论治有关的资料。问诊要注意方法，首先要有同情病人疾苦之心，既严肃认真，又和蔼可亲，细心询问，耐心听取病人叙述病情，使病人愿意主动陈述病情。问诊用语要通俗易懂，一般不要用医学术语。其次在询问中要善于抓住重点和关键进行提示和启发，但绝不能按主观意愿套问、暗示和诱导病人，以免使问诊的资料片面或失真。另外，对于重危病人，应抓住重点扼要询问，迅速进行必要的诊察，及时抢救。再其次，问诊中还要注意发现病人的思想情绪，鼓励病人树立战胜疾病的信心，并注意为病人保守秘密。切勿在病人面前有惊讶或悲观的表现，否则会给病人精神上带来不良刺激，对疾病产生不良影响。

三、问诊的内容

问诊的内容主要包括一般情况、主诉、现病史、既往史、个人生活史、家族史等。询问之时，应根据就诊对象，如初诊或复诊、门诊或住院等实际情况，有针对性地进行询问。

（一）问一般情况

包括问姓名、性别、年龄、婚姻、职业、民族、籍贯、住址等。

姓名和现住址的记载，便于病历的查找和总结。不同的年龄有不同的多发病，询问不同的年龄，可为疾病的诊断提供参考。女性有月经、带下、妊娠、产育等疾病，故一般的问诊之外，还应问其经、带、胎、产等特有情况，以对这些疾病的诊察提供线索。对职业的问诊，可了解到与职业有关的职业病情；对籍贯的问诊，因病人生活的区域不同，天时地理风俗各异，发病情况也就有所不同。

（二）主诉

主诉是病人就诊时陈述的最感痛苦的症状或体征及其持续时间。如恶寒发热、头痛二天。

主诉通常是病人的主要痛苦，就诊的主要原因，往往也是疾病的主要矛盾所在。通过主诉可以初步估计疾病的范畴和类别（如外感病或内伤病，阳证或阴证等），病势的轻重（如急性病、危重病、慢性病等）。因此，主诉具有重要的诊断价值，是调查、认识、分析、处理疾病的重要线索。

对于主诉的询问与描述，要注意三点：一是要把主诉抓准，主症一般只有一、两个。所以主诉的描述文字要精炼。二是要将主诉所述症状或体征的部位、性质、程度、时间等询问详尽，不能笼统、含糊，尤为重要的是时间应记录清楚。三是主诉为病人最痛苦的症状与体征，而不等于疾病的病名，描述时亦应引为注意。

（三）问病史

1．现病史

现病史是指围绕主诉从起病到此次就诊时疾病的发生、发展和变化，以及诊断治疗的经过。现病史应从发病情况、病变过程、诊治经过等三个方面进行询问。

（1）发病情况：包括起病的时间，病程长短，突然发病或起病缓慢，发病原因或诱因，最初的症状及其性质、部位，当时曾作何处理等。了解清楚发病情况对辨别疾病的病因病性等有重要的作用。

（2）病变过程：按时间顺序，询问从发病后至就诊时病情演变的过程，如哪一阶段有哪些主要表现；症状的性质、程度有何变化；何时好转或加重；何时有何新的病情出现；病情有无变化规律等。问病情演变对于了解邪正斗争的情况、病情的发展趋势有重要的作用。

（3）诊治经过：询问病程中曾作过的诊断和治疗情况，如作过哪些检查，检查的结果怎样；作过何种诊断，诊断的依据是什么；作过哪些治疗，治疗的药物或疗法的名称、效果如何等。询问既往的诊治情况，可作为当前诊断和治疗的参考。

2．既往史

既往史，又称过去病史，是指主诉疾病以外的患病或健康情况。由于过去的健康和患病情况，可能与现患疾病有一定的关系，也是辨证分析时的部分依据。既往史一般包括下列内容：

（1）过去一般健康情况：如健壮、体弱或多病等。

（2）传染病史和预防接种史：如是否患过麻疹、白喉、疟疾、痢疾等传染病，何时何地接受过何种预防接种，有无对药物或其他物质的过敏史等。

（3）其他疾病史：过去患过何种其他疾病，现在是否痊愈，现在还有何病情表现。

3．个人生活史

个人生活史，是指患者的日常生活、工作等方面的有关情况，简称个人史。询问个人生活史，主要包括下列几点：

（1）出生地、居住地及经历地：应特别注意某些地方病或传染病的流行区域。

（2）性情、饮食习惯：如有无烟、酒嗜好，平时性情或精神状态如何等。

（3）婚姻生育史：是否结婚，已婚的生育情况，妇女的月经情况等。

4．家族史

家族史是指询问与病人长期生活相处的父母、兄弟姐妹、爱人、子女等接触密切的人的健康和患病情况。询问家族史，可了解到一些传染病和遗传性疾病的情况。

（四）问现在症状

问现在症状是指对病人就诊时所感到的痛苦和不适，以及与其病情相关的全身情况进行详细询问。

问现在症状的内容涉及范围较为广泛。张景岳在总结前人问诊经验的基础上写成《十问歌》，后人将其略作修改，成为“一问寒热二问汗，三问头身四问便，五问饮食六胸腹，七聋八渴俱当辨，九问旧病十问因，再兼服药参机变，妇女尤必问经期，迟速闭崩皆可见，再添片语告儿科，天花麻疹全占验。”十问内容言简意赅，目前仍有指导意义，但在实际运用时，也要根据病人的不同病情，灵活而有主次地进行询问。

1．问寒热

寒热即怕冷、发热。怕冷是病人的主观感觉，细辨又有恶寒和畏寒之别。凡病人自觉怕冷，多加衣被或近火取暖，仍感寒冷不缓解的，称为恶寒，多见于外感病；若病人身寒怕冷，加衣覆被，或近火取暖而寒冷能缓解的，称为畏寒，多见于内伤病。

发热，指病人体温升高，或体温正常，但自觉全身或局部有发热的感觉，如五心烦热。

（1）恶寒发热：恶寒发热是指病人恶寒与发热同时出现，多见于外感病的表证阶段。恶寒与发热并见是诊断表证的重要依据。恶寒常是发热的前奏，外邪侵袭肌表，无论是否发热，恶寒为必有之症，故有“有一分恶寒便有一分表证”的说法。

恶寒重发热轻，即患者感觉恶寒明显，并有轻度的发热，是外感风寒的特征，主风寒表证。发热重恶寒轻，即患者感觉发热较重，同时又感轻微怕冷，是外感风热的特征，主风热表证。发热轻而恶风，患者感觉有轻微发热，遇风觉冷，避之可缓是外感风邪所致，属伤风表证。

（2）但寒不热：但寒不热是指病人只感怕冷而不发热，可见于里寒证。新病突然恶寒，甚或寒栗，或脘腹冷痛剧烈，多为里实寒证；久病畏寒，喜得温暖，且体弱多病，多为阳虚，即里虚寒证。

（3）但热不寒：病人只发热，不觉寒冷，或反恶热的，称为但热不寒。多属阳盛阴虚的里热证。根据发热的轻重、时间、特点等不同，可分为壮热、潮热、微热三种类型。①壮热。病人高热（体温39℃以上）持续不退，不恶寒反恶热，称为壮热。多因风热内传，或风寒入里化热，邪正相搏，阳热内盛，蒸达于外所致，常兼面赤、汗多、烦渴饮冷等热盛症状。②潮热。发热如潮汐之有定时，即按时发热，或按时热更甚的，称为潮热。临床常见三种情况，详见表8－3。③微热：即低热，是轻度发热（体温一般不超过38℃），除阴虚发热外，也可见于温热病的后期。低热又见于小儿夏季热和气虚发热。小儿夏季热：小儿每于夏季长期发热不退，一般午后较高，早晨较低，常伴口渴多饮、多尿、汗闭等症，至秋凉时可不治而愈。此由于小儿稚阴稚阳之体，气阴不足，不能耐受夏季炎热气候所致。气虚发热：临床表现为长期微热，烦劳则甚，或高热不退，兼见少气懒言、神倦乏力、自汗等气虚症。多因脾气虚损，中气下陷，虚阳外越。

表8－3　三种潮热比较表

类型	发热时间	发热特点	兼见症状	病因病机
阴虚潮热	午后或夜间	低热，五心烦热，骨蒸发热	盗汗，颧赤，口咽干燥，舌红，少苔	阴液不足 虚热内扰
湿温潮热	午后	身热不扬（初扪之不觉很热，扪之稍久则觉灼手）	胸闷呕恶，头身困重，大便溏薄，苔腻	湿热蕴结 湿遏热伏
阳明潮热	日晡 （下午3～5时）	热势较高	腹胀，便秘，舌苔黄燥	热结胃肠 里热炽盛

（4）寒热往来：寒热往来是指恶寒与发热交替发作，故又称往来寒热。是邪正相争，互为进退的病理表现，为半表半里证的特征，见于少阳病或疟疾。

2. 问汗

正常的出汗有调节体温，滋润皮肤等作用。汗液的分泌与排泄受肺（肺主皮毛）、心（心主汗液）、卫气（司汗孔开合）的制约和调节，无论外感与内伤，皆可引起出汗失常。问汗时，要着重了解病人出汗的有无，出汗的时间、多少、部位、特征及主要兼症等。

（1）有汗无汗：在疾病的过程中，尤其是外感病中，了解汗的有无，往往可以分辨感受外邪的性质和正气的盛衰，如外感表证病人，若无汗，兼见恶寒发热、头项强痛、脉浮紧者，为外感寒邪之表实证；若有汗，兼见发热恶风、脉浮缓者，为外感风邪之表虚证。外感表证有汗，兼见发热重、恶寒轻、头痛、咽痛、脉浮数者，则为外感热邪。

（2）特殊汗出：所谓特殊汗出，是指具有某些特征（出汗的时间、出汗的状况等）的病理性汗出。主要有下列四种。① 自汗。经常日间汗出不止，活动之后更甚者，称为自汗。多伴有神疲、乏力、气短等症，常见于气虚、阳虚证。由于阳气亏虚，卫阳不固所致。② 盗汗。入睡之后汗出，醒后则汗止，称为盗汗。多伴有五心烦热、颧红、口咽干燥等症，多见于阴虚内热证，或气阴两虚证。由于阴虚内热，入睡后阳入于阴，以致阳热亢盛于内，蒸发津液外泄，故而汗出，醒则阳气从阴出阳，能够卫外，故汗自止。③ 绝汗。是指在病情危重的情况下，出现大汗不止，汗出如油如珠，每可导致亡阴或亡阳，故又称脱汗。④ 战汗。在病势沉重之时，先见全身战栗抖动，而后汗出的，称为战汗。战汗是邪正相争，病变发展的转折点，如汗出热退，脉静身凉，是邪去正安之佳象；若汗出而烦躁不安，脉来疾急，为邪胜正衰之危候。

（3）局部汗出：① 头汗。仅见头部或头项部汗出较多者，谓之头汗或称但头汗出。多由于上焦邪热内扰；或中焦湿热上蒸；或病危虚阳上浮；或进食阳旺等。② 半身汗出。即指身体一半出汗，另一半无汗，或见于左侧，或见于右侧，或见于上半身，或见于下半身。无汗的半身是病变的部位。多因风痰、瘀痰或风湿之邪阻滞经脉，营卫不得周流，气血不得和利所致。可见于中风、痿证及截瘫病人。③ 手足心汗。手足心微汗出者，一般为生理现象。如汗出过多，伴口咽干燥、五心烦热、脉细数者，多为阴经郁热熏蒸所致，因为手足心为手厥阴、足少阴经脉所过之处。

临床上除应辨别以上各种汗症外，还需注意了解汗的冷热、色泽等。如冷汗多因阳气虚衰所引起，热汗多由外感风热或内热蒸迫所致。汗出黏衣，色黄如黄柏汁者，谓之黄汗，多因风湿热邪交蒸所致。

3. 问疼痛

疼痛是临床上最常见的一种自觉症状，患病机体各个部位都可发生疼痛。导致疼痛的原因，大致有两个方面：一是因实而致痛，如外邪、气滞、血瘀、痰浊、食滞、虫积等均可阻滞脏腑、经络，闭塞气机，使气血运行不畅，致“不通则痛”。二是因虚而致痛，如气虚、血弱、精亏，使脏腑经络失养，致“不荣则痛”。

问疼痛，应注意询问了解疼痛的部位、性质、程度、时间、喜恶等。

（1）问疼痛的部位：由于机体的各部位与一定的脏腑经络相联系，所以通过询问疼痛的部位，可了解病变所在的脏腑经络，对诊断有重要意义。① 头痛。“头为诸阳之会”，“脑为髓之海”。无论外感、内伤，均可导致头痛。若发病急，病程短，痛无休止，恶寒发热，多为外感头痛；内伤头痛多表现为病程长，头痛时止，每带眩晕。《伤寒论》把头痛分为：头后疼痛连项，为太阳头痛；头前疼痛连额，为阳明头痛；头两侧疼痛，为少阳头痛；

巅顶头痛，为厥阴头痛。② 胸痛。胸痛彻背，背痛彻胸，或胸痛憋闷，痛引肩臂者，多属心阳不振，痰瘀阻滞的胸痹。胸闷痛而痞满者，多为痰饮；胸部灼痛而伴发热、舌红等症者，多属火热炽盛；胸痛而咳吐脓血者，多见于肺痈。③ 胁痛。胁，指胸的两侧，由腋下至第十二肋骨部分，统称胁肋。肝气不舒则胁肋胀痛；肝胆火盛则胁肋灼痛；肝胆湿热则胁痛伴黄疸；肝脉瘀滞则见胁部刺痛，固定不移；悬饮也可引起胸胁胀痛，咳唾时增剧。④ 脘痛。脘，指上腹部，在剑突下，是胃所在部位，故又称胃脘。寒、热、食积、气滞等原因，引起胃失和降，均可导致胃脘疼痛。冷痛得温则缓，多为寒证；灼痛喜冷饮，多为热证。进食后痛势加剧者，多属实证；进食后疼痛缓解者，多属虚证。⑤ 腹痛。腹部的范围较广，可分为大腹、小腹、少腹三部分。脐以上为大腹，属脾胃；脐以下至耻骨毛际以上为小腹，属膀胱、大小肠、胞宫；小腹两侧为少腹，是足厥阴肝经所过之处。腹痛有寒热虚实之分，腹痛拒按，喜冷，便秘，多为实证热证。腹痛隐隐，遇冷加重，多为寒证；腹痛喜温喜按或见便溏，多为虚证；腹胀痛，嗳腐吞酸，多为食滞；绕脐而痛，时痛时止或有包块，多为虫积。⑥ 背痛。背脊中央为脊骨，脊内有髓，督脉行于脊中。脊痛不可俯仰者，多因督脉损伤所致；背痛连及项部，常因风寒之邪客于太阳经腧而致；肩背作痛，多为风湿阻滞，经气不利所引起。⑦ 腰痛。是指腰部疼痛。腰痛如坐水中，身重，腰如带重物，脉象沉缓多为寒湿腰痛；腰痛绵绵，痠软无力者，多为肾虚腰痛；腰痛如锥刺，痛处不移，难以转侧，多为血瘀腰痛；若强力举重，闪挫受伤，概称扭伤腰痛。⑧ 四肢痛。是指四肢、肌肉、筋骨等部疼痛，多属"痹证"，疼痛剧烈而固定的偏重于寒，称"痛痹"；痛而沉重麻木的偏重于湿，称"着痹"；痛而游走不定的偏重于风，称"行痹"。若独见足跟或胫膝痠痛的，则多属肾虚，多见于年老体衰之人。⑨ 周身疼痛。头身、腰背、四肢等部均觉疼痛者，称为周身疼痛。临床应注意询问发病时间，了解病程长短。一般说来，新病周身疼痛，多属实证，以感受风寒湿邪居多；若久病卧床不起而周身作痛，则属虚证，乃气血亏虚，失其荣养所致。

（2）问疼痛的性质：由于导致疼痛的病因、病机不同，因而疼痛的性质特点各异，故询问疼痛性质特点，可辨疼痛的病因与病机。① 胀痛。疼痛且有胀的感觉，是气滞作痛的特点，多见于胸、胁、脘、腹部。头胀痛，多为湿重。② 刺痛。指疼痛如针刺之状。刺痛为瘀血疼痛的特征之一，常见于胸胁脘腹等处。③ 走窜痛。指痛处游走不定，或走窜攻痛。其中胸胁脘腹疼痛而走窜不定的，常称为窜痛，多因气滞所致；肢体关节疼痛而游走不定的，常称为游走痛，多见于风痹（行痹）。④ 固定痛。指痛处固定不移。胸胁脘腹等处固定作痛，多属血瘀；肢体关节疼痛固定不移，多为湿痹（着痹）。⑤ 冷痛。指疼痛有冷感而喜暖。常见于腰脊、脘腹及四肢关节等处。多因寒邪阻络或阳虚脏腑经络失于温煦所致。⑥ 灼痛。指疼痛有灼热之感，而且喜冷恶热。多见于脘腹、孔窍及肌肤等处，常因火热内蕴或阴虚火旺所致。⑦ 绞痛。指疼痛剧烈如刀绞。多因有形实邪阻闭气机而成。如心脉痹阻引起的"真心痛"，结石阻塞尿路引起的小腹痛，蛔虫上窜的脘腹痛，往往都具绞痛的特点。⑧ 隐痛。指疼痛不甚剧烈，尚可忍耐，但绵绵不休。常见于头、脘、腹等部位。一般多是气血不足，阴寒内生，气血运行滞涩而成。⑨ 重痛。指疼痛并有沉重之感。常见于头部、四肢、腰部以及全身，多因湿邪困阻气机而致。⑩ 掣痛。指抽掣牵扯而痛，由一处而连及它处。也常称为引痛、彻痛。多因经脉失养或阻滞不通所致，由于肝主筋，所以掣痛多与肝病有关。⑪ 空痛。指疼痛有空虚之感。一般多见于头部或小腹部，多由气血亏虚，组织器官失其荣养所致。

一般而言，凡新病疼痛，痛势较剧，持续不懈，痛而拒按，多属实证；久病疼痛，痛势较轻，时痛时止，痛而喜按，多属虚证。

4. 问头身胸腹不适

（1）头晕：头晕是患者自觉头脑有晕旋之感，重者感觉身体或景物旋转，站立不稳。头晕面白，神疲体倦，舌淡，脉细，每因劳累而加重者，多为气血亏虚，营血不能上荣，清阳之气不升之故；头晕胀痛，耳鸣，腰膝痠软，舌红少苔，脉弦细，每因恼怒而加剧者，多为肝肾阴亏，肝阳上亢；头晕且重，如物裹缠，胸闷呕恶，舌苔白腻者，多为痰湿内阻，清阳不升所致；如头晕而胀，烦躁易怒，舌红，脉弦数者，多为肝火上炎所致。

（2）胸闷：胸部有痞塞满闷之感，谓之胸闷，或称胸痞。胸闷与胸痛不同之点，胸闷满而不痛，胸痛为满而且痛。本症与心、肺等脏气机不畅有密切关系，如胸闷、心悸、气短者，多属心气不足，胸阳不振；心胸憋闷疼痛如刺者，多属心血瘀阻；胸闷痰多者，多属痰湿内阻，肺气壅滞。

（3）心悸：心悸是指患者经常自觉心跳、心慌、悸动不安，甚至不能自主的一种症状。多是心神或心脏病变的反应。心悸包括惊悸和怔忡。因惊而发，心悸时作时止者，谓之“惊悸”，病情较轻；不因惊而发，心跳剧烈，无休止者，谓之“怔忡”，病情较重。

心悸兼头晕、目花、失眠、健忘、面色无华者多属心血亏虚；心动悸、脉结代者，为心阳气虚，鼓搏乏力；心中烦热、睡眠梦扰、舌红少苔者，多属阴虚火旺，内扰心神；心悸、头眩、胸闷、尿少、水肿、脉沉紧者，多属水气凌心；心悸兼胸痛、舌紫脉涩者，多属心脉瘀阻。

（4）胁胀：胁的一侧或两侧有胀满不舒的感觉，称为胁胀。多见于肝胆病变。如胁胀易怒，多为肝气郁结；胁胀口苦、舌苔黄腻，多属肝胆湿热。

（5）脘痞：胃脘部胀闷不舒，谓之脘痞，或称脘胀。脘痞是脾胃病变的反应，如脘痞、嗳腐吞酸者，多为饮食伤胃；脘痞、食少、便溏者，多属脾胃虚弱。

（6）腹胀：患者自觉腹部胀满痞塞不舒，如物支撑，称为腹胀。腹胀有虚实之分：如二便通调，且喜按，常见于虚证，多因脾胃虚弱，失于健运所致；如食入胀加，拒按，二便不畅，常见于实证，多因食积、热结、气滞所致。若腹胀如鼓，皮色苍黄，腹壁青筋暴露，称臌胀，多因酒食不节，或情志所伤，或虫积血癥，致使肝、脾、肾功能失常，气、血、水互结，聚于腹内而成。小儿“疳积”亦以腹胀为主症，其证为腹大坚硬，面黄肌瘦。

（7）身重：身体有沉重酸困的感觉，谓之身重。本症大多与肺、脾二脏病变有关。如风邪外袭，肺失宣降，水泛肌肤而见身重，甚则浮肿；或脾气虚弱，失于健运，脾为湿困，而见身重困倦、神疲乏力等症。

（8）麻木：患者肌肤感觉减退，甚至消失，谓之麻木，亦称不仁。麻木多因气血亏虚或肝风内动，或湿痰瘀血阻络所致。

5. 问耳目

（1）问耳：耳鸣、耳聋、重听都是听觉异常的症状。听力障碍，轻者为重听，重者为耳聋。耳鸣、耳聋可单独出现，也可同时并见，耳聋常由耳鸣发展而来。① 耳鸣。患者自觉耳内鸣响，如闻蝉鸣，或如潮声，妨碍听觉者，称为耳鸣。耳鸣有虚实之分，一般地说，凡突发耳鸣，声大，以手按之更甚者，多属实证，多因肝胆火盛所致；若渐觉耳鸣，声小，以手按之可减轻者，多属虚证，常因肝肾阴亏所致。② 耳聋。患者听力减退，甚至听觉丧失，不闻外声，谓之耳聋，亦称耳闭。一般耳暴聋者，常由肝胆火逆，上壅于耳，清窍失灵而成，多属实证。久病耳渐聋者，多因精气虚衰，不能上充清窍所致，多属虚证。此外，年老耳渐聋者，一般是生理现象，多是精衰气虚之故。③ 重听。听力减退，听音不清，声音重复，称为重听。日久渐发重听，以虚证居多，常因肾精虚衰，耳窍失荣所致，多见于年老体衰的患者。若骤发重听，以实证居多，常见原因是痰浊上蒙，或风邪上袭耳窍。

（2）问目：目的感觉异常有目昏、目眩、目痛、目痒几种情况。① 目昏。视物昏暗不明，模糊不清，称为目昏。多由肝肾亏虚，精血不足，目失充养而致。常见于久病或年老、体弱之人。② 目眩。视物旋转动荡，如坐舟车之上，或眼前如有蚊蝇飞动之感，谓之目眩，亦称眼花。目眩的病机有虚有实。风火上扰清窍，或痰湿上蒙清窍所引起的目眩属实，多兼有面赤、头胀、头痛、头重、呕恶等邪壅于上的征象。中气下陷、清阳不升，或肝肾不足、精亏血虚，以致目窍失于充养所致的目眩属虚，常伴有神疲、气短或头晕、腰痠、耳鸣等虚性征象，多见于年老体弱，或久病体衰之人。③ 目痛。单目或双目疼痛，谓之目痛。目痛原因较为复杂，一般痛剧者，多属实证；痛微者，多属虚证。④ 目痒。是指眼睑、眦内或目珠有痒感，轻者揉拭则止，重者极痒难忍。一般目痒甚者，多属热证、实证。若两目微痒而势缓者，多为血虚目失濡养所致。

6. 问睡眠

睡眠是人体生理活动的重要组成部分，在正常情况下，卫气昼行于阳经，阳气盛则醒；夜行于阴经，阴气盛则眠。临床常见的睡眠失常有失眠、嗜睡。

（1）失眠：失眠又称不寐或不得眠。是以经常不易入睡，或睡而易醒不能再睡，或睡而不酣易惊醒，甚至彻夜不眠为特征的证候，且常并见多梦。

失眠是阳不入阴，神不守舍的病理表现。其致病原因常见的有两个方面：一是营血精亏。如失眠伴见面色不华、体倦神疲、头晕目眩、舌淡、脉细弱，属心脾两虚；如伴有烦躁、多汗、口舌干燥，多属阴虚火扰；如伴有心悸、健忘、潮热盗汗、腰膝痠软者，多为肾阴亏损、心火独亢而引起不寐，称为心肾不交。二是邪气干扰。如失眠伴痰多胸闷、胆怯心烦、二便不畅、口苦、舌腻、脉滑，属痰火内扰；如失眠而夜卧不安、厌食、脘腹胀满、便秘、苔厚者，属饮食积滞，即所谓“胃不和则卧不安。”

（2）嗜睡：嗜睡又称多寐，是指患者不论昼夜，睡意很浓，经常不自主地入睡。如困倦嗜睡，伴有头目昏沉、胸闷脘痞、肢体困重者，乃痰湿困脾，清阳不升所致。若饭后嗜睡，兼有神疲倦怠、食少纳呆者，多由中气不足，脾弱运化不及。若见精神极度疲惫、欲睡、畏寒踡卧者，系心肾阳气虚衰，阴寒内盛之故。大病之后，精神疲乏而嗜睡，是正气未复。

7. 问饮食口味

通过询问饮食口味情况，可了解体内津液的盈亏及输布是否正常，脾胃及有关脏腑功能的盛衰，对临床诊断有重要作用。

（1）口渴与饮水：口渴是指口干渴的感觉，饮水是指实际饮水的多少。一般口渴者多喜饮，口不渴者不欲饮，但有时也不尽然，也有口渴不欲饮者。

口渴与否，是体内津液的盈亏和输布情况的反应。一般而言，口不渴饮，为津液未伤，多见于寒证、湿证；口渴多饮，为津液已伤，多见于燥证、热证。大渴喜冷饮，为热盛伤津；口渴喜热饮，饮量不多，为痰饮内停，或阳气虚弱，水津不能上承所致。口渴欲饮，饮后即吐，为水饮内停的“水逆证”。口渴而不多饮，多属湿热内蕴，或热入营血。口干，但欲漱口而不欲咽，常为内有瘀血，但需结合舌脉及兼症辨别。大渴引饮，尿亦多，是为“消渴”。

（2）食欲与食量：食欲是指进食的要求和进食的欣快感觉，食量是指实际的进食量。询问患者的食欲与食量，对于判断病体的脾胃功能强弱以及疾病的预后转归，具有重要的意义。① 食欲减退。包括不欲食、纳少与纳呆。不欲食，又称食欲不振，是指不想进食，或食之无味，食量减少。所谓纳少，主要是指进食量减少，常由不欲食所致。所谓纳呆，是指无饥饿和无要求进食之感，可食可不食，甚则恶食。食欲减退是疾病过程中常见的病理现象。若新病食欲减退，一般是正气抗邪的保护性反应。久病食欲减退，兼有面色萎黄、神疲倦怠、舌淡、脉虚者，多属脾胃虚弱；食少纳呆，伴有头身困重、脘闷腹胀、舌苔厚腻者，多属脾湿不运。② 厌食。厌恶食物，或恶闻食臭，即为厌食，多见于伤食。妇女怀孕而厌食，为妊娠后冲脉之气上逆，胃失和降所致。厌油腻厚味，多见于肝胆脾胃湿热的病证。③ 消谷善饥。食欲过于旺盛，食后不久即感饥饿，进食量多，称为消谷善饥，或称多食易饥。多为胃火炽盛，腐熟太过所致。④ 饥不欲食。是指患者虽有饥饿感，但不欲食，或进食不多。多因胃阴不足，虚火内扰所致。⑤ 偏嗜食物。若嗜食生米、泥土等异物，称为嗜食异物，常见于小儿，多为虫病。妇女妊娠期间，偏嗜酸辣等食物，一般不属病态。

此外，在疾病过程中，食欲恢复，食量渐增，是胃气渐复，疾病向愈之佳象；若食欲逐渐不振，食量渐减，是脾胃功能逐渐衰弱的表现。久病或重病患者，一般食少无味，甚至不能食，如突然欲食或暴食，称为“除中”，是脾胃之气将绝的征象，也是“回光返照”的一种表现。

（3）口味：是指口中有异常的味觉和气味。口中异常气味，常是脾胃功能失常或其他脏腑病变的反应。口苦，多见于热证，特别是肝胆实热的病变。口淡，多见于寒证，常为脾胃气虚。口甜或有黏腻感，多属脾胃湿热。口中泛酸，多属肝胃不和，肝胃蕴热。口中酸馊，多为食积内停。口咸，一般认为是肾的病变。

8．问二便

询问大小便状况，不仅可直接了解消化功能、水液代谢的情况，而且亦是判断疾病寒热虚实的重要依据。询问二便，应注意询问二便的形态、气味、颜色、量的多少、排便的次数、排便时的感觉以及伴随的症状等。

（1）大便：健康人一般每日大便一次，成形不燥，干湿适中，排便通畅，多呈黄色，大便内无脓血、黏液及未消化的食物等。便次、便质以及排便感的异常，主要有下列情况。① 便次异常。便秘：大便燥结，排出困难，便次减少，甚则多日不便，为“便秘”。便秘兼有发热口渴、腹满尿黄、舌苔黄燥，多为“热秘”；兼有喜热怕冷、面色苍白、舌淡苔薄白、脉沉迟，多为“冷秘”；兼有形瘦气短，或妇女产后血虚，或老人血燥津枯或病后气血未复，多为“虚秘”。泄泻：便次增多，便质稀薄，甚至便稀如水样，称为“泄泻”。一般地说，新病泻急者，多属实证；病久泄缓者，多属虚证。大便溏，腹痛即泄，肛门灼热，小便短赤，为热泄；腹痛绵绵，腹冷便溏，不思饮食，多为寒泄；黎明前腹痛作泄，泄后则安，形寒肢冷，腰膝痠软，称为“五更泄”，多为肾虚命门火衰。② 便质异常。完谷不化：即大便中经常含有较多未消化的食物。多为肾阳亏虚，失于温煦脾阳，脾胃阳气虚弱不能磨谷消食的表现。溏结不调：即大便时干时稀。多因肝郁脾虚，肝脾不调而致。若大便先干后稀，多属脾胃虚弱。脓血便：大便中夹有脓血黏液，多见于痢疾。是湿热蕴结，肠络瘀滞及损伤的表现。③ 排便感异常。肛门灼热：指排便时肛门有灼热感。多是热迫直肠的表现。里急后重：腹痛窘迫，时时欲便，肛门重坠，便出不爽，称为“里急后重”。多因湿热内阻，肠道气滞所致，为痢疾主症之一。排便不爽：即排便不通畅，有滞涩难尽之感。腹痛腹泻而排出不爽，兼腹胀矢气者，为肝气犯脾，肠道气滞；便泄不爽，挟有未消化食物，酸腐臭秽，泻后腹痛减轻者，见于伤食泄泻。若腹痛，泻下黄糜，黏滞不爽，是湿热蕴结，肠道气阻，传导不畅。滑泻失禁：是指大便不能控制，滑出不禁，甚则便出而不自知，称大便失禁，又称滑泻。见于久病体虚，年老体衰，或久泻不愈的患者。多系肾阳虚衰，不能约束后阴之故。若新病腹泻势急而大便未能控制，或神志昏迷时大便自行流出，虽亦属肛门失约，但并不一定是脾肾虚衰，应四诊合参后综合辨证。肛门气坠：即肛门有下坠之感，甚则脱肛，常于劳累或排便后加重，多属脾虚气陷。

（2）小便：小便为津液所化，健康成人在一般情况下，每昼夜总尿量约1000～1800ml，日间排尿3～5次，夜间0～1次。尿次和尿量受饮水、气温、出汗、年龄等因素的影响。小便异常包括尿量异常、尿次异常和排尿感异常。① 尿量异常。尿量增多：指尿次尿量明显超过正常量次。小便清长量多者，属虚寒证。多尿而口渴、多饮、消瘦，为消渴病。尿量减少：指尿次尿量皆明显少于正常量次。色黄赤者，多为热证；若兼尿痛，排出不畅而浑浊，多为膀胱湿热；尿量少兼有身体浮肿，多为脾肾阳虚，水蓄于内。汗、吐、下后津液亏损亦可致尿少。② 尿次异常。小便频数：即排尿次数增多，时欲小便。如新病尿频、尿急、尿痛，是下焦湿热；小便频数、量多色清、夜尿频多，为肾气不固之象。癃闭：小便不畅，点滴而出为癃；小便不通，点滴不出为闭。一般统称为癃闭。因肾阳不足，不能气化，或肾阴亏损，津液内乏的，多属虚证；因湿热下注，或为瘀血、结石阻塞而成者，多属实证。③ 排尿感异常。小便涩痛：即小便排出不畅而痛，或伴急迫、灼热等感觉，多因湿热下注所致，见于淋证。余沥不尽：是指小便后点滴不尽，又称尿后余沥。多由肾气不固所致，常见于老年或久病体衰者。小便失禁：小便不能随意控制而自遗，称为小便失禁。多属肾气不足，下元不固。若神昏而小便自遗，属于危重证候。遗尿：是指睡眠中小便自行排出，俗称尿床。多属肾气不足的虚证。

9. 问经带

妇女有月经、带下、妊娠、产育等生理病理特点，妇女月经、带下的异常，不仅是妇科常见病症，也是全身病理变化的反应。因而即使一般疾病也应询问月经、带下情况，作为诊断妇科或其他疾病的依据。

（1）月经：月经是指有规律的、周期性的子宫出血。正常月经周期，约28天左右行经一次，行经期一般3～5天。健康女子，一般到十四岁左右月经便开始来潮，称为初潮。到四十九岁左右，月经便停止，称为绝经。

问月经应注意了解月经的周期、行经的天数、经量、经色、经质及其有无闭经或行经腹痛等表现。必要时可询问末次月经日期，以及初潮或绝经年龄。① 经期异常。月经先期：若月经周期经常提前八、九天以上，称月经先期，或称月经超前。多因邪热迫血妄行，或因阴虚血热内扰，或因气虚不能摄血，亦可因肝郁或血瘀所致。月经后期：若月经周期经常错后八、九天以上，称月经后期，或称经迟。多因寒凝气滞，血行不畅；或因血少而冲任失充；或痰湿、瘀血阻滞所致。经期错乱：月经或前或后，经期不定，称经期错乱，或称月经先后不定期。多因肝气郁滞，气机不调，或因脾肾虚损，或因瘀血阻滞等所致。② 经量异常。经量是指健康女子经期排出的血量。经量一般为50～100ml，由于个体素质、年龄等不同，经量的多少，可略有差异。月经过多：月经量较以往明显增多，周期基本正常者，称为月经过多。多因血热，冲任受损；或因气虚不能摄血；或因瘀血、异物内阻等所致。崩漏：不在行经期间，阴道大量出血，或持续下血，淋漓不止者，称为崩漏。一般将来势急，出血量多的称崩；来势缓，出血量少的称漏。其原因或由热伤冲任，迫血妄行；或气虚不能摄血，或阴虚而虚热内扰；或瘀阻胞宫等所致，总以冲任不固为基本病机。月经过少：月经周期基本正常，经量明显减少，甚或点滴即净，称为月经过少。多因血虚而血海空虚，或因寒凝、血瘀、痰湿阻滞等所致。闭经：在行经年龄，若停经超过三个月而又未受孕，或不在哺乳期月经不来潮，称为闭经。多因气虚血少，血海空虚，或血瘀不通，或血寒凝滞等所致。③ 经色、经质异常。经色是指月经的颜色，正常月经其色正红。经质是指月经性状，正常经质不稀不稠，不夹杂血块。若色淡红质稀，为血少不荣，属虚证；经色深红质稠，乃血热内炽，为实证；经色紫暗，夹有血块，兼小腹冷痛，属寒凝血瘀。④ 痛经。正值经期或行经前后，出现周期性小腹疼痛，或痛引腰骶，甚至剧痛不能忍受，称为痛经，或称经行腹痛。若经前或经期小腹胀痛或刺痛，多属气滞或血瘀；小腹冷痛，遇温则减轻者，多属寒凝或阳虚；经后小腹隐痛，腰痠痛者，多属气血两虚，胞脉失养所致。

（2）带下：在正常情况下，妇女阴道内有少量的乳白色、无臭的分泌物，具有濡润阴道的作用。若带下过多，淋漓不断，或有色、质的改变，或有臭味，即为病理性带下。问带下，应注意量、色、质和气味的变化。① 白带。带下色白量多，质稀如涕，淋漓不绝，多属寒湿下注所致。② 黄带。带下色黄，质黏臭秽，多属湿热下注所致。③ 赤白带。即白带中混有血液，赤白杂见，多属肝经郁热，或湿热下注所致。

10. 问小儿

儿科古称“哑科”，不仅问诊困难，而且也不一定准确，故医生主要通过询问陪诊者，来获得有关疾病的资料。问小儿病除一般问诊内容外，还要注意结合小儿的生理病理特点，着重询问下列几个方面：

（1）出生前后情况：新生儿（出生后至1个月）的疾病多与先天因素或分娩情况有关，故应着重询问妊娠期及产育期母亲的营养健康状况，分娩时是否难产、早产等。同时，还要询问父母的健康情况以及家族病史。

婴幼儿（1个月至3周岁）发育较快，故应重点询问坐、爬、立、走、出牙、学语的迟早情况，从而了解生长发育情况。

（2）喂养情况：了解母乳喂养、人工喂养及增加辅食等情况，以便对患儿营养状况进行判断。

（3）预防接种情况：小儿6个月～5周岁之间，从母体获得的先天免疫力逐渐消失，预防接种可帮助小儿建立后天免疫机能。了解预防接种情况，有助于一些传染性疾病的诊断。

（4）传染病情况：小儿脏腑娇嫩，抵抗力弱，若密切接触水痘、麻疹、丹痧或肝病患者，常可引起感染而发病。询问传染病情况，有助于疾病的诊断。

（5）易使小儿致病的原因：小儿外易为六淫所侵，内易为饮食所伤，因此，肺脾两脏的疾病发病率较高。六淫之邪而导致外感病，常出现发热、咳嗽、咽痛等症。小儿脾胃薄弱，乳食不知自节，极易伤食。婴幼儿心脑发育不完善，易受惊吓，而致心神不安。小儿发热，邪热易内陷心包或引动肝风，出现惊厥、抽搐等症。所以，这些病因与病状也是小儿询问的重点内容。

第四节　切　诊

切诊，包括脉诊和按诊两部分，是医生运用指端的触觉，在病者的一定部位进行触、摸、按、压，以了解病情的方法。

一、脉诊

脉诊又称“切脉”、“候脉”、“按脉”，是医生运用指端触按病人的动脉，探查脉象，以了解病情，辨别病证的诊察方法。

（一）脉诊概述

1．脉诊的意义

脉，指脉道，是气血运行的道路。脉象是脉动应指的形象。

血液位于脉道中，在心气的推动下，环流周身，内至脏腑经络，外达四肢百骸，无所不到，运行不息。如内脏有病，会引起气血运行发生变化，就必然促成脉的改变，所以凡脏腑经络病变及气血盛衰，皆可影响心、血、脉，使它发生变化而从脉象上反应出来。因此，通过切脉，对于诊察脏腑气血的盛衰，判断疾病的病位、性质，推断疾病的进退预后，均有重要意义。

2．脉诊的原理

心主血脉，心脏搏动把血液输入血管而形成脉搏，心脏的搏动又赖于宗气的推动。血液循行脉管之中，环周不休，运行不息，除心脏的主导作用外，还必须有各脏器的协调配合。肺朝百脉，循行于全身的血液，均汇聚于肺，通过肺的宣发作用，使血液布散于全身；脾胃为气血生化之源，脾主统血，血液的循行，有赖脾气的统摄；肝藏血，主疏泄以调节循环血量；肾藏精，精化气，是人体阳气的根本，是各脏腑组织功能活动的原动力，肾精又可化血，是生成血液的物质基础之一。故脉象的形成不仅与心、脉、气、血有关，且与整体脏腑功能活动的关系亦很密切。

3．脉诊的部位

关于脉诊的部位，《素问》中曾记载有包括头、手、足的遍诊法，汉代张仲景在《伤寒论》中提出包括人迎（颈外动脉）、寸口（桡动脉）、趺阳（足背动脉）的三部诊法。但后世选用的切脉部位则以“寸口”为主，即切按病人桡动脉腕后表浅部位。“寸口”又称“气口”或“脉口”，分寸、关、尺三部，掌后高骨（桡骨茎突）的部位为“关”，关前（腕端）为寸，关后（肘端）为“尺”。两手各有寸、关、尺三部，共六部脉，以分候各脏腑，大多数学者的观点是：右寸候肺，右关候脾胃，右尺候肾（命门）；左寸候心，左关候肝胆，左尺候肾（图8-4）。

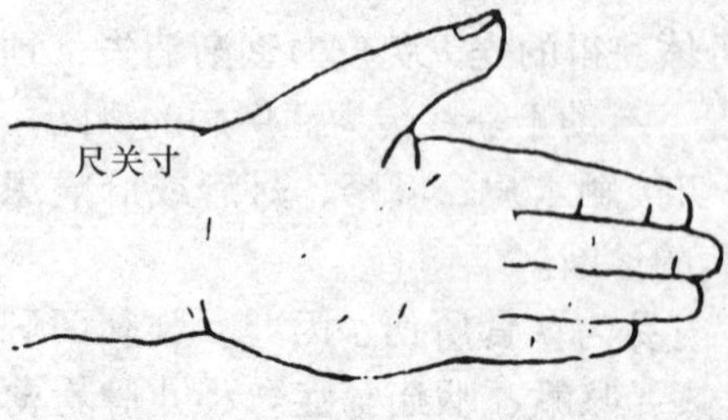

图8-4　诊脉寸关尺部位图

诊脉独取寸口的理论依据是：一是肺朝百脉，

即五脏六腑、十二经脉气血的运行皆起于肺而止于肺，“寸口”是手太阴肺经的动脉，为气血会聚之处。二是手太阴肺经起于中焦，与足太阴脾经相通，脾胃为脏腑气血之源，因此，脏腑气血的盛衰情况，皆可反应于寸口。故切寸口脉可以诊察全身的病变。

4. 脉诊的方法

（1）时间：诊脉的时间，最好是在清晨，病人内外环境较平静，气血经脉处于少受干扰的状态，脉象能确切地反应机体的客观情况。如在其他时间诊脉，宜让病人先休息片刻，使气血平静。每次诊脉的时间，古人认为不应少于五十动，现在临床上也应不少于一分钟，最好是3～4分钟，以便认真切脉，不致遗漏结代之脉。

（2）体位：让病人取坐位或仰卧位，手臂放平和心脏近于同一水平，直腕，手心向上，并在腕关节背垫上脉枕，以便于切诊。医生与病人应侧向坐。

（3）布指：医生以左手诊右脉，右手诊左脉。先将中指在掌后高骨（桡骨茎突）处以定关位，再以食指按在关前以定寸位，以无名指按在关后以定尺位。三指应呈弓形，指头齐平，以指腹接触脉体。布指的疏密与病人身长相适应，臂长则略疏，臂短则略密，以适中为度。三指平布同时切脉，称为“总按”，为了有重点地了解某一部脉象，也可用一个手指候脉，这叫“单按”。临床上，总按与单按常配合使用。对三岁以上的小儿，可用一指（拇指）定关法，而不细分三部。

（4）调息：一呼一吸叫做一息，诊脉时，医生的呼吸要自然均匀，精神要专一，用一呼一吸的时间去计算病人脉搏的至数。

（5）举按寻：切诊时常运用三种不同的指力以体察脉象。轻用力按在皮肤上为浮取，名曰“举”；重用力按至筋骨为沉取，名曰“按”；不轻不重，中等度用力按至肌肉为中取，名曰“寻”。寸、关、尺三部，每部有浮、中、沉三候，合称“三部九候”。诊脉必须仔细体会举、按、寻之间的变化。

（二）正常脉象

正常人体的生理脉象，称为“常脉”，又称“平脉”。

1. 构成脉象的要素

构成脉象的主要因素，大致归纳为脉位、脉率、脉力、脉形、脉势、脉律六个方面。

（1）脉位：指脉动显现部位的浅深。脉位表浅为浮脉，脉位深沉为沉脉。

（2）脉率：指脉搏的频率。中医以一个呼吸周期为脉搏的计量单位。一息脉来四～五至为平脉（相当于脉搏每分钟70～80次），一息六至为数脉（脉搏每分钟90次以上），一息三至为迟脉（脉搏每分钟不满60次）。

（3）脉力：指脉搏的强弱。脉搏应指有力为实脉，应指无力为虚脉。

（4）脉形：指脉的搏动形态，包括脉长、脉宽。脉长，指脉动应指的轴向范围长短，脉动范围超越寸、关、尺三部称为长脉，应指不及三部，称为短脉。脉宽，指脉动应指的径向范围大小，即手指感觉到脉道的粗细，脉道宽大的为大脉，狭小的为细脉。

（5）脉势：指脉搏的趋势状态，包括脉流利度和脉紧张度。脉流利度，指脉搏来势的流利通畅程度。脉来流利圆滑者为滑脉，来势艰难、不流利者为涩脉。脉紧张度，指脉管的紧急或弛缓程度，脉管绷紧为弦脉，脉管弛缓为缓脉。

（6）脉律：指脉动的节律。正常脉动节律均匀一致，若参差不齐，或时有歇止，均为脉律异常，常见结脉、代脉、促脉等。

掌握上述几项脉象要素，就能执简驭繁，知常达变，逐步学会辨识各种脉象的形态特征。

2. 正常脉象的特点

正常人体的生理脉象，称为“平脉”。平脉，一息脉来四到五至（每分钟 70 ~ 80 次），不浮不沉，不大不小，三部有脉，柔和有力，从容缓和，节律均匀。脉学认为，平脉主要有三个特点，一是“有胃”，二是“有神”，三是“有根”。

（1）有胃：胃为水谷之海，是人体营卫气血之源，人之死生，决定于胃气的有无，脉亦以胃气为本。有胃的脉象特征是和缓、从容、流利。示脾胃功能健旺，营养良好。

（2）有神：心主血脉而藏神，脉之有神，是心气和血脉充盈的反应。有神的脉象特征是柔和有力、节律整齐。示血气充盈，心神健旺。

（3）有根：元气是人体脏腑组织功能活动的原动力，是人体生命之根本，元气根于肾，脉之根亦在肾，肾气足，反应于脉象必有根。有根的脉象特征是尺脉有力、沉取不绝。示肾气充足。

3. 脉象的生理变异

（1）脉与内在因素的关系：人的形体和生理特性及状态，各有不同，所以脉象也因之而异。① 年龄。年龄越小，脉跳越快。婴儿脉急数，5 ~ 6 岁的小儿脉常一息 5 ~ 6 至，青壮年体强，脉多有力，老年体弱脉来亦弱。② 性别。成年女性较成年男性脉跳濡弱而略快，妊娠脉象多滑数。③ 体格。身高的人，脉的显现部位较长，矮小的人，脉的显现部位较短。瘦小的人，脉常较浮；肥盛的人，脉常稍沉。④ 生活。重体力劳动、剧烈运动、长途步行、喝酒、饮食或情绪激动时，脉多快而有力；饥饿时，脉多较弱。

此外，尚有个别人的脉象不见于寸口部位，而见于关后的，叫“反关脉”；脉从尺部斜向虎口的，叫“斜飞脉”，这都是个别桡动脉位置变异所致，不作病脉论。

（2）脉与外在因素的关系：① 四季的变化对脉象的影响：一年四季气候的变化，对人体生理有一定影响，反应在脉象上亦有不同的变异，春天阳气渐次上升，脉象相应地张力增强而稍弦；夏季气候炎热，脉象相应地来去充沛而稍洪；秋季阳气逐渐衰退，脉象相应地轻虚浮软而稍浮；冬季气候寒冷，脉象相应地沉潜有力而稍沉。故有“春弦、夏洪、秋毛（浮）、冬石（沉）”之说。② 地理环境也能影响脉象：一般认为北方之人脉多强实，南方之人脉多软弱，但也不可一概而论。

（三）常见脉象

人体脉搏在病理因素的影响下，反应出不同的脉象，称为病脉。在历代脉学文献中，脉象种类及命名很不一致，如《脉经》提出二十四脉；《濒湖脉学》分为二十七脉；《诊家正眼》又增加疾脉，合为二十八脉。现对二十八脉的脉象与主病分析于下：

1. 脉位分类

（1）浮脉

【脉象】轻取即得，重按稍减而不空，如水上漂木。

【主病】表证。浮而有力为实；浮而无力为虚。

【临床意义】浮脉主表，反应病邪在经络肌表的部位。外邪侵袭肌腠，卫气抵抗外邪，则脉气鼓搏于外，故应指而浮。但久病体虚，也有见浮脉，多浮大无力，不可误作外感论治。

【相类脉】① 散脉：浮大无根，应指散漫，按之消失，伴节律不齐或脉力不匀，故曰

“散似杨花无定踪”，为元气耗散，脏腑精气欲绝，病情危重的征象。② 芤脉：浮大而中空，如按葱管。主失血、伤阴。由于失血过多，或阴津虚损于内，阳气浮散于外，而见芤脉。多见于大失血或大汗之后阴血损伤之病证。

（2）沉脉

【脉象】轻取不应，重按始得，如石沉水底。

【主病】里证。沉而有力为里实，沉而无力为里虚。

【临床意义】病邪在里，气血内困，则脉象沉而有力；若阳气虚陷，不能升举，则脉沉而无力。

【相类脉】①伏脉：重手推筋按骨始得，甚则伏而不见。伏脉多由寒邪凝滞经络脏腑，正气不得宣通，脉道潜伏不显所致，主厥证、邪闭、剧痛等证。② 牢脉：脉形沉而实大弦长，轻取中取均不应，沉取始得，坚着不移，亦称沉弦实脉。多由阴寒内积，阳气沉潜所致，多见于阴寒内实、寒疝癥瘕之证。

2. 脉率分类

（1）迟脉

【脉象】脉来迟慢，一息不足四至（脉搏一分钟不满 60 次）。

【主病】寒证。有力为寒实，无力为虚寒。

【临床意义】寒邪凝滞，或阳失温运，气血运行缓慢故脉迟。迟而有力，多为冷积郁结，属实。迟而无力多为阳虚，即为虚寒。但邪聚热结，阻滞血脉流行，亦可见迟脉，此必迟而有力，如伤寒阳明腑实证即属此类。故不可概以迟为寒，当四诊合参。

【相类脉】缓脉：有两种意义。一是脉来和缓一息四至（脉搏每分钟 60～70 次），可见于正常人，亦称平缓脉，是脉有胃气的一种表现。二是脉势纵缓，缓怠无力。多由脾气虚弱，气血不足，血脉失充，鼓动无力，或为湿邪困阻，阳气受遏，血行缓怠所致。

（2）数脉

【脉象】一息脉来五至以上（每分钟脉搏在 90 次以上）

【主病】热证。数而有力为实热，数而无力为虚热。

【临床意义】邪热亢盛，气血运行加速，故见数象。实热内盛，正气不衰，邪正相争，则数而有力。久病阴虚，虚热内生，则数而无力。若虚阳外越而见数脉，必数大无力，按之豁然而空。

【相类脉】①疾脉：一息七至以上为疾脉（相当于每分钟脉搏 120 次以上）。疾而有力，多见于阳亢无制，真阴垂绝之候；疾而虚弱者为阳气将绝。②动脉：脉来滑数有力，应指跳动如豆，脉位短小。主痛证、惊证。

3. 脉力分类

（1）虚脉

【脉象】举之无力，按之空虚，应指松软，即三部脉举寻按皆无力。是一切无力脉的总称。

【主病】虚证。

【临床意义】气不足以运其血，故脉来无力；血不足以充于脉，则按之空虚。故虚脉包括气血两虚及脏腑诸虚。

【相类脉】① 弱脉：极软而沉细的脉称为弱脉。切脉时沉取方得，细而无力。主阳气虚衰或气血俱衰。血虚则脉道不充，阳气虚则脉搏无力，多见于久病虚弱之体。② 微脉：极细极软，按之欲绝，若有若无。多为阴阳气血虚甚，鼓动无力所致。久病见之为正气将绝，新病见之为阳气暴脱。

（2）实脉

【脉象】三部脉举寻按皆有力，即脉来去俱盛，坚实有力。为有力脉的总称。

【主病】实证。

【临床意义】邪气实而正气不虚，邪正相搏，气血壅盛，脉道坚满，故脉搏动坚实有力。

4. 脉形分类

脉形包括脉长、脉宽。脉长度异常的有长脉、短脉；脉宽度异常的有洪脉、细脉等。

（1）长脉

【脉象】脉体较长，脉动应指的范围超过寸、关、尺三部。

【主病】阳证、实证、热证。

【临床意义】长脉多由邪气盛实，正气不衰，邪正搏击所致。

长脉亦见于正常人，脉长而和缓，是中气充足，升降流行畅通，气血充盛，为健康的征象。

（2）短脉

【脉象】脉动应指范围不足本位，只出现在寸或关部，尺脉常不显。

【主病】短脉主气病。短而有力为气郁，无力为气损。

【临床意义】脉短而有力，多为气郁血瘀或痰阻食积，阻滞脉道，致脉气不能伸展。脉短而无力，多为气虚不足，无力鼓动血行所致。

（3）洪脉

【脉象】脉形宽大，应指浮大而有力，来盛去衰，状若波涛汹涌。

【主病】阳热亢盛。

【临床意义】邪热炽盛，脉道扩大，气盛血涌，故脉见洪象。若邪盛而正气虚衰时，亦可见洪脉，但多重按无力，多属邪盛正衰的危证。

【相类脉】大脉，是指脉体宽大，但无脉来汹涌之势。脉大，提示病情加重，脉大而数实为邪实，脉大而无力则为正虚。大脉可见于健康人，其特点为脉大而缓和从容，寸口三部皆大。洪脉的脉体亦大，故常常洪大并称。

（4）细脉

【脉象】脉细如线，应指明显，细直而软，按之不绝。

【主病】气血两虚，诸虚劳损，湿气下注。

【临床意义】细脉之所以细软如丝，主要是由于气血虚衰所致。由于气血俱衰，不足充脉故细。一般诸虚劳损，七情内伤，常见细脉。又湿邪阻压脉道，亦出现细脉。

小脉即细脉，何梦瑶说："小与大相反名细"。

5. 脉势分类

脉势，指脉流利度和脉紧张度。脉流利度异常的有滑脉、涩脉；脉紧张度异常的有弦脉、濡脉等。

（1）滑脉

【脉象】往来流利，应指圆滑，如盘走珠。

【主病】痰饮、食滞、实热。

【临床意义】实邪壅盛于内，气实血涌，脉道充实，故脉来往流利，应指圆滑。平人脉滑而冲和，是营卫充实之象，故亦为平脉。妇女妊娠亦常见脉滑数，是气血充盛而调和的表现。

（2）涩脉

【脉象】往来艰涩不畅，如轻刀刮竹。

【主病】伤精，血少，气滞血瘀。

【临床意义】精亏血少，不能濡养经脉，血行不畅，脉气往来艰涩，故脉涩无力。气滞血瘀，气机不畅，血行受阻，则脉涩而有力。

（3）弦脉

【脉象】端直而长，如按琴弦，切脉应指有挺直和劲急感。

【主病】肝胆病，诸痛，痰饮。

【临床意义】弦是脉气紧张的表现。肝主疏泄，以柔和为贵，邪气滞肝，疏泄失常，气机不利，肝气不柔，而致脉来强劲挺直有力，故成弦脉。弦数为热，弦紧为寒。弦脉常见于肝阳偏亢、诸痛、痰饮、疟疾等。若弦而细劲，如循刀刃，为无胃气之象，病多难治。

常人中年之后，脉多兼弦，老年人脉象多弦硬，此因随年龄增长，精血亏虚，脉失濡养，脉象失其柔和之性而变弦，是属于生理性退化的一种征象。

【相类脉】① 紧脉：脉形紧急，如牵绳转索，或按之左右弹指。紧脉指感比弦脉更加绷紧有力。其形成原因主要为寒邪侵袭人体，阻碍阳气。寒主收引，致脉道紧束而拘急。多见于风寒搏结的实寒证、痛症和宿食内阻等。② 革脉：浮而搏指，中空外坚，如按鼓皮。脉形如弦，按之中空，与芤脉浮虚而软又有不同。是精气不藏，正气不固，气无所恋而浮越于外的表现，多见于亡血、失精、早产、崩漏等病证。

（4）濡脉

【脉象】浮而细软，如絮浮水，轻手相得，重按不显，又称软脉。

【主病】诸虚，又主湿。

【临床意义】精血亏损，或脾虚不能制湿，脉无力运行，而见濡脉。多见营血亏损，阴精虚少或脾湿濡泻等证。

6．脉律分类

（1）结脉

【脉象】脉来缓而时一止，止无定数。

【主病】阴盛气结，寒痰血瘀，癥瘕积聚。

【临床意义】气、血、痰、食停滞及寒邪阻遏经络，致心阳被抑，脉气阻滞，故脉来迟滞中止。

（2）代脉

【脉象】脉来一止，止有定数，良久方来。

【主病】脏气衰微。

【临床意义】代脉一般指有规律的歇止脉。气血虚衰而致脉气运行不相连续，故脉有歇止，良久不能自还。若痹病疼痛、跌打损伤或七情过极等而见代脉，则是邪气阻抑脉道，血行涩滞所致，脉代而应指有力。

临床常把脉搏有间歇统称为结代脉，常见于心脏病变。

（3）促脉

【脉象】脉来急数而时一止，止无定数。

【主病】阳盛实热，气血痰饮宿食停滞，亦主肿痛。

【临床意义】阳邪亢盛，热迫血行，故脉急数；热灼阴津则津血衰少，心气受损，致急行之血气不相接续，故脉有歇止。凡气滞、血瘀、痰食、肿痛等所致，均可见脉促有力。若促而细小无力，多是虚脱之象。

（四）脉象类比、 相兼和真脏脉

1. 相类脉比较（见表8－4）

2. 相兼脉与主病

在疾病过程中，由于病变机体的正气有盛衰不同，致病因素可有两种以上邪气相互兼挟，病变的部位和性质也不断变化，所以在临床上所见的病脉不是单一的脉象，而是两种或两种以上的脉同时出现。这种由两种以上单一脉相兼并复合而成的脉象，就叫“相兼脉”，又称“复合脉”。相兼脉有“二合脉”，如浮数脉，是由两种脉象复合在一起；也有“三合脉”，如浮滑数脉，是由三种脉象复合在一起；还有“四合脉”，如浮滑数实脉，是由四种脉象复合在一起，但四合脉在临床上见到和应用的机会很少。

此外，二十八脉中有些单一脉的本身即为复合脉，如弱脉就是由沉细脉组成。又如牢脉，是由沉大弦长脉组成。但应该指出，两种或两种以上的相反脉象绝不能复合在一起而组成相兼脉，例如迟数、滑涩等。

相兼脉的主病，相当于相兼脉所包括的各单一脉象主病的总和。如浮数脉，浮脉主表，数脉主热，则为表热证。又如，沉细数脉，沉脉主里，细脉主虚，数脉主热，则为里虚热证。余可类推。

3. 真脏脉

真脏脉是在疾病重危期出现的脉象，真脏脉的特点是无胃、无神、无根。为病邪深重，元气衰竭，胃气已败的征象，又称“败脉”、“绝脉”、“死脉”、“坚脉”。

根据真脏脉的主要形态特征，大致可以分成三类：

（1）无胃之脉：无胃的脉象以无冲和之意，应指坚搏为主要特征。如“偃刀脉”、“转豆脉”、“弹石脉”等。临床提示邪盛正衰，胃气不能相从，心、肝、肾等脏气独现，是疾病重危的征兆之一。

（2）无神之脉：无神之脉以脉率无序，脉形散乱为主要特征。如“雀啄脉”、“屋漏脉”、“解索脉”等，主要由脾（胃）、肾阳气衰败所致，提示神气涣散，生命即将告终。

（3）无根之脉：无根脉以虚大无根或微弱不应指为主要特征。如“釜沸脉”、“鱼翔脉”、“虾游脉”等，为阴阳衰亡、脏腑衰竭之征象。

附：十怪脉

元代危亦林《世医得效方》列举真脏脉十种，称为“十怪脉”，后世医家在十怪脉中除去偃刀、转豆、麻促脉，称为“七怪脉”。这些脉象在临床上偶尔可以遇到，现简述如下：

1. 釜沸脉：脉在皮肤，浮数之极，有出无入，无法计数，如釜汤沸，绝无根脚，为肺绝。

2. 鱼翔脉：脉在皮肤，头定而尾摇，似有似无，如鱼翔状态，为心绝。

3. 虾游脉：脉在皮肤，浮于指下，来则隐隐其形，去则突然一跃，进退难寻，如虾之游，为大肠气绝。

4. 屋漏脉：如屋上残漏下滴，良久一点，溅地无力，为胃气、营卫俱绝。

5. 雀啄脉：脉见于筋肉之间，连连搏指，三五不调，止而复作，如雀啄食状，为肝气将绝之征兆。

6. 解索脉：脉在筋肉之上，指下散乱，乍数乍疏，如解索之状，为脾气绝。

7. 弹石脉：脉在筋肉之下，劈劈急硬，如指弹石，为肾绝。

8. 偃刀脉：如抚刀刃，浮之小急，按之坚大而急，是肝绝之脉。

9. 转豆脉：脉来累累，如循薏苡仁之状，是心绝之脉。

10. 麻促脉：脉来如麻子纷乱，微细至甚，为卫枯营血独涩的危候。

表8-4　脉象分类比较表

分类		脉名	脉象	主病
脉位异常	浮	浮	轻取即得，重按稍弱而不空	表证，亦主虚证
		散	浮散无根，按之则无	元气耗散，脏腑精气欲绝
		芤	浮大中空，如按葱管	失血，伤阴
	沉	沉	轻取不应，重按始得	里证
		伏	重按推筋着骨始得	邪闭，厥证，痛极
		牢	重按实大弦长	阴寒内盛，疝气癥瘕
脉率异常	迟	迟	一息脉来不足四至	寒证
		缓	一息四至，脉来怠缓	脾虚，湿证
	数	数	一息脉来五至以上	热证
		疾	一息七至以上	阳极阴竭，元气将脱
		动	脉动如豆，滑数有力	痛证，惊证
脉力异常	无力	虚	举之无力，按之空虚	气血两虚
		弱	沉而细软	气血不足
		微	极细极软，似有似无	阳气衰微重证
	有力	实	三部脉举寻按均有力	实证
脉形异常	脉长度类	长	首尾端直，超过本位	阳气有余，实证
		短	首尾俱短，不及本位	有力主气郁，无力主气损
	脉宽度类	洪	脉形宽大，脉来如波涛汹涌，来盛去衰	热邪亢盛
		细	脉细如线，应指明显	诸虚劳损，气血两虚，主湿
脉势异常	脉流利度类	滑	往来流利，应指圆滑，如盘走珠	痰食，实热
		涩	往来艰涩迟滞，如轻刀刮竹	精伤血少，气滞血瘀
	脉紧张度类	弦	端直而长，如按琴弦	肝胆病，痛证，痰饮
		紧	脉来绷紧有力，状如牵绳转索	寒证，痛证
		革	浮而搏指，中空外坚，如按鼓皮	亡血，失精，早产，崩漏
		濡	浮细而软	主虚，主湿
脉律异常		结	缓而时止，止无定数	阴盛气结，寒痰血瘀
		代	缓而时止，止有定数	脏气衰微，风证，痛证
		促	速而时止，止无定数	阳盛实热，气血痰食停滞

（五）脉证顺逆与从舍

诊脉是中医临床不可缺少的诊察步骤和内容。脉象是气血邪正的外在表现，通过诊脉可以了解气血的虚实、阴阳的盛衰、脏腑功能的强弱以及邪正力量的消长，并指导临床治疗，在临床上要注意脉证顺逆与从舍。

1. 脉证顺逆

是指从脉证的相应、不相应来判断疾病的顺逆。在一般情况下，脉与证是一致的，即脉证相应。但在有些情况下，脉与证却不相一致，也就是脉证不相应，甚至还会出现相反的情况。从判断疾病顺逆来说，脉证相应者为顺，不相应者为逆。例如，病属有余之证，脉见洪、数、实等有余之脉，是谓脉证相应，为顺，表示邪实正盛，正气足以抗邪；若反见沉、细、微、弱等不足之脉，为脉证相反，是逆证，说明邪盛正衰，易致邪陷。再如，暴病脉来浮、洪、数、实者为顺，反应正气充盛能以抗邪；久病脉来沉、微、细、弱者为顺，说明有邪衰正复之机。若新病脉见沉、细、微、弱，说明正气已衰；久病脉见浮、洪、数、实，则表示正衰而邪不退，均属逆证。

2. 脉证从舍

既然脉证有不相应的情况，故在临床须明辨脉证的真假以决定取舍，或舍证从脉，或舍脉从证。现分述如下：

舍脉从证：在证真脉假的情况下，必须舍脉从证。例如，证见腹满胀，疼痛拒按，大便燥结，舌红苔黄厚焦躁，而脉迟细者，证所反应的是实热内结肠胃，是真；脉所反应的是因热结于里，阻滞血脉流行，故出现迟细脉，是假象，此时当舍脉从证。

舍证从脉：在证假脉真的情况下，必须舍证从脉。例如，伤寒热闭于里，证见四肢厥冷，而脉滑数，脉所反应的是真热，证所反应的是由于热邪内伏，格阴于外，出现四肢厥冷是假寒，此时当舍证从脉。

脉有从舍，说明脉象只是疾病临床表现的一个方面。因而不能把它作为诊断疾病的唯一依据，只有全面运用四诊，才能从舍得宜，得出正确的诊断。

二、按诊

（一）按诊概述

按诊是医生直接触摸或按压病人某些部位，以了解局部冷热、润燥、软硬、压痛、肿块或其他异常变化，从而推断疾病部位、性质和病情轻重等情况的一种诊察方法。

1. 按诊的意义

按诊是切诊的重要组成部分，在辨证中起着重要的作用，是四诊中不容忽视的一环。通过按诊可以进一步探明疾病的部位、性质和程度，它是对望、闻、问诊所获资料的补充和完善，为全面分析病情，判断疾病提供重要的指征和依据。

2. 按诊的方法

按诊的手法大致可分为触、摸、按、叩等四类。触，是以手指或手掌轻轻接触患者某一局部，如额部及四肢皮肤等，以了解凉热、润燥等情况。摸，是以手抚摸病变局部，如肿块、斑疹等，以探明局部病变的形态、大小等情况。按，是以手按压局部，如胸腹和肿物，以了解有无压痛及肿块的形态、大小、质地、性质等。叩，即叩击，是医生用手叩击病人身体某部，使之震动产生叩击音、波动感或震动感，以此来确定病变的性质和程度。叩击法有直接叩击法和间接叩击法两种。直接叩击法是医生用手指直接触击体表部位；间接叩击法是医生用左手掌平贴在患者体表，右手握成空拳叩击左手背，边叩边询问患者叩击部位的感觉，有无局部引痛，以推测病变部位和程度。

按诊要在适当室温下进行，并保持室内安静。按胸腹时，医生站在病者右侧，用右手或双手对病者胸腹进行切按。按诊时，手法要轻柔，避免动作粗暴或冷手按诊。多种手法可综合运用，一般是先触摸，后按压，再叩击；由轻到重，由浅入深，先远后近，先上后下地进行。边检查边观察病人面部表情变化，以了解痛苦所在。

（二）按诊内容

按诊的运用相当广泛，临床上常用的有按肌肤、按胸胁、按脘腹、按手足、按腧穴等。

1．按肌肤

按肌肤，主要辨别肌肤的寒热、润燥、肿胀、疼痛等。阳证、热证多见肌肤灼热；阴证、寒证多见肌肤清凉。手足心灼热较甚者，多为阴虚内热。

皮肤滑润者，为津液未伤；枯燥或甲错者，常属津液已伤或有瘀血。

肌肤肿而发亮，按之凹陷不能即起为水肿；按之凹陷，举手即起为气肿。

肌肤濡软而喜按者为虚证；患处肿痛拒按者为实证。

在外科方面，触按病变部位，可辨别病证的阴阳和成脓情况。触按病变局部肿而硬木不热者，为寒证；肿处灼手压痛者，为热证。根盘平塌漫肿为虚；根盘收束而高起者为实。患处坚硬为无脓；边硬顶软，为有脓。

2．按胸胁

胸胁即前胸和侧胸部的统称。前胸部即缺盆（锁骨上窝）至横膈以上。侧胸部又称胁部，即胸部两侧，由腋至十一、十二肋骨端的区域（见图8－5）。

（1）按胸部：前胸高起，叩之膨膨然，其音清者，多为肺胀，亦见于气胸；若按之胸痛，叩之音实者，常为饮停胸膈或痰热壅肺；胸部外伤则见局部青紫肿胀而拒按。

虚里位于左乳下第四、五肋间，乳头下稍内侧，为心尖搏动处，为诸脉之所宗。按虚里可测知宗气之强弱、疾病之虚实、预后之吉凶。诊虚里时，病人取仰卧位，医生站其右侧用右手平抚于虚里部，注意诊察动气之强弱、至数和聚散。正常情况下，虚里搏动不显，仅按之应手，其搏动范围直径约2～2．5cm，动而不紧，缓而不怠，动手聚而不散，节律清晰，是心气充盛的征象。虚里按之其动微弱者为不及，是宗气内虚之征。若动而应衣为太过，是宗气外泄之象。按之弹手，洪大而搏，或绝而不应者，是心气衰绝，证属危候。

（2）按胁部：胁下肿块、刺痛拒按为气滞血瘀。右胁下肿块按之表面凹凸不平，应注意排除肝癌。疟疾后左胁下可触及痞块，按之硬者为疟母。

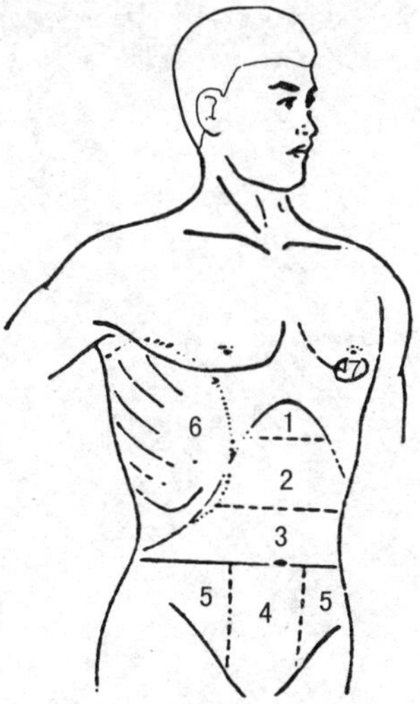

图8－5　胸腹部位划分图
1．心下　2．胃脘　3．大腹
4．小腹　5．少腹　6．胁肋　7．虚里

3. 按脘腹

按脘腹主要是了解脘腹痛与不痛，软与硬，有无痞块积聚，以辨别脏腑虚实和病邪性质及其积聚的程度。

脘腹各部位的划分：膈以下为腹部。上腹部剑突的下方，称为心下。上腹部又称胃脘部。脐上部位称大腹。脐下部位至耻骨上缘称小腹。小腹的两侧称为少腹（见图8－5）。

心下按之硬而痛为结胸，属实证；心下满按之濡软而不痛的，多是痞证。脘腹疼痛，按之则舒，局部柔软，多为虚证；按之痛甚，局部坚硬，甚而拒按者，多为实证。腹部包块，，痛有定处，多为癥积；按之可散，触之无形，痛无定处，多为瘕聚。腹胀者，叩之如鼓，小便自利者，为气胀；按之如囊裹水，小便不利者，为水臌。右侧少腹部压痛，尤以重按后突然放手而疼痛更为剧烈者，多是肠痈。

4. 按手足

按手足之目的，主要是了解手足的寒热。病人手足俱冷，多为阳虚阴寒证；手足俱热，多为阳热亢盛证；手心较热，多为内伤发热；手背较热，多为外感发热。两足皆凉，多为阴寒证；两足心热，多为阴虚证。小儿指尖冷主惊厥，中指独热主外感风寒，中指尖独冷，为麻疹将发之兆。

5. 按腧穴

按腧穴，是通过对腧穴的按压，了解穴位的变化，以验证疾病所属脏腑的诊察方法。

腧穴的变化主要是出现结节或条索状物，其异常反应主要有压痛或敏感反应。如肺病可在肺俞穴摸到结节；肝病在肝俞和期门穴有压痛；胃痛在胃俞和足三里穴有压痛；肠痈在上巨虚（阑尾穴）有压痛。

第九章　辨　证

辨证，就是分析、辨识疾病的证候，它是中医认识和诊断疾病的方法。

“辨”是识别、分析的意思。“证”即证候，是机体在疾病发展过程中的某一阶段的病理概括，它包括了病变的部位、原因、性质，以及邪正关系，反应出疾病发展过程中某一阶段的病理变化的本质。

辨证是以整体观念为指导思想，以阴阳、五行、脏腑、经络、精气血津液等学说为理论依据，对四诊所收集的资料包括症状与体征进行综合、分析、归纳，在辨明疾病发生的原因、病变的部位、疾病的性质及邪正盛衰的基础上确立证候，明确诊断，为治疗提供依据。故辨证的过程实际上是认识疾病的过程。

辨证的方法很多，临床上常用的有八纲辨证、脏腑辨证、气血津液辨证、六经辨证、卫气营血辨证和三焦辨证。八纲辨证，是各种辨证的总纲。脏腑辨证，是各种辨证的基础，主要应用于杂病，气血津液辨证，是分析气血津液的病理变化，与脏腑辨证相互补充的一种辨证方法。六经辨证、卫气营血辨证及三焦辨证，主要适用于外感疾病，其中，六经辨证是外感病中“伤寒病”的辨证方法；卫气营血辨证和三焦辨证是外感病中“温病”的辨证方法。以上多种辨证方法，虽有其各自特点，对不同病证的诊断各有侧重，但又是相互联系和相互补充的，临诊时应综合运用。

第一节　八纲辨证

八纲，即阴、阳、表、里、寒、热、虚、实。八纲辨证是中医辨证的纲领，它是把四诊取得的疾病资料，进行综合分析，以探求疾病的性质、病变的部位、病势的轻重、个体反应的强弱、正邪双方力量的对比等情况，归纳为阴、阳、表、里、寒、热、虚、实等八类基本证候的一种辨证方法。

疾病的证候尽管极其复杂，但基本上都可用八纲加以归纳。如疾病的类别，可分阴证和阳证；病位的深浅，可分表证和里证；疾病的性质，可分寒证与热证；邪正的盛衰，有虚证和实证。因此，八纲辨证就是把千变万化的病证，归纳为表与里、寒与热、虚与实、阴与阳四对纲领性证候，从而找出疾病的关键，掌握其要领，预测其趋势，为治疗指出方向。其中，阴阳两纲又可以概括其他六纲，即表、热、实证为阳；里、虚、寒证属阴，故阴阳又是八纲中的总纲。

八纲是各种辨证的纲领，因为它是分析病证共性的辨证方法，有执简驭繁，提纲挈领的作用，适应临床各科的辨证。但八纲辨证尚不够具体，临诊时必须在八纲的基础上用其他辨证方法加以深化，以完善临床各科辨证。

八纲证候之间不是孤立的，它们是互相联系而不可分割的。如辨表里必须与寒热虚实相联系；辨寒热必须与表里虚实相联系；辨虚实也必须与寒热表里相联系。在疾病的发展变化过程中，往往不是单纯的，又常出现表里、寒热、虚实的错杂情况，如表里同病，寒热错杂，虚实夹杂。八纲证候不是静止不变的，而在一定的条件下可出现转化，如表证入里，里证出表，寒证化热，热证转寒，由实转虚，因虚致实等。当疾病发展到一定阶段，还可出现一些与疾病本质相反的假象，如真寒假热，真热假寒，真虚假实，真实假虚等。阴证与阳证也如此，在疾病变化中可出现阴阳转化，阴阳互损，甚至出现亡阴、亡阳等危重证候。因此，运用八纲辨证时，不仅要熟练掌握八纲证候的各自特点，还要注意它们之间的相兼、夹杂、转化、真假等情况，这样才能正确的全面的认识病证，为论治提供可靠依据。

一、表里

表里是辨别疾病病位外内浅深的一对纲领。表里辨证，适应于外感病，一般地说，病在皮毛、肌腠、经络者属表证；病在脏腑、气血者属里证。表证病浅而轻，里证病深而重。

在外感疾病过程中，表证入里为病进，里证出表为病退。病邪入里一层，病深一层；出表一层，病浅一层。这种相对概念的认识，对伤寒六经辨证和温病卫气营血辨证尤为重要。

（一）表证

表证，指外感六淫邪气从皮毛、口鼻侵入时所产生的证候。多见于外感病的初期阶段。具有起病急，病程短的特点。

【临床表现】以恶寒（或恶风），发热，舌苔薄白，脉象浮为主。可兼见头身疼痛，骨节痠痛，鼻塞流涕，咽喉痒痛，咳嗽等症状。

【机理分析】六淫邪气客于皮毛肌表，阻遏卫气的正常宣发，郁而发热。卫气被遏，失其正常的“温分肉，肥腠理”的功能，肌表得不到正常的温煦，故出现恶风寒的症状。表邪未入里，舌象可无明显变化而仅呈薄白苔。外邪袭表，正气抗邪，脉气鼓动于外，故脉浮。邪气郁滞经络，气血流行不畅，以致头身疼痛或骨节痠痛。肺主皮毛，鼻为肺窍，邪气从皮毛、口鼻而入，内应于肺，肺失宣肃，出现鼻塞流涕，咽喉痒痛，咳嗽等症状。

【辨证要点】表证为外感病的初期阶段，以发热恶寒并见，舌苔变化不明显，脉浮为临床特征。

（二）里证

里证是疾病深入于内（脏腑、气血）所出现的一类证候。多见于外感病的中、后期或内伤病。里证的范围甚广，凡非表证的一切证候均属里证。其原因大致有三种情况：一是表证不解，内传入里，侵犯脏腑而成。二是外邪直接侵犯脏腑而发病。三是情志内伤，饮食劳逸等因素，直接损伤脏腑，使脏腑功能失调，气血逆乱。

【临床表现】里证的病因复杂，范围广泛，证候繁多，详见于寒热虚实辨证及脏腑辨证等章节。现仅与表证相对而言举例如下：

壮热不恶寒，或但寒不热，口渴喜饮，烦躁谵妄，腹痛，便秘或腹泻，呕吐，小便短赤，舌红苔黄或白厚腻，脉沉等。

【机理分析】热邪内传入里，或寒郁化热入里，里热炽盛，则见壮热。病不在表故不恶寒。阴寒内盛，阳气不足故但寒不热。热邪灼伤津液，故口渴喜饮，大便秘结，小便短赤。热扰心神，则烦躁谵妄。若寒湿之邪直中脾胃，中焦气机凝滞，则腹痛。寒湿困阻脾胃，脾失健运则腹泻，胃失和降则呕吐。舌红苔黄或白厚腻，脉沉均为病位在里之象。

【辨证要点】外感病如无表证，便是里证。内伤病均为里证。

表9-1　表证与里证鉴别

证　别	病　期	寒　热	舌　象	脉　象
表　证	病程较短	发热恶风寒	舌苔少有变化	脉　浮
里　证	病程较长	但热不寒，或但寒不热，或无寒热	舌苔多有变化	脉　沉

（三）半表半里证

半表半里证，是指病邪不在表，又非完全入里，介于表里之间的证候。在六经辨证中称为少阳病。

【临床表现】寒热往来，胸胁苦满，心烦喜呕，默默不欲饮食；口苦，咽干，目眩，脉弦等。

【机理分析】详见六经辨证中的少阳病证。

【辨证要点】寒热往来为半表半里证的特征性热型。

（四）表证和里证的鉴别

辨别表证和里证，主要是从恶寒发热情况、舌象、脉象加以鉴别，现列表比较如下：

（五）表证与里证的关系

1. 表里转化

表里转化是指病邪的表里出入，包括以下两种情况。

（1）表邪入里：病人表邪不解，内传入里，称表邪入里，即是表证转化为里证。形成原因多由正气不足，或邪气过盛，或护理不当，或误治、失治等因素所致。如外感病初期，本有恶寒发热、头痛鼻塞等表证。若表证未解，正不胜邪，病邪内传入里，病人恶寒自罢，不恶寒反恶热，并见高热、渴饮、尿赤、舌红苔黄、脉洪大而数等症，表示表邪入里化热转为里热证。

（2）里邪出表：某些里证，病邪从里透达于外，称为里邪出表。多由治疗护理得当，机体抗邪能力增强所致。例如麻疹患儿，由于体质素弱，或受风寒，或过早使用寒凉药，郁遏卫气，以致疹出即没，转见高热、咳喘、烦躁等症，反应为疹毒内陷，病势由表入里，这时若加强护理，并用清热透疹，托邪外出等法，使疹毒外透，疹子再现而热渐退喘平，则表示病邪由里出表。

表里出入趋势，主要取决于邪正双方斗争的情况。一般地说，表邪入里表示正不胜邪，病势加重；里邪出表，反应邪有出路，病势减轻。因此，掌握病势的表里出入变化，对于预测疾病的发展转归，有着重要意义。

2. 表里同病

病人同时出现表证和里证，称为表里同病。表里同病大体有三种情况：

（1）初病既见表证，又见里证。如小儿伤风挟食，既有恶寒、发热、头痛流涕等表证，又见呕吐酸腐、腹痛泄泻等食滞不化的里证表现。

（2）表证未罢，又出现里证。如病人外感风寒，有恶寒发热、咳嗽痰稀白等表证，后化热入里而表证未罢，症见壮热、微恶风寒、汗多、口渴、咳嗽痰转黄稠等。

（3）原有里证，又新感外邪。如患者素有食少、腹胀、肠鸣、腹泻等里证，又感风寒而出现恶寒、发热、鼻塞流清涕等表证。

二、寒热

寒热是辨别疾病性质的一对纲领。寒证与热证是阴阳偏盛偏衰的具体表现，一般地说，寒证是阴盛或阳虚的表现；热证是阳盛或阴虚的表现。所谓“阳盛则热，阴盛则寒”，“阳虚则寒，阴虚则热”即是此意。

寒证、热证与恶寒、发热的概念不同。恶寒发热，是疾病中的两个症状，而寒热之辨证，则不仅仅是依靠恶寒或发热与否来判断，而是通过四诊所得的一系列症状与体征进行分析、归纳得来的。具体地说，热证是对一组有热象的症状、体征的概括；寒证是对一组有寒象的症状、体征的概括。所以，寒证、热证反应了疾病的本质。

辨清寒热，对于认识疾病性质从而确定治疗原则有指导意义，《素问·至真要大论》说：“寒者热之，热者寒之”，就是在辨别寒热后确立的治疗大法。

（一）寒证

寒证，是感受寒邪，或阳虚阴盛所产生的一类证候的统称。多因外感寒邪，或过食生冷，或内伤久病，阳气不足，阴寒内盛所致。

【临床表现】各类寒证不尽一致，常见的表现有：恶寒喜暖，肢冷踡卧，面色苍白，口淡不渴，或喜热饮，痰、涎、涕清稀，小便清长，大便稀溏，舌淡苔白而润滑，脉迟或紧等。

【机理分析】阳气不足，或为外寒所伤，不能发挥其正常的温煦周身的作用，故见恶寒喜暖，肢冷踡卧，面色苍白。阴寒内盛，津液未伤，故口淡不渴；阴盛阳虚，欲得热助则渴喜热饮。阳虚不能温化水液，以致痰、涎、涕、尿等分泌物、排泄物皆为澄澈清冷。寒邪伤脾，或脾阳久虚，则运化失职而见大便稀溏。阳虚气化失司，寒湿内盛，则舌淡苔白而润滑。阳气虚弱，鼓动血脉运行之力不足，故见脉迟；寒主收引，受寒则脉道收缩，故见脉紧。

【辨证要点】以冷、白、清、润、迟为临床特征。

（二）热证

热证，是感受热邪，或阴虚阳盛所产生的一类证候的统称。多因外感火热之邪，或寒湿郁而化热；或因七情过激，五志化火；或过食辛燥，积蓄为热，均能导致阳热亢盛（实热）。亦可因房室劳伤，劫夺阴精，致使阴虚阳亢而表现为热证（虚热）。

【临床表现】各类热证的表现也不尽一致，常见的表现有：发热，恶热喜冷，面红目赤，口渴喜冷饮，烦躁不宁，痰、涕黄稠，吐血衄血，小便短赤，大便干结，舌红苔黄而干燥，脉数等。

【机理分析】阳热偏盛，故见发热、恶热喜冷。火性上炎，则见面红目赤。热伤阴液，津伤须引水自救，故口渴饮冷。津液不足则小便短赤，大便干结。热扰心神，则烦躁不宁。津液被阳热煎熬，则痰、涕等分泌物黄稠。火热之邪灼伤血络，迫血妄行，则吐血衄血。舌红苔黄为热象，舌干少津为伤阴。阳热亢盛，血行加速，故见脉数。

【辨证要点】以热、赤、黄、干、稠、数为临床特征。

（三）寒证热证的鉴别

辨别寒证与热证，不能孤立地根据某一症状作判断，应对疾病的全部表现进行综合观察，尤其是寒热的喜恶，口渴与不渴，面色的赤白，四肢的凉温，二便、舌象、脉象等方面的变化。列表比较如下：

表9-2　寒证与热证鉴别表

证别	寒热	口渴	面色	四肢	二便	舌象	脉象
寒证	恶寒 喜热	不渴	苍白	冷	大便稀溏 小便清长	舌淡 苔白润	迟或紧
热证	恶热 喜凉	口渴 喜冷饮	红赤	热	大便干结 小便短赤	舌红 苔黄干	数

（四）寒证与热证的关系

寒证与热证虽有本质的不同，但在疾病过程中，既可以错杂出现，也可以相互转化。

1．寒热错杂

在病人身上同时出现寒证与热证，称为寒热错杂。常见的有四种情况：

（1）上热下寒：患者在同一时间内，表现为上部有热，下部有寒的证候。例如，口臭，渴而喜饮，牙龈肿痛，同时又兼见腹痛喜暖、大便溏泻等症。此为胃热肠寒证的表现。

（2）上寒下热：患者在同一时间内，表现为上部有寒，下部有热的证候。例如，胃脘冷痛，呕吐清涎，同时又兼见尿频、尿痛、小便短赤等症。此为胃中虚寒、下焦湿热证的表现。

（3）表寒里热：是表里寒热错杂的一种表现。常见于本有内热，又感风寒；或外邪传里化热而表寒未解的病证。例如，小儿先有食积内热，又外感风寒之邪，临床上既能见到由内热食积引起的腹痛、烦躁、口渴、苔黄，又可兼见恶寒、微发热、身痛等症。此为寒在表，热在里的证候。

（4）表热里寒：也是表里寒热错杂的一种表现。常见于素有里寒而复感风热，或表热未解，误下以致脾胃阳气损伤的病证。例如，平素脾肾阳虚之人，又感风热之邪，表现为既有肢冷、便溏或下利等症，又兼见发热、恶风、咽喉肿痛等症。此为热在表，寒在里的证候。

2．寒热转化

在疾病发展过程中，由于治疗不当，或人体本身正气的盛衰等内在因素，寒热证候可以相互转化，出现寒证化热、热证转寒等情况。

（1）寒证化热：指病本为寒证，后出现热证，而寒证随之消失的情况。例如，哮喘病人，本来不发热，咳喘而唾痰白稀，苔白而滑腻，表现为寒证。若因寒邪郁久化热，或过服温燥之品，引起病情变化，出现发热，咳嗽加剧而唾黄稠痰，苔黄，脉数，此即为寒证转化为热证。

（2）热证转寒：指病本为热证，后出现寒证，而热证随之消失的情况。这种转化有突变者，如高热病人，由于大汗不止，阳从汗泄，或吐泻过度，阳随津脱，而出现体温骤降、四肢厥冷、面色苍白、脉微欲绝的亡阳证；又有病情迁延，日久不愈而渐发者，如热痢不愈，日久转化为虚寒痢，都属由热证转化为寒证。

寒证与热证的转化，是疾病本质的变化，它反应邪正盛衰情况。一般而言，由寒化热，是人体正气尚盛，邪气从阳化热。由热转寒，多属邪盛正虚，正不胜邪。

3．寒热真假

当疾病发展到寒极或热极的严重阶段，有时会出现与病证本质相反的一些假象，即所谓真寒假热、真热假寒。这里所说的“真”是指疾病的本质属性，“假”是指疾病的某些表面现象。

(1) 真寒假热：是指内有真寒而外见假热的证候。其临床表现是身热、面红、口渴、脉大，似属热证，但身热反欲盖衣被；口渴喜热饮，饮亦不多；脉大而无力。并可见到四肢厥冷、下利清谷、小便清长、舌淡苔白等一派寒象。此为阴盛于内，格阳于外，寒热格拒所形成的“寒极似热”现象，故又称“阴盛格阳”。

(2) 真热假寒：是指内有真热而外见假寒的证候。其临床表现是手足逆冷，脉沉，似属寒证。但肢冷而身热，不恶寒，反恶热；脉沉数而有力。更见烦渴喜冷饮、咽干、口臭、谵语、小便短赤、大便燥结或热痢下重、舌质红、苔黄而干等症。这种手足冷、脉沉是假寒现象，因内热过盛，阳气郁闭，不能外达于表所致。所以热为疾病的本质，而所见的寒象为疾病的假象，即阳盛于内，格阴于外形成的“热极似寒”现象，故又称“阳盛格阴”。

(3) 寒热真假的鉴别：辨别寒热真假，必须透过现象看本质，才能不被假象所迷惑。在作综合分析过程中，要抓住两个要点：一是假象的出现，多在四肢、皮肤和面色方面，而脏腑、气血、津液等方面的内在表现，乃为疾病的本质。故辨证时应以里证、舌象、脉象等作为诊断的依据。二是假象毕竟与真象不同，如假热之面赤是面色淡白而仅在颧颊上见浅红娇嫩，时隐时现，而真热的面红却是满面通红；假寒常表现为四肢厥冷，但胸腹灼热，或周身寒冷反不欲近衣被，而真寒则身寒踡卧，欲近衣被而喜温等。寒热真假鉴别如下表：

表 9-3 寒热真假鉴别表

鉴别内容		真寒假热证		真热假寒证	
		假候	真象	假候	真象
症状	面色	面红	仅在颧颊上浅红娇嫩，时隐时现	面色晦滞	但目光炯炯有神，唇红焦躁
	寒热	身热	反欲盖衣被	四肢厥冷	但不欲衣被，胸腹灼热
	神志	躁扰不宁	但精神萎靡，形体倦怠	表情默默	但时有烦躁，扬手掷足，形强有力
	渴饮	口渴	却不欲饮，或喜热饮		
	大便			下利	但气味臭秽或挟燥屎
脉象		大	但按之无力	沉	数而有力

(五) 寒热与表里的关系

寒证、热证与表里的联系，可形成多种证候，除上述表寒里热、表热里寒二证外，常见有表寒、表热、里寒、里热等证候，兹列表鉴别如下：

表 9-4 表里与寒热相兼证鉴别表

证别	症状	舌象	脉象
表寒证	恶寒重，发热轻，头身疼痛或无汗	舌淡红，苔薄白润	浮紧
表热证	发热微恶风寒，口微渴，或有汗	舌边尖红，苔白干或薄黄	浮数
里寒证	形寒肢冷，面色苍白，口淡不渴，或喜热饮，静而少言，尿清便溏	舌质淡，苔白润	沉迟
里热证	身热面红，口烦渴，喜冷饮，烦躁多言，小便短黄，大便干结	舌红绛，苔黄干	洪数

三、虚实

虚实是辨别邪正盛衰的一对纲领。虚指正气虚，实指邪气盛，正如《素问·通评虚实论》所说："邪气盛则实，精气夺则虚。"

辨别疾病的虚实，可以掌握病体邪正盛衰的情况，为治疗提供依据。虚证宜补虚扶正，实证宜泻实祛邪。只有正确辨别虚实，才能攻补适宜，免犯虚虚实实之误。

（一）虚证

虚证是指人体正气虚弱而产生的不足、衰退的一系列病证的统称。包括阴虚、阳虚、气虚、血虚、津亏、精少、营虚、卫弱等虚损性病证。虚证多见于慢性疾病或病变的后期，一般病程较长，也有疾病骤变而致虚弱者。虚证的形成，有先天不足和后天失调两个方面，但以后天失调为主。如饮食不节，后天之本不固；七情劳倦，内伤脏腑气血；产育过多，房事过度，耗伤肾脏元真之气；或久病失治误治，损伤正气等，均可形成虚证。

【临床表现】虚证的临床表现繁多，常见的有两类：一类为面色淡白或萎黄、精神萎靡、身疲乏力、气短自汗、形寒肢冷、小便失禁、大便滑泄、舌淡胖嫩、脉虚弱沉迟等阳气虚症状。另一类为面色苍白、形体消瘦，或有五心烦热、午后潮热、颧红盗汗、口干咽燥、舌红少苔、脉虚细数等阴血虚症状。

【机理分析】上列虚证的病机，一类为阳气不足，由于阳气虚，失去温运和固摄的功能，所以表现为面色淡白、神倦乏力、气短自汗、形寒肢冷、小便失禁、大便滑泄等症。另一类是阴血不足，由于阴血虚，失去滋养濡润作用，故表现为面色苍白、形体消瘦等。若阴虚火旺，则可见五心烦热、午后潮热、颧红盗汗、口干咽燥等症。阳虚则阴寒盛，故舌淡胖嫩、脉虚弱沉迟。阴虚则阳偏亢，故舌红少苔、脉虚细数。

【辨证要点】虚证以阴、阳、气、血、精、津虚损及脏腑功能减退为特征。

（二）实证

实证是指邪气亢盛，正气未衰所产生的有余、亢盛的一系列病证的统称。实证的形成有三个方面：一是外邪入侵人体的初期或中期，邪气亢盛而正气尚未虚衰，处于邪正相争剧烈阶段。二是由于内脏功能失调，以致瘀血、痰饮、结石、水湿等病理产物停留于体内所致；三是因食积、虫积于体内所成。

【临床表现】由于外邪性质的不同，致病的病理产物的差异，实证的临床表现亦极不一致，常见的有：身热面赤，烦躁不安，甚至神昏谵语；胸闷不适，呼吸气粗，痰涎壅盛；脘腹疼痛拒按，大便秘结；或下利，里急后重；小便不利，或淋沥涩痛；舌质苍老，舌苔厚腻，脉实有力。此外，痰饮、水湿、瘀血、结石、气滞、虫积及食积等病证，一般都属实证范畴。

【机理分析】邪气过盛，正气与之抗争，以致阳热亢盛而见身热面赤。实邪扰心，或蒙蔽心神，引起烦躁，甚至神昏谵语。邪阻于肺，则肺失宣降而见胸闷、喘息气粗，痰多者见痰声漉漉。实邪积于胃肠，腑气不通，则脘腹疼痛拒按、大便秘结。湿热阻滞大肠，可见下利、里急后重。水湿内停，气化不行而小便不利。湿热下注膀胱，或有砂石，则小便淋沥涩痛。实邪内积多见舌质苍老、舌苔厚腻。邪正相争，搏击于血脉，故脉盛有力。痰饮、水湿、结石、瘀血、气滞以及虫积、宿食等病邪停积体内，影响正常的生理功能，而出现种种有余、亢盛的病变亦为实证。

【辨证要点】实证以邪气亢盛，正邪剧争所致有余、亢盛的临床表现，及痰饮、水湿、瘀血、结石、食积、虫积等有形病理产物壅聚停积于体内为特征。

（三）虚证实证的鉴别

虚证与实证的鉴别一般主要应抓住病程的长短，精神的好坏，声音气息的强弱，痛处喜按与拒按，以及二便、舌象、脉象的改变等几个方面。现列简表比较如下：

表9－5 虚证与实证鉴别表

证别	病程	面色	声息	疼痛	大便	小便	舌象	脉象
虚证	长	淡白或颧红	声低息微	喜按	稀溏或滑泄	清长或失禁	舌淡胖嫩	虚弱或细数
实证	短	红赤	声高气粗	拒按	干结或下利里急后重	不利或淋沥涩痛	舌质苍老苔厚腻	实大有力

（四）虚证与实证的关系

虚证与实证，虽有正气不足和邪气过盛的本质不同，但邪正虚实之间，又是相互联系、相互影响的，其临床表现有以下几种情况：

1．虚实夹杂

患者同时出现正虚和邪实两方面的病变，称为虚实夹杂。临床上可见虚证夹实、实证夹虚、虚实并重三种情况：

（1）实证夹虚：此证的发生，常由实证过程中邪气太盛，损伤了人体正气而致；亦可见于原来体虚而复感外邪的病人。本病的特点是以邪实为主，正虚为次。例如，外感温热病过程中常见的热甚伤阴之证，既有发热、便秘、舌红、脉数等里热实证的表现，又兼见舌绛苔燥裂、口渴等阴津伤耗的虚证表现。

（2）虚证夹实：此证可见于素体虚弱，复感邪气，或因正气不足，而兼有瘀血、痰饮、食积的患者。例如，素体脾胃虚弱的病人，常易出现食滞不化的虚中夹实病证。

（3）虚实并重：此证形成，一为原有较重的实证，迁延日久，正气大伤，而实邪未减；二是原来正气已甚弱，又感较重邪气。其特点是正虚与邪实均十分明显，病情较重。例如臌胀病人，出现腹胀满如鼓、腹壁青筋暴露、二便不通等实邪盛于内之症状，同时又出现形体羸瘦、不能食、精神萎靡等正气大伤之症状，此属虚实并重证候。

虚实夹杂的辨证，要分清虚实的先后、轻重、缓急，以决定临床用药的轻重主次。虚证夹实，以补为主，兼以祛邪；实证夹虚，以祛邪为主，兼以扶正；虚实并重，攻补并施。

2．虚实转化

在疾病发展过程中，由于邪正相争的变化，在一定的条件下，虚证和实证可相互转化。

（1）实证转虚：实证由于失治或误治，以致病程迁延，病邪久留而耗伤正气，逐渐转化为虚证。例如，腹痛、里急后重的湿热痢，日久不愈，可转化成滑泄脱肛的虚寒痢。

（2）因虚致实：病本虚证，因脏腑功能失调，代谢障碍，而致痰、食、血、水等凝结阻滞而转化为实证。例如病本心气虚，症见心悸气短，久病未愈，突然胸闷心痛不止，这是由于气虚无力运血，而致气虚血瘀，心脉痹阻，其证由虚转实。

3．虚实真假

虚证和实证，有真假疑似之分。辨证时要从错杂的临床表现中，详辨真假，以去伪存真，才不致在治疗中犯“虚虚实实”之误。

（1）真虚假实：病本虚证，反见充盛之状，称为真虚假实，即所谓“至虚有盛候”。例如脏腑虚衰，气血不足，运化不力，因而出现腹部胀满、腹痛、脉弦等类似实证的现象。但病人虽腹胀而时有减轻，不似实证之常胀不减；腹虽痛，却不拒按，反而按之痛减；脉虽弦，重按却无力。由此可知，病变的本质是虚而不是实。

（2）真实假虚：病本实证，大实之体反呈虚羸之状，称为真实假虚，即所谓“大实有羸状”。如热结肠胃，痰食壅滞，大积大聚，致使经络阻滞，气血不通，因而出现神情默默，身体倦怠，大便下利，脉象沉细或伏等类似虚证的现象。但仔细观察，病人虽神情默默，不欲言语，但语时多声高气粗；身体倦怠，但稍动反感舒适；大便下利，但得泄而反快；脉象沉细，但按之有力。因此，病变的本质是实不是虚。

（五）表里、寒热、虚实的关系

人体是一个有机整体，因此，表里寒热虚实之间又是密切联系着的。这里仅就表虚与表实证，虚寒与实寒证，虚热与实热证作比较鉴别，列表如下：

表9－6　表虚、表实证鉴别表

证别	寒热	出汗	脉象
表虚证	发热恶风	汗出	浮缓
表实证	发热恶寒	无汗	浮紧

表9－7　虚寒、实寒证鉴别表

证别	症状	舌象	脉象
虚寒证	精神不振，面色淡白，畏寒肢冷，腹痛喜按，大便稀薄，小便清长，少气乏力	舌质淡嫩，苔薄润或少苔	微或沉迟无力
实寒证	精神尚佳，面色苍白，畏寒肢冷，腹痛拒按，大便秘结或肠鸣腹泻，或痰多喘促，小便清长	苔白厚腻	沉伏或弦紧有力

表9－8　虚热、实热证鉴别表

证别	症状	舌象	脉象
虚热证	潮热盗汗，两颧红赤，形体消瘦，五心烦热，咽干口燥	舌红少苔	细数
实热证	壮热烦渴，面红目赤，甚或神昏谵语，或腹胀满痛拒按，便秘尿赤	舌红苔黄	洪数或滑实

四、阴阳

阴阳辨证，是概括证候类别的一对纲领，也是八纲辨证中的总纲。由于表里、寒热、虚实是从各种不同的侧面来概括病情的，只能说明疾病某一方面的特征，为了对病情进行总的归纳，使复杂的证候纲领化，因此又可以用阴阳来概括上述六纲，即表、热、实属阳，里、寒、虚属阴。所以有人称八纲为“二纲六要”。由此可见阴阳辨证在疾病辨证中的重要地位。

（一）阴证和阳证

阴证和阳证的概念极广，临床把复杂多变的证候统括为阴证和阳证两大类。凡符合“阴”的属性的证候称为阴证，如里证、寒证、虚证，概属于阴证的范围。凡符合“阳”的属性的证候称为阳证，如表证、热证、实证，概属于阳证的范围。不同的病证，所表现的阴性或阳性征象不尽相同，但一般而言，凡是表现为抑制、衰退、沉静、晦暗的征象，都归属于阴；凡是表现为兴奋、亢进、躁动、明亮的征象，都归属于阳。

阴证是里证、虚证、寒证的归纳，常以虚寒证作为代表；阳证是表证、实证、热证的归纳，常以实热证作为代表。有关虚寒证和实热证的证候、病机等内容见虚实辨证。此外，阴阳错杂的变化，具体表现于表里、寒热、虚实等六纲中，前已述及，亦不再重复。

（二）阴虚和阳虚

阴虚和阳虚是机体阴阳亏损所致的证候。

1．阴虚

阴虚是由于阴精亏损而导致阴不制阳的虚热证。

【临床表现】形体消瘦，头晕目眩，口燥咽干，心悸失眠，舌红少苔，脉细。甚或五心烦热，潮热盗汗，颧红，舌红绛，脉细而数等。

【机理分析】阴精亏损，对机体的滋养和濡润作用减弱，故见形体消瘦、头晕目眩、口燥咽干、心悸失眠、舌红少苔、脉细等症。若阴虚不能制阳，导致阳气相对偏盛而生虚热，除见阴精不足的虚象外，还可见五心烦热、潮热盗汗、颧红、舌红绛、脉细而数等阴虚火旺的现象。

【辨证要点】以潮热、颧红、盗汗、舌红少苔、脉细数为临床特征。

2．阳虚

阳虚是由于阳气亏损而导致阳不制阴的虚寒证。

【临床表现】神倦乏力，少气懒言，踡卧嗜睡，畏寒肢冷，口淡不渴，尿清便溏；或尿少肿胀，面色皖白，舌质淡胖，脉沉迟无力。

【机理分析】神倦乏力，少气懒言，踡卧嗜睡为机能衰减之气虚症状。若阳虚不能制阴，导致阴气相对偏盛而生虚寒，除见阳气不足之虚象外，还见畏寒肢冷、口淡不渴、尿清便溏，或尿少肿胀、面色皖白、舌质淡胖、脉沉迟无力等寒自内生，水湿内盛的证候。

【辨证要点】以气虚证伴畏寒肢冷等寒象为临床特征。

（三）亡阴与亡阳

亡阴与亡阳是疾病发展过程中，由于阴液与阳气衰竭而出现的危重证候。

1．亡阴

亡阴证，是机体阴液衰竭所表现的一种危重证候。

【临床表现】大汗出，汗热而黏，肌肤热，手足温，口渴喜冷饮，躁扰不安，呼吸短促难以接续，舌红而干，脉细数无力。

【机理分析】本证的病因常见于三个方面：一是高热、大汗、大吐、大泻、大出血等致阴液迅速丧失；二是阴亏日久，渐至枯竭；三是阳虚日久，反致阴液耗竭。阴竭则真阴外脱，故见汗出。阴虚则热，故出现汗热而黏、肌肤热、口渴喜冷等一系列虚热之象。阴液大量脱失，阳气无所依附而浮越，故躁扰不安，呼吸短促难续。舌红干、脉细数无力为阴亏内热之象。

【辨证要点】以大汗、汗热而黏、四肢温和、躁扰不安、脉细数疾为临床特征。

2. 亡阳

亡阳是机体阳气暴脱所表现的一种危重证候。

【临床表现】大汗淋漓，汗冷而清稀，肌肤凉，四肢厥冷，神识淡漠或昏不知人，口淡不渴，或喜热饮，气息微弱，舌淡暗，脉微欲绝。

【机理分析】亡阳的病因亦有三个方面：一是邪气极盛，暴伤阳气；二是阳虚日久，渐至亡脱；三是亡阴导致亡阳。阴阳离决，虚阳上越，津随阳泄则大汗淋漓；阳衰则寒，故见四肢厥冷、神识昏迷、口淡不渴等一系列虚寒之象；虚阳外越，故脉见浮数而空，甚则微细欲绝。

【辨证要点】以冷汗淋漓、四肢厥冷、神识昏迷、脉微欲绝为临床特征。

3. 亡阴亡阳的鉴别

亡阴亡阳的病情危重，变化急剧，临证须及时发现，准确辨证。现将其主要临床表现列表鉴别如下：

表 9-9　亡阴与亡阳鉴别表

证　别	汗	面　色	四　肢	神　志	呼　吸	口　渴	舌　象	脉　象
亡　阴	汗　热	潮　红	温　和	躁扰不安	喘息气短	口　渴	红　干	细数疾
亡　阳	汗　冷	苍　白	厥　冷	神识昏迷	气息微弱	不　渴	淡　润	微欲绝

由于阴阳是互根的，阴竭则阳气无所依附而散越；阳亡则阴无以化生而枯竭。所以亡阴可以导致亡阳，亡阳亦可导致亡阴。亡阴亡阳多为相继出现，只是先后主次不同而已。一般说，亡阴导致亡阳较为常见。所以，在临床上须分清亡阴和亡阳的先后主次，才能及时准确地进行抢救。

第二节　气血津液辨证

气血津液辨证，是运用气血津液的理论，分析气、血、津液的病变，辨别所属不同证候的一种辨证方法。

气血津液是脏腑功能活动的物质基础，而它们的生成和运行有赖于脏腑的功能活动。因此，在病理上，脏腑病变可影响气血津液的变化，而气血津液的病变，也势必会影响脏腑的功能活动。所以，气血津液的病变，是与脏腑功能失调密切相关的。

一、气病辨证

气的病证很多，但临床常见的病证有气虚、气陷、气滞、气逆四种。

（一）气虚证

气虚证是气的推动、温煦、固摄、防御、气化、营养等功能减弱或脏腑机能减退所表现的证候。

【临床表现】少气懒言，语音低弱，神疲乏力，或有头晕目眩，自汗，活动时诸证加重，舌淡，脉虚无力。

【机理分析】本证多由久病体虚、年老体弱、过度劳累、饮食失调等因素引起的。

由于元气不足，脏腑机能减退，故见少气懒言，语音低弱，神疲乏力。气虚清阳不升，不能上荣于头目，则头晕目眩。气虚卫外不固则自汗。“劳则气耗”（《素问·举痛论》），故活动劳累后诸证加重。营气虚不能上承于舌，故舌淡嫩。气虚鼓动血脉无力，则脉虚弱。

【辨证要点】本证以全身机能活动低下，少气懒言，语音低弱，神疲乏力，自汗，活动后诸证加重为审证要点。

（二）气陷证

气陷证是指气虚升举无力而反下陷，内脏位置不能维固而下垂所表现的虚弱证候。气陷是由气虚证的发展而成，或为气虚的一种特殊表现形式。气陷一般指中焦脾虚气陷，故临床常称之谓“中气下陷”或“脾虚气陷”。

【临床表现】气短乏力，神疲懒言，头晕目眩，久泻久痢，脏器下垂，腹部坠胀，脱肛，子宫脱垂，舌淡苔白，脉弱。

【机理分析】多由气虚发展而成，故见气短乏力，神疲懒言，头晕目眩，舌淡，脉弱等气虚证。中气亏虚，清阳不升，气陷于下，则见久泻久痢，脏器下垂，腹部坠胀，脱肛，子宫脱垂等症。但脱肛也有因小儿正气未充，或大便干燥，排便时用力过度而致者。子宫脱垂亦见于负重过度和产后劳累。

【辨证要点】气虚症加脏器下垂是本证的诊断依据。

（三）气滞证

气滞证是指人体某一部分或某一脏腑气机阻滞，运行不畅所表现的证候。

【临床表现】胸胁脘腹等处胀闷、疼痛，症状时轻时重，部位不固定，疼痛性质可为窜痛、胀痛、攻痛，痛胀常随嗳气、肠鸣、矢气后减轻，或随情绪的波动而加重或减轻，脉弦。

【机理分析】本证多由情志不舒，病邪内阻，阳气虚弱，温运无力等所致。

气机阻滞，运行不畅，故轻者胀闷，重者疼痛。不通则痛，故气滞以胀闷疼痛为主要临床表现。由于嗳气、矢气可使气机暂时通畅，故胀痛可缓解。情绪波动可影响气机运行，故情志不舒时病情加重。由于气机阻滞的部位不同，故在辨证时应详加审察。如脘腹胀闷，多属胃肠气滞；心胸闷痛，多属心肺病变；胁肋胀痛，多属肝胆病变。

【辨证要点】胸胁脘腹等处胀闷、疼痛，常随情志波动而加重或缓解为本证的审证要点。

（四）气逆证

气逆证是指气机升降失调，气上冲逆所表现的证候。临床以肺胃气逆和肝气升发太过的病变为多见。

【临床表现】肺气上逆，则见咳嗽喘息。胃气上逆，则见呃逆，嗳气，恶心，呕吐。肝气上逆，则见头痛，眩晕，昏厥，呕血等。

【机理分析】本证发病脏腑多见于肺、胃、肝三脏。肺气上逆，多因感受外邪或痰浊壅滞，肺失肃降而气逆，则发咳喘。胃气上逆，可由寒饮、痰浊、食积等停滞于胃，阻滞气机，胃失和降而上逆，故呃逆、嗳气、恶心、呕吐。肝气上逆多因郁怒伤肝，肝失疏泄，升发太过，气火上逆，而见头痛、眩晕、昏厥；血随气逆而上涌，可致呕血。

【辨证要点】本证多发于肺、胃、肝三脏，以气机上逆为主要临床表现。

二、血病辨证

血是脉管内流动的红色液体。血行脉中，内至脏腑，外达肌肤，以营养滋润各脏腑组织器官。若外邪干扰或脏腑功能失调，均可致使血的生理功能失常而发为血病。血病的常见证候，有血虚、血瘀、血热、血寒四种。

（一）血虚证

血虚证是血液亏虚，脏腑组织经络失养所表现的全身虚弱证候。

【临床表现】面白无华或萎黄，口唇、眼睑、爪甲色淡白，头晕目眩，心悸失眠，手足麻木，妇女月经量少色淡，愆期或闭经，舌淡，脉细无力。

【机理分析】血虚证的形成，一是脾胃虚弱，生化乏源；二是各种急慢性出血；三是思虑过度，阴血暗耗；四是瘀血阻络，新血不生；五是肠道寄生虫病等。

血具有营养周身组织器官的作用。若血液充足，则肌肤面色红润，若血液亏虚，肌肤失养，故肌肤、面色、口唇、眼睑、爪甲淡白无华。血虚不上荣于头目，则头晕目眩。血虚，心神失养则心悸失眠。经络肌肤失养，则手足麻木。女子以血为用，血充则月经按期而至。血液不足，经血亏乏，则月经量少色淡，经期迁延，甚至闭经。舌淡、脉细无力均为血虚之象。

【辨证要点】以体表肌肤黏膜组织呈现淡白以及全身虚弱为特征。

（二）血瘀证

由瘀血内阻而产生的证候，是为血瘀证。瘀血既指积于体内的离经之血，又包括阻滞于血脉及脏腑内运行不畅的血液。

【临床表现】疼痛如针刺刀割，痛有定处，拒按，夜间加剧。肿块在体表者，常呈青紫色包块，在腹内者，坚硬按之不移。出血反复不止，色紫暗夹有血块，或大便色黑如柏油。面色黧黑，肌肤甲错，唇甲青紫。妇女可见闭经，或血崩，漏下。舌紫暗有瘀斑、瘀点，或舌下脉络曲张，脉细涩或结代。

【机理分析】引起血瘀的因素有气虚、气滞、寒凝、热结及外伤等。

瘀血内停，络脉不通，阻滞气机，不通则痛，瘀血为有形之邪，阻碍气机，故疼痛剧烈，如针刺刀割，部位固定不移。按压则气机更窒，故疼痛益甚而拒按。入夜血行缓慢，瘀阻加重，故夜间疼痛加重。瘀血凝结，则成肿块，按之坚硬，部位固定，色青紫。瘀血内阻，气血运行不畅，肌肤失养，则面色黧黑，肌肤甲错，甚则口唇爪甲紫暗。瘀血内阻，则女子月经闭止，或夹有血块。血瘀于肠胃，则大便色黑如柏油。瘀血阻络，则舌有紫斑、紫点，脉细涩、结代。

【辨证要点】以痛如针刺、痛有定处、拒按、肿块、唇舌爪甲紫暗、脉涩等瘀血症状及体征为审证要点。

（三）血热证

血热证是指火热内炽，热迫血分所表现的实热证候。

【临床表现】心烦，口渴，身热，夜间尤甚；各种出血，如咳血、吐血、衄血、尿血、便血；妇女月经前期，量多质稠色红，崩漏；局部疮疡红、肿、热、痛；舌质红绛、脉滑数。

【机理分析】本证多因感受火热病邪，或情志失调，郁而化火，或嗜食辛辣温燥之品等因素引起。

热扰心神则心烦。邪热熏蒸则口渴、身热。热入血分，血属阴，故入夜则甚。热入血分，迫血妄行故见各种出血证。若火热邪毒瘀积于局部，灼血腐肉，致使局部血液壅滞，而发疮疡红肿热痛。热入血分，血流加速，脉络充盈，则舌质红绛，脉象滑数。

【辨证要点】血热证以出血鲜红和热象为主要审证要点。

（四）血寒证

血寒证是指寒邪客入血脉，凝滞气机，血液运行不畅所表现的证候。

【临床表现】手足冷痛，肤色紫暗，形寒肢冷，畏寒喜暖，得温痛减，或少腹拘急疼痛；妇女月经愆期，经色紫暗，夹有血块，或闭经；舌质紫暗苔白，脉沉迟而涩。

【机理分析】本证常因感受寒邪而致。

寒为阴邪，主收引、凝滞，寒入血脉，脉道收引，血行不畅，致使手足络脉瘀滞，故见局部冷痛，肤色紫暗。寒为阴邪，“阴盛则寒”，故形寒肢冷、畏寒。血得热则行，得寒则凝，故喜暖，得温痛减。寒客胞宫或寒客肝脉，均可见少腹冷痛拘急。寒客胞宫，经血受阻，故月经后期，色紫暗夹有血块。寒凝经脉，气血运行受阻，不能上营于舌，故舌紫暗苔白。脉沉主里证，迟主寒证，涩主瘀证，故脉沉迟涩为寒邪阻滞血脉、气血运行不畅之征。

【辨证要点】以手足或少腹冷痛，得温痛减，肤色、经色、舌色紫暗为审证要点。

三、气血同病辨证

气与血在生理上相互依存，相互资生，相互为用。在病理上，气病与血病两者常相互影响，互为因果而同时发病。气血同病常见的证候有气虚血瘀、气滞血瘀、气血两虚、气不摄血、气随血脱等。

（一）气滞血瘀证

气滞血瘀证是指气机郁滞与血行瘀阻同时出现的证候。

【临床表现】胸胁胀闷，走窜疼痛，性情抑郁或急躁；或兼胁下痞块，拒按；妇女经闭或痛经，经色紫暗，夹有血块，或伴少腹、乳房胀痛；舌紫暗或斑点，脉弦涩。

【机理分析】本证多由情志不遂，或外邪侵袭，或闪挫外伤，导致气血郁阻而成。

肝主疏泄，具有调畅气机，调理情志之功能，若情志不遂，或外邪侵袭，使疏泄失职，故情绪抑郁，郁久则急躁。肝气郁滞而致胸胁胀闷走窜疼痛。气能行血，气机郁滞血行不畅，瘀血内停，渐成胁下痞块。肝郁气滞，血行瘀阻，使足厥阴肝经经气不舒，见少腹、胸胁、乳房等处刺痛或胀痛。肝脉绕阴器、抵小腹，肝郁气滞、血行不畅而致妇女经闭或痛经，经色紫暗夹有血块。舌紫暗脉弦涩，均为肝经气滞血瘀之象。

【辨证要点】本证以病程较长，气滞与血瘀并见为诊断依据。临床以肝经及妇科病证为多见。

（二）气虚血瘀证

气虚血瘀证是气虚运血无力，血行瘀滞而表现的证候。

【临床表现】少气懒言，身倦乏力，胸胁疼痛，痛处不移，拒按，舌淡暗或有紫斑，脉沉涩。

【机理分析】本证常因久病气虚，渐致瘀血内停而致。

少气懒言，身倦乏力，为气虚之症。气虚运血无力，血脉瘀阻，故见面色晦暗，舌有斑点。气血瘀阻，不通则痛，故疼痛，部位固定，拒按。气虚血瘀常见于心肺疾患，故疼痛多出现在胸胁部位。脉沉涩为气虚血瘀之征。

【辨证要点】本证为虚中夹实，以气虚与血瘀并见为诊断依据。

（三）气血两虚证

气血两虚证是指气虚与血虚同时存在的证候。

【临床表现】少气懒言，乏力自汗，头晕目眩，面色淡白或萎黄，心悸失眠，肢体麻木，甚或瘈疭，女子月经量少色淡错后，或闭经，舌淡而嫩，脉细弱。

【机理分析】本证多因久病不愈，耗伤气血，或气虚不能生血，或血虚无以化气所致。

少气懒言，乏力自汗，为脾肺气虚之象。气血两虚，不能上荣，则头晕目眩，面色淡白或萎黄。心悸失眠，为气血不足，心神失养。肝血虚，筋脉失养，则肢体麻木，甚则动风而瘈疭。血虚则冲任二脉空虚，故月经量少、色淡、错后、闭止。舌淡脉细弱为气血虚之象。

【辨证要点】以气虚与血虚证候共见为诊断依据。

（四）气不摄血证

气不摄血证，是气虚不能统摄血液而见出血的证候。

【临床表现】吐血，便血，皮下瘀斑，崩漏；气短乏力，倦怠懒言，面白而无华；舌淡，脉细弱。

【机理分析】本证多因久病、劳倦而致脾气虚弱，脾不统血；或慢性失血，气随血耗，转而气虚不能摄血所致。

气能摄血，气虚则气不摄血，故见出血。由于本证属虚证，故出血之特点为常见于中下焦出血，出血色淡质薄，病程较长。若气虚统摄无权，溢于肠胃，则吐血、便血。溢于肌肤，则见皮下瘀斑。气短乏力、倦怠懒言，为气虚之象。舌淡、脉细弱，为气血不足之征。

【辨证要点】以出血色淡质稀和气虚证共见为辨证要点。

（五）气随血脱证

气随血脱证是指大出血时引起气随之暴脱的证候。

【临床表现】大出血时突然面色苍白，四肢厥冷，大汗淋漓，呼吸微弱，甚至晕厥；舌淡，脉微细欲绝，或芤，或浮大而散。

【机理分析】本证多由外伤或内脏破裂，或妇女血崩、分娩等引起。

血为气之母，血能载气。大量出血，则气无所依附，而随血脱于外，气脱阳亡，不能上荣于面，则面色苍白；不能温煦于四肢，则手足厥冷；不能固护于肌表，则大汗淋漓；神随气散，则晕厥；气血两亡，舌体失养则舌淡；大失血，脉道失充则脉微细欲绝，或芤脉；阳气浮越于外，则脉浮大而散。此证为危急证，临床更应细心诊治。

【辨证要点】以大出血时突见亡阳欲脱之象为审证要点。

四、津液病辨证

津液是人体内各种正常水液的总称。津液的生成、输布与排泄，主要与肺、脾、肾、三焦等脏腑的气化作用密切相关。津液的病变，可以概括为津液不足和水液停聚两个方面。

(一)津液亏虚证

津液亏虚证，是指体内津液不足，脏腑组织器官失其滋润濡养所表现的证候。津液亏损程度较轻者，主要为水分丢失，一般称为伤津或津亏；津液亏损程度较重者，不仅水分丢失，且机体的某些精微营养物质亦受损，常称之谓液耗或液脱。若全身某些脏腑组织器官失于濡润滋养而从燥化的，称之为内燥证。

【临床表现】口燥咽干，唇焦或裂，眼球内陷，皮肤干燥或枯瘪，口渴欲饮，小便短少，大便干结，舌红少津，脉细数。

【机理分析】津液不足的成因主要为生成不足和丧失过多两个方面。高热、大汗、大吐、大泻、多尿、烧伤等可导致津液大量丧失。饮水过少，脏气虚衰可导致津液生成不足。

津液亏少，不能上荣于口、唇，则口燥咽干，口唇焦裂。不能滋养肌肤，则皮肤干燥枯槁。不能充盈于目，则目睛内陷。不能化生小便，滋润大肠，故溲少便干。津液亏少，虚热内生，则舌红少津，脉细数。

【辨证要点】以肌肤、口唇、舌、咽干燥，尿少，便干为审证要点。

(二)痰证

"痰"是水液停聚而形成的病理产物，痰停聚于脏腑、经络、组织之间而引起的病证为痰证。

【临床表现】咳嗽咯痰，胸脘痞闷，恶心纳呆，呕吐痰涎，头晕目眩，或神昏，喉中痰鸣；或癫、狂、痫；或瘰疬、痰核、瘿瘤、乳癖；或肢体麻木；或半身不遂。苔白腻，脉滑。

【机理分析】痰的形成，是由诸多因素影响肺脾肾的气化功能，以致水液输布失常而聚湿生痰。

"肺为贮痰之器"，肺主宣发肃降水液，肺虚或各种病邪扰肺，肺失宣降，水凝成痰，则咳嗽，胸闷，咯痰。痰湿中阻，胃失和降，则脘痞纳呆，泛恶呕吐痰涎等。痰质黏稠，难于流动，停积于某些局部，而见瘰疬、痰核、瘿瘤、乳癖等症。痰蒙清窍，则头晕目眩。蒙蔽心神，则见神昏痰鸣，或发癫、狂、痫等病。痰阻经络，则肢体麻木，半身不遂。苔腻脉滑为痰湿内阻的表现。

【辨证要点】痰易阻滞气机，阻碍气血，故痰证临床表现多端，病证复杂，病势缠绵，但咯痰、痰鸣、呕吐痰涎、舌苔滑腻、脉滑为其临床主要特征。

(三)饮证

"饮"是指体内水液停聚而形成的病理产物，其质地较痰清稀。由饮邪停聚于胃肠、心肺、胸胁、肌肤等处所致的证候，即为饮证。

【临床表现】脘腹痞胀，水声漉漉，泛吐稀涎清水；或咳嗽气喘，痰多质稀色白，胸闷心悸，喉中痰鸣，或咳逆倚息不得平卧；或胸胁饱满，支撑胀痛，随呼吸、咳嗽、转侧而加重；或小便不利，肢体浮肿，沉重痠痛。舌淡嫩，苔白滑，脉弦。

【机理分析】饮证的形成，可由外邪侵袭，影响脏腑气化水液，以致水液停聚而产生，或因中阳素虚，或复因饮食不慎，外邪内侵，以致水液转输障碍，从而停聚为饮。

由于饮邪停聚部位的不同，《金匮要略》故将饮分为四种：饮在肠胃，气机不畅，故脘腹痞胀；饮停于胃，则胃中有振水声；饮停在肠则肠间水声漉漉；水饮上逆则泛吐清水痰涎，谓之"痰饮"。饮停于心肺，肺气上逆则咳嗽气喘；饮为阴邪，故痰多清稀色白；水饮凌心迫肺而见心悸，或咳逆倚息不得平卧，谓之“支饮”。饮停胸胁，气道受阻，络脉不利，故胸胁胀满，咳嗽气喘，并有牵引疼痛感，谓之“悬饮”。水饮泛溢于四肢肌肤，则小便不利，肢体浮肿沉重痠痛，谓之“溢饮”。苔白腻，脉弦为水饮内停之舌脉。

【辨证要点】饮证为饮邪停聚于胃肠、心肺、胸胁、肌肤等处所致的病证，饮停部位不同，可见不同的症状。苔白腻、脉弦为舌脉特征。

（四）水停证

病理性的“水”，或称“水气”，是因肺、脾、肾等脏腑输布水液功能的失常，以致水液停聚而形成的病理性产物，其质地较饮更为清稀。水的流动性大，可泛溢于肌肤，并可随体位改变而变动。

病理性水液停聚的主要表现是水肿。水肿是指体内水液停聚，泛溢于肌肤引起头面、四肢、胸腹甚至全身浮肿。水亦可停于腹腔而见腹满如鼓，叩之声浊，兼见小便短少或不利，称为臌胀。

病理性水液的形成，既可因于外邪侵袭，又可因于正气亏虚。如风邪外袭，使肺气宣降失司，上窍不开而水道不通；或因湿邪内侵，阻碍脾的运化功能，以致水液停聚；或由于劳倦内伤、房室不节、病久正虚、过用攻伐等原因，导致脾肾阳气亏虚，不能运化水液，而致水液泛滥，皆可发为水肿。此外，瘀血等邪阻经脉，亦可影响水液的正常运行，使水液停蓄于腹腔等部位而为病。

水肿分为阳水与阴水。

1. 阳水

水肿性质属实证者，称为阳水。

【临床表现】头面浮肿，先从眼睑开始，继而遍及全身，来势迅速，小便短少，皮肤薄而光亮。伴有恶风，恶寒，发热，肢节痠痛，苔薄白，脉浮紧。或咽喉肿痛，舌红，脉浮数。或全身水肿，来势较缓，按之没指，肢体沉重困倦，小便短少，脘闷纳呆，泛恶欲吐，舌苔白腻，脉沉。

【机理分析】本证多由外感风邪，或水湿浸淫等因素，以致肺脾功能障碍，水液输布代谢失常，外溢肌肤引起。

肺主宣发与肃降，通调水道，外合皮毛。感受风邪，风邪犯肺，肺失宣降，通调失职，水津失布，泛溢肌肤，风与水合而成水肿，故又称风水。肺位居于上焦，肺失宣降，所以水肿先见于头面眼睑，而后遍及全身。肺失通调，水道不利，膀胱气化失司，故小便短少。风为阳邪则皮肤光亮而薄。由于风邪外袭，肺卫失调，故恶风、恶寒、发热、肢节痠痛、咽痛等。风水偏寒者见苔薄白、脉浮紧。风水偏热者可见舌红、脉浮数。

若水湿浸淫，脾为湿困，运化失职，水泛溢肌肤而发水肿，亦属阳水，但其势较风水缓慢，水肿遍及全身。脾主四肢肌肉，水湿困脾则肢体沉重、困倦。脾被湿困，膀胱气化失司，则小便短少。脾与胃相表里，脾病及胃，湿阻中焦，不能腐熟水谷，则脘闷纳呆。胃气上逆则泛恶欲吐。苔白腻、脉沉皆为湿邪内盛之象。

【辨证要点】阳水属实，一般以发病急，来势猛，水肿先见于头面眼睑，皮肤光亮，常兼有表证等为其辨证要点。

2. 阴水

水肿性质属虚者，称为阴水。

【临床表现】水肿，腰以下为甚，按之凹陷不起，小便短少，脘闷腹胀，纳呆便溏，面色㿠白，神疲肢倦。或水肿日甚，小便不利，腰膝痠冷，四肢不温，畏寒神疲。面色㿠白或灰滞，舌淡胖，苔白滑，脉沉迟无力。

【机理分析】本证多由劳倦内伤，房室不节，病久正虚，或过用攻伐等原因，导致脾肾阳气亏虚，不能运化水液，而致水液泛溢，变为水肿。

脾位居于中焦，主运化水液，肾位居于下焦而主水，脾肾阳气虚损，转输、蒸化水液无力，水液代谢障碍，泛溢于肌肤，故水肿腰以下尤甚，按之凹陷不起。脾病及胃，中焦运化失常，则脘闷腹胀，纳呆便溏。脾主肌肉，脾虚水湿内渍，则面色㿠白，神疲肢倦。脾虚水肿，久延不愈，伤及肾阳，故水肿日甚。肾与膀胱相表里，肾虚水液内停，膀胱气化不利而小便短少。肾阳虚，不能温养腰膝，则痠痛而冷。不能温煦肢体，则四肢厥冷、畏寒。面色㿠白，为阳虚水停之象，灰滞为肾虚水泛之征。舌淡胖、苔白滑，脉沉迟无力，皆为肾阳虚衰，水寒之气内盛，气血失于温运的表现。

【辨证要点】阴水属虚，以发病缓，来势徐，水肿先从足部开始，腰以下肿甚，皮色暗滞，兼有脾肾阳气虚损症状为其辨证要点。

表9－10　阳水与阴水比较表

类型	虚实	病程	病势	浮肿部位	皮肤颜色	凹陷性	兼　症
阳水	实	短	急	头面明显	薄而光亮	按之易复	多兼风寒或风热表证
阴水	虚	长	缓	下肢为甚	㿠白、灰滞	按之难复	多兼脾肾阳虚之症状

第三节　脏腑辨证

脏腑辨证，是在认识脏腑生理功能、病理变化的基础上，对疾病证候进行分析归纳，从而判断疾病的部位、病因、病性、正邪盛衰情况的一种辨证方法。简言之，即以脏腑为纲，对疾病进行辨证。

脏腑辨证是中医临床各科辨证的必备基础。尽管各种辨证方法独具特色，但无不与脏腑密切相关。而且脏腑辨证的内容比较系统、完整，生理、病理概念比较确切，纲目清楚，内容具体，有利于对辨证思维的指导，也有利于对其他辨证方法所述证候实质的理解。因此，脏腑辨证是临床辨证的基本方法，是整个辨证体系中的重要组成部分。

脏腑辨证包括脏病辨证、腑病辨证、脏腑兼病辨证三部分，现将脏病与腑病合并讨论。

一、心与小肠病辨证

心病常见症状有心悸怔忡、心烦失眠、多梦健忘、心痛、谵语、神昏、神识错乱或舌痛、舌疮等。小肠病常见症状有肠鸣、泄泻、腹痛、口舌生疮、小便赤涩等。

心病的证候有虚有实。虚证多由久病伤正，思虑劳神太过，或先天不足，脏气虚弱以致心血虚、心阴虚、心气虚、心阳虚、心阳暴脱证；实证多由寒凝、痰阻、火扰、气滞、血瘀等原因导致心火亢盛、心脉痹阻、痰迷心窍、痰火扰神证。小肠病变主要表现为泌别清浊功能失常，这里主要介绍小肠实热证。

（一）心血虚证

心血虚证是指心血不足，血不养心所表现的证候。

【临床表现】心悸怔忡，失眠，多梦，健忘，头晕，面色淡白或萎黄，唇、舌色淡，脉细弱。

【机理分析】本证多由脾气虚弱，脾不生血或失血过多，或久病劳伤所致。

心主血脉，心血不足，心失所养，故见心悸怔忡。血能养神，心血虚心神失养，则见失眠健忘多梦。血虚，血不荣于头则头晕，面色淡白或萎黄，唇、舌色淡。血虚脉道失充，则脉细无力。

【辨证要点】本证以心悸、失眠及血虚证为主要辨证依据。

（二）心阴虚证

心阴虚证是指心阴亏损，虚热内扰所表现的证候。

【临床表现】心悸，心烦，失眠，多梦，或五心烦热，潮热，盗汗，颧红，舌红少津，脉细数。

【机理分析】本证是由思虑劳神太过，暗耗心阴，或因热病后期，耗伤阴液，或肝肾阴亏累及于心所致。

心阴虚，心失所养，心动失常则心悸。心阴虚，虚热内生，扰动心神，则心烦、失眠、多梦。“阴虚生内热”，虚热内扰，故五心烦热、潮热、盗汗、颧红、舌红少津。脉细为阴血不足，脉数主热，故脉细数为阴虚内热之象。

【辨证要点】本证以心悸、心烦、失眠及阴虚证为主要辨证依据。

表9－11　心血虚、心阴虚两证鉴别表

证候	相同点	不　同　点
心血虚	心悸怔忡 失眠多梦	血虚症状：眩晕，健忘，面色淡白无华或萎黄，唇舌色淡，脉细弱
心阴虚		虚热症状：五心烦热，潮热，盗汗，颧红，舌红少津，脉细数

（三）心气虚证

心气虚证是指心气不足，鼓动无力，表现以心悸为主症的虚弱证候。

【临床表现】心悸气短，神疲乏力，活动后加重，面色淡白，或自汗，舌淡，脉虚。

【机理分析】本证多由素体虚弱，或久病失养，或年高脏气亏虚等因素引起。

心气虚衰，鼓动无力，故见心悸。心位于胸中，心气不足，胸中宗气运转无力，则胸闷气短。气虚神失温养则神疲。气虚卫外不固，故见自汗。动则气耗，则活动后诸证加重。气虚运血无力，气血不充，故面色淡白，舌淡，脉虚。

【辨证要点】本证以心悸及气虚证为审证要点。

（四）心阳虚证

心阳虚证是指心阳虚衰，鼓动无力，虚寒内生所表现的证候。

【临床表现】心悸怔忡，心胸憋闷或痛，气短，自汗，形寒肢冷，面色晄白，或面唇青紫，舌淡胖或紫暗，苔白滑，脉弱或结代。

【机理分析】本证常由心气虚发展而成。

心阳虚衰，鼓动无力，心动失常，故轻则心悸，重则怔忡。胸阳不展，则胸闷气短。温运血行无力，心脉痹阻不通，而见心痛。阳气虚衰，失于温煦，故见形寒肢冷，面色㿠白。卫外不固则自汗。阳虚运血无力，血脉瘀阻，则面、唇、舌青紫，脉结代或弱。

【辨证要点】以心悸怔忡、胸闷或痛及阳虚内寒症状为审证要点。

（五）心阳虚脱证

心阳虚脱证是指心阳衰极，阳气暴脱于外所表现的危重证候。

【临床表现】在心阳虚证的基础上而突然出现冷汗淋漓、四肢厥冷、呼吸微弱、面色苍白，或心痛剧烈、口唇青紫，甚则昏厥，脉微欲绝。

【机理分析】本证常是心阳虚证进一步发展的结果，亦有因寒邪暴伤心阳或痰瘀阻塞心窍所致。

心阳衰败而暴脱，阳气衰亡不能卫外则冷汗淋漓。不能温煦四肢则厥冷。心阳衰，宗气泄，不能助肺以行呼吸，故见呼吸微弱。阳气外亡，温运血行无力，脉道失充，故面色苍白。若血行不畅，瘀阻心脉，则心痛剧烈、口唇青紫。阳衰，神失温养则神昏。阳气外亡则脉微欲绝。

【辨证要点】本证以在心阳虚基础上出现亡阳证为诊断依据。

表 9-12　心气虚、心阳虚、心阳虚脱三证鉴别表

证　　候	相同症	不　　同　　症
心气虚	心悸，怔忡，胸闷气短，自汗，活动后加重	面色淡白，神疲体倦，少气懒言，舌淡苔白，脉虚
心阳虚		畏寒肢冷，心痛，面色㿠白或晦暗，舌淡胖，苔白滑，脉微细
心阳虚脱		突然冷汗淋漓，四肢厥冷，呼吸微弱，面色苍白，口唇青紫，神昏，脉微欲绝

（六）心火亢盛证

心火亢盛证是指由于心火内炽所表现的实热证候。

【临床表现】心烦失眠，面赤口渴，身热，溲黄便干；或口舌生疮，溃烂疼痛；或见狂躁谵语；或吐血衄血。舌尖红绛，脉数有力。

【机理分析】本证常因七情郁结，气郁化火，或火热之邪内侵，或嗜食辛辣肥甘温燥之品，久蕴化火而致。

心火亢盛，火热扰动心神，则心烦失眠、狂躁谵语。火邪伤津，故口渴、便干、尿黄。火热炎上则面赤、舌尖红绛，或口舌生疮、溃烂疼痛。热迫血妄行则吐衄血等。

【辨证要点】本证以心神症状与火热上炎症状或血热妄行症状同时出现为辨证依据。

（七）心脉痹阻证

心脉痹阻证是指心脉的气血运行不畅，甚则痹阻不通所致的病证。

【临床表现】心悸怔忡，心胸憋闷作痛，痛引肩背内臂，时作时止。或刺痛，舌暗或有青紫斑点，脉细涩或结代；或心胸闷痛，身体肥胖，身重困倦，舌苔白腻，脉沉滑；或心痛遇寒痛剧，得温痛减，形寒肢冷，舌淡苔白，脉沉迟或沉紧；或心胸胀痛，每与精神因素有关。胁胀，善太息，舌淡红，脉弦。

【机理分析】本证多由正气不足，心阳不振，有形之邪阻滞心脉所致。因其成因不同，故有血瘀心脉、痰阻心脉、寒凝心脉、气滞心脉等证。

心阳不足，心失温养，则心悸怔忡。心阳不足，运血无力，心脉痹阻，不通则痛，故心胸憋闷刺痛。手少阴心经之脉直行上肺出腋下，循内臂，故痛引肩背内臂。瘀血阻滞经脉，故见舌暗或有青紫斑点，脉细涩或结代。

湿为阴邪，阻遏气机，气血流行不畅，故发心脉痹阻证。痰湿壅滞则身体肥胖，湿性重着则身重困倦。苔白腻、脉沉滑为痰湿内阻之象。

寒为阴邪，主凝滞收引，阴寒内盛，气血不行则心脉痹阻。寒为阴邪故畏寒肢冷，遇寒则剧，温热有利于气血流行故痛减。舌淡苔白，脉沉迟或沉紧为阴寒内盛之象。

气滞则血瘀，心脉痹阻则疼痛。气机阻滞则以胀痛为主，其发作往往与精神因素有关，胁胀，善太息，脉弦为肝郁气滞之象。

【辨证要点】本证以心胸憋闷作痛、心悸怔忡为审证依据。其中，血瘀心脉以刺痛、舌色紫暗有瘀斑瘀点、脉细涩或结代为特点。痰阻心脉以闷痛、身体肥胖、身重困倦、苔白腻、脉沉滑为主症。寒凝心脉以剧痛、突然发作、遇寒则剧、得温痛减、脉沉迟或沉紧等寒邪内盛症状为特征。气滞心脉以胀痛、发作与精神因素相关、脉弦为主要表现。

表 9－13　心脉痹阻证瘀、痰、寒、气比较表

证　型	共有症状	病　因	症 状 特 点
血瘀心脉	心悸，怔忡，心胸憋闷疼痛，痛引肩背内臂，时发时止	瘀血内阻	刺痛，舌紫暗有斑点，脉细涩或结代
痰阻心脉		痰浊停聚	闷痛，体胖痰多，身重困倦，苔白腻，脉沉滑
寒凝心脉		阴寒凝滞	突发剧痛，得温痛减，畏寒肢冷，舌淡苔白，脉沉迟或沉紧
气滞心脉		气机郁滞	胀痛，发作常与精神因素有关，舌淡红，苔薄白，脉弦

（八）痰迷心窍证

痰迷心窍证又称痰蒙心神证、痰蒙心包证，是指痰浊蒙蔽心神所表现的神志异常为主症的证候。

【临床表现】意识模糊，甚则昏不知人。或精神抑郁，表情淡漠，神志痴呆，喃喃自语，举止失常。或突然昏仆，不省人事，口吐涎沫，喉中痰鸣，两目上视，手足抽搐。舌苔白腻，脉滑。

【机理分析】本证多由感受湿邪或脏气虚弱，湿浊内生，阻滞气机，或情志不遂，气郁生痰而致。临床见于癫证、痫证或其他慢性病的危重阶段。

痰浊蒙蔽心神，神明失司，故神志模糊、昏不知人。气郁痰凝，痰气搏结，蒙蔽神明，则神志痴呆、表情淡漠、喃喃自语、举止失常，此为癫证。若痰浊挟肝风闭阻心神，则突然昏仆、不省人事、口吐涎沫、喉中痰鸣、两目上视、抽搐，此为痫证。舌苔白腻、脉滑为痰浊内盛之象。

【辨证要点】本证以神志异常和痰浊内盛而无热象见症为审证要点。

（九）痰火扰神证

痰火扰神证又称痰火扰心证，是指痰火扰乱心神，表现为神志异常的证候。

【临床表现】发热气粗，面红目赤，吐痰黄稠，喉间痰鸣，心烦不寐，甚则烦躁谵语。或狂躁妄动，打人毁物，力逾常人，哭笑无常。舌红苔黄腻，脉滑数。

【机理分析】本证多由精神刺激，思虑郁怒，气郁化火，炼液成痰；或外感热邪灼津成痰，痰热内扰所致。

外感热病中，邪热亢盛，炼液成痰，痰火内扰，故见高热气粗、面红目赤；痰扰心神，则心烦、不寐，甚则神昏谵语、躁扰发狂。痰热内盛，则吐痰黄稠、或喉间痰鸣。痰阻气机则胸闷。舌红、苔黄腻、脉滑数为痰火内盛之象。内伤杂病中，痰火内盛扰动心神，轻则心烦失眠，重则发狂、胡言乱语、哭笑无常、狂越妄动、打人毁物，此为狂证。

【辨证要点】本证以痰盛、热盛及心神错乱共见为审证要点。

（十）小肠实热证

小肠实热证，是小肠里热炽盛所引起的以小便赤涩、灼痛为主症的证候。

【临床表现】心烦口渴，口舌生疮，小便赤涩灼痛，或尿血，舌红苔黄，脉数。

【机理分析】本证是由心火亢盛，心热移于小肠，或感受温热病邪，火热积聚小肠，而致小肠实热。

心与小肠相表里，小肠有分清泌浊之功能，使水液入于膀胱，若心热下移小肠，熏灼尿道则小便赤涩，尿道灼痛。热灼伤血络则尿血。心火内炽，热扰心神则心烦。热邪灼津则口渴。心火上炎则口舌生疮。舌红苔黄、脉数为里热内盛。

【辨证要点】小便不利、短赤灼痛兼见心火亢盛症状为本证的诊断依据。

二、肺与大肠病辨证

肺病常见症状有咳嗽、咳痰气喘、胸痛、咯血等。大肠病变主要表现为下痢、泄泻与便秘。

肺的病变主要反应在呼吸功能障碍，水液输布代谢失常，以及卫外机能失职等方面。大肠病变主要反应在传导功能失常。

（一）肺气虚证

肺气虚证是指肺功能减弱，其主气、卫外功能失职所表现的虚弱证候。

【临床表现】咳喘无力，痰液清稀，少气不足以息，语声低怯，动则益甚，或自汗，畏风，易感冒，神疲体倦，面色淡白，舌淡苔白，脉弱。

【机理分析】本证多由久病喘咳，耗伤肺气，或脾虚水谷精微化生不足，肺失充养所致。

肺气虚，肺失宣降，气逆于上，且宗气生成不足，呼吸功能减弱，故喘咳无力。肺气虚，肺不布津，聚而生痰，痰气上逆，则咳痰清稀。肺气虚，宗气不足，故少气不足以息，语声低弱。动则耗气故诸证加重。气虚，机能衰减则面色淡白、神疲体倦、舌淡苔白、脉弱。肺气虚，腠理不密，表卫不固则自汗、畏风、易感冒。

【辨证要点】本证以咳喘无力、吐痰清稀并伴气虚常见症为审证要点。

（二）肺阴虚证

肺阴虚证是指肺阴不足，失于清肃，虚热内生所表现的证候。

【临床表现】咳嗽无痰，或痰少而黏，不易咯出，口咽干燥，形体消瘦，五心烦热，盗汗，颧红，或痰中带血，声音嘶哑，舌红少津，脉细数。

【机理分析】本证多由久咳伤阴，或痨虫蚀肺，或热病后期津伤所致。

肺为娇脏，性喜清润。肺阴不足，虚热内生灼肺，肺气上逆而咳嗽痰少，难以咯出。虚火灼伤肺络，络伤血溢则痰中带血。肺阴虚，上不能滋润咽喉则口咽干燥。外不能濡养肌肉，则形体消瘦。阴虚阳无所制，虚热内炽，则午后潮热，五心烦热。热扰营阴则盗汗。虚热上炎则颧红。喉失阴津濡润，并为虚火所蒸，以致声音嘶哑。舌红少津，脉细数，皆为阴虚内热之象。

【辨证要点】本证以干咳或痰少而黏等肺部症状和阴虚内热症状共见为诊断要点。

（三）风寒犯肺证

风寒犯肺证是指由于风寒之邪袭表犯肺，肺卫失宣所表现的证候。

【临床表现】咳嗽，咳痰清稀，微有恶寒发热，鼻塞流清涕，喉痒，或身痛无汗，舌苔薄白，脉浮紧。

【机理分析】本证是由外感风寒之邪犯肺，肺气失宣所致。

肺为娇脏，外合皮毛，外感风寒，袭表犯肺，肺气被束，失于宣降故咳嗽。寒为阴邪，寒邪犯肺，肺不布津，津凝成痰则咳痰清稀。邪客肺卫，卫气郁遏则恶寒，正气抗邪则发热。鼻为肺窍，喉为肺之门户，肺气不宣，则鼻塞、流涕、喉痒。毛窍郁闭则无汗。邪未入里故苔色不变，脉浮主表，紧主寒，为感受风寒之征。

【辨证要点】以咳嗽、痰清稀和风寒表证并见为审证要点。

（四）风热犯肺证

风热犯肺证是由风热侵袭肺系，肺卫失宣所表现的证候。

【临床表现】咳嗽，痰稠色黄，鼻塞流浊涕，发热微恶风，咽喉肿痛，舌尖红，苔薄黄，脉浮数。

【机理分析】本证是由外感风热之邪侵袭肺卫所致。

风热袭肺，肺失清肃，肺气上逆则咳嗽。热邪炼液成痰则痰黄而稠。鼻为肺窍，风热犯肺，肺气不宣则鼻塞流浊涕。肺卫受邪，卫气抗邪则发热，卫气郁遏则恶寒。风热上扰则咽喉肿痛。舌尖红、苔薄黄为上焦有热。浮脉主表，数脉主热，故为风热犯肺之象。

【辨证要点】以咳嗽、痰黄稠和风热表证并见为辨证要点。

（五）燥邪犯肺证

燥邪犯肺证是指外界燥邪侵犯肺卫，耗伤肺津所表现的证候，主要发生于秋季。根据偏寒偏热之不同，可分为温燥和凉燥。

【临床表现】干咳少痰，或痰黏难咯，甚则胸痛，痰中带血，口唇鼻咽干燥，或身热，恶寒，无汗或少汗，苔薄而干，脉浮数或浮紧。

【机理分析】本证多因秋令感受燥邪，耗伤肺津，肺卫失和，或因风温之邪化燥伤津所致。

燥邪犯肺，耗伤肺津，肺失滋润，清肃失职，故干咳少痰，或痰黏难咯。燥邪灼伤肺络则胸痛咯血。“燥胜则干”，则见口、唇、鼻、咽干燥。燥邪犯肺，肺卫失和故见发热微恶风寒。深秋之季感受燥邪，燥与寒并则发为凉燥，而见无汗、脉浮紧。初秋之季感受燥邪，燥与热并则为温燥，腠理开泄，则见少汗、脉浮数。

【辨证要点】以秋季干咳、痰少而黏及干燥少津症状为辨证依据。温燥热象明显，凉燥寒象明显。

（六）痰热壅肺证

痰热壅肺证是指痰热壅闭于肺，致使肺失宣降而表现的肺经实热证候。又称痰热阻肺证。

【临床表现】咳嗽，痰黄稠量多，胸闷，气喘息粗，甚则鼻翼煽动，喉中痰鸣，烦躁不安，发热口渴，或咳吐脓血腥臭痰，胸痛，大便秘结，小便短赤，舌红苔黄腻，脉滑数。

【机理分析】多因外感温热之邪，或风寒入里从阳化热，内蕴于肺所致。

热邪壅肺，炼液成痰。痰热壅阻于肺，肺失清肃，肺气上逆，故咳嗽、胸闷、气粗喘促。痰热郁肺，肺气不宣则鼻翼煽动。痰热互结，随肺气上逆则咳痰黄稠，喉中痰鸣。若痰热阻滞肺络，气滞血瘀，肉腐血败则胸痛、咳吐脓血腥臭痰。里热炽盛，蒸达于外则发热。热扰心神则烦躁不安。灼伤津液，则见口渴、便干、尿黄赤。舌红苔黄腻，脉滑数，为痰热内盛之征。

【辨证要点】本证以咳喘、痰黄稠量多与里实热证并见为诊断依据。

（七）寒痰阻肺证

寒痰阻肺证是指寒邪与痰浊交并，壅阻于肺，肺失宣降所表现的证候。

【临床表现】咳嗽，痰多质稠，或痰多清稀色白，易咯，胸闷，或见喘哮痰鸣，形寒肢冷，舌淡苔白腻，脉濡缓或滑。

【机理分析】本证多因素有宿痰，复感寒邪，内客于肺；或因寒湿之邪侵犯于肺；或中阳不足，寒从内生，聚湿成痰，上扰于肺所致。

寒痰阻肺，肺失宣降，肺气上逆则咳嗽、气粗喘促、痰多色白。痰气搏结，上涌气道，故喘哮而喉中痰鸣。痰阻气机，气机不展则胸闷。寒痰交阻，阳气被遏，肌肤失于温煦，故形寒肢冷。舌淡苔白腻，脉濡缓或滑，均为寒痰内盛之象。

【辨证要点】本证以咳喘、痰白清稀量多与里寒证并见为辨证要点。

（八）大肠湿热证

大肠湿热证是指湿热侵袭大肠所表现的证候。

【临床表现】腹痛，里急后重，下利赤白脓血便；或暴注下泄，色黄而臭。伴肛门灼热，小便短赤，口渴，或发热舌红苔黄腻，脉濡数或滑数。

【机理分析】本证多因感受湿热之邪，或饮食不洁，致使湿热秽浊之邪蕴结肠道而成。

湿热之邪犯及肠道，阻滞气机，故腹痛、里急后重。热伤肠络则下利脓血便。火热之性急迫，故有腹中急迫感及肛门灼热。若热迫肠道，水湿下注，则见暴注下泄，色黄而臭秽。邪热伤津则口渴、尿黄赤而短，热蒸达于外则身热。湿热内蕴，则舌红苔黄腻，脉濡数或滑数。

【辨证要点】本证以下痢或泄泻及湿热征象为审证依据。

（九）肠燥津亏证

肠燥津亏证是指大肠液亏，传导不利，表现以大便燥结、排便困难为主症的证候。

【临床表现】大便秘结，排便困难，数日一行，口干或口臭，舌红少津，苔黄燥，脉细涩。

【机理分析】本证多由素体阴虚，或年老而阴血不足，或失血，妇女产后出血过多，或吐泻，久病，温热病后期耗伤阴液以致大肠失于滋润所致。

肠燥津亏，肠失濡润，传导失职，故大便秘结，排便困难，甚则数日一行。大肠腑气不通，秽浊之气逆于上则口臭。阴津亏损，不能上承则口干咽燥。舌红苔黄主热，少津苔燥为阴津亏少。脉道失充，故脉细涩。

【辨证要点】本证以大便燥结，难以排便及津亏失润见症为审证要点。

三、脾与胃病辨证

脾病常见症状有腹胀、腹痛、纳少、便溏、浮肿、困重、内脏下垂、出血等。胃病常见症状有脘痛、脘痞、食少、烧心、嘈杂、呕恶、呃逆、嗳气等。

脾的病证主要以运化、升清功能失职，致使水谷、水湿不运，消化功能减退，气血化源不足，以及脾不统血、清阳不升等为主要病理改变。胃的病证以受纳、腐熟功能障碍及胃失和降、胃气上逆为主要病理改变。临床上脾病虚证多见，胃病实证多见，故有“实则阳明，虚则太阴”之说。

（一）脾气虚证

脾气虚证是指由于脾气不足，运化失职所表现的虚弱证候。亦称脾失健运证。

【临床表现】纳少，腹胀，食后尤甚，便溏，肢体倦怠，少气懒言，神疲乏力，形体消瘦，面色萎黄，或肥胖，浮肿，舌淡苔白，脉缓弱。

【机理分析】本证多由饮食不节，或劳倦，思虑太过，损伤脾土，或禀赋不足，素体虚弱，或年老体衰，或大病初愈，调养不慎所致。

脾气不足，胃气亦弱，腐熟功能失职，故纳少腹胀。食后脾气愈困，故腹胀愈甚。食入不消，清浊不分，注入肠道则便溏。脾为气血生化之源，脾虚化源不足，不能充养肢体肌肉，故肢体倦怠、形体消瘦。面部失荣则萎黄。脾气虚，水谷精微化生不足，宗气亦虚，故少气懒言、神疲乏力。脾气虚，水湿不运，泛溢于肌肤则浮肿。舌淡苔白，脉缓弱，为脾气虚弱之象。

【辨证要点】本证以脾运化功能减弱和气虚证共见为临床特点。

（二）脾虚气陷证

脾虚气陷证是指脾气亏虚，升举无力而反下陷所表现的证候。又称脾气下陷，中气下陷证。

【临床表现】脘腹坠胀，食后益甚；或便意频数，肛门重坠；或久泻不止，脱肛；或子宫下垂；或小便浑浊如米泔。伴见气短乏力，倦怠懒言，头晕目眩，面白无华，食少便溏，舌淡苔白，脉缓弱。

【机理分析】本证由脾气虚进一步发展，或久泻久痢，或劳倦太过，或妇女经产过多，产后失于调护所致。

脾主升清，举托内脏。脾气虚弱，升举无力，内脏失于举托，故脘腹重坠作胀，食后更甚。脾气下陷，故便意频数，肛门重坠，或久泄久痢，甚则脱肛，子宫脱垂，内脏下垂等。脾主散精，脾气虚，精微不能正常输布，清浊不分，下渗膀胱则小便浑浊如米泔。中气下陷，清阳不升，头目失养则眩晕。脾气虚，脾失健运，则食少便溏。脾气虚，化源不足，脏腑机能减退，故见气短乏力、倦怠懒言、面白无华、舌淡、脉缓弱。

【辨证要点】在脾气虚的基础上见有内脏下垂等症，为本证的临床特点。

（三）脾不统血证

脾不统血证是指脾气亏虚不能统摄血液而表现以出血为主症的证候。

【临床表现】便血，尿血，肌衄，鼻衄，或妇女月经量多，崩漏等。食少便溏，神疲乏力，少气懒言，面白无华，舌淡，脉细弱。

【机理分析】本证多由久病气虚，或劳倦过度，损伤脾气，以致脾不统血所致。

脾主统血，脾气虚，脾不统血，血溢脉外，则见出血。若溢于胃肠则便血；溢于膀胱则尿血；溢于皮下则肌衄；脾气虚冲任不固则妇女月经量多，或崩漏。除出血证外，同时具有脾气亏虚的证候。如脾虚失运，则食少便溏。中气不足则神疲乏力，少气懒言。脾气化源不足，则面白无华。舌淡，脉细无力，为脾气虚弱，化源不足之象。

【辨证要点】本证以脾气虚和出血症状共见为主要特征。

（四）脾阳虚证

脾阳虚证是指脾阳虚衰，失于温运，阴寒内生所表现的虚寒证候。临床常称脾胃虚寒证。

【临床表现】食少腹胀，腹痛绵绵，喜温喜按，大便稀溏，形寒肢冷。或肢体困重，周身浮肿，小便短少。或妇女带下量多清稀色白。舌淡胖，苔白滑，脉沉迟无力。

【机理分析】本证多由脾气虚衰进一步发展而成，或饮食失调，过食生冷，或肾阳不足，火不生土所致。

脾阳虚衰，运化失职，则食少腹胀、便溏。阳虚阴盛，寒从内生，寒凝气滞，故腹痛喜温喜按。脾阳虚，水湿不运，泛溢于肌肤，则肢体浮肿。水湿下注，则妇女带下量多色白。阳虚肢体失于温煦，则形寒肢冷、面白无华或虚浮。舌淡胖，苔白滑，脉沉迟无力，均为阳虚、寒湿之征。

【辨证要点】在脾气虚证的基础上并见虚寒之象为本证的审证要点。

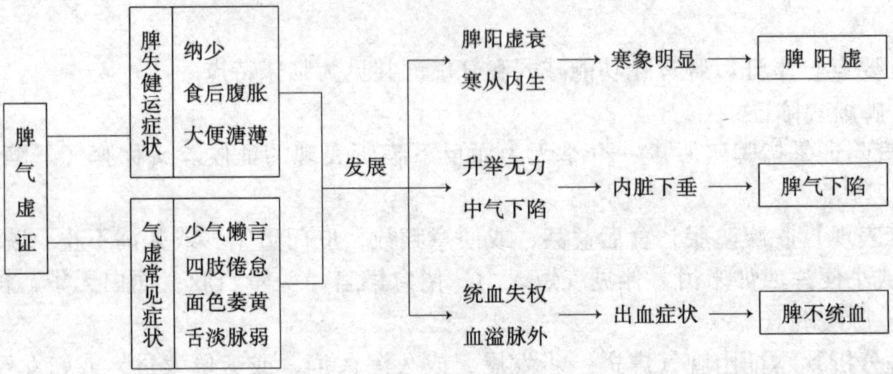

图9－1　脾虚四证关系示意图

（五）寒湿困脾证

寒湿困脾证是指寒湿内盛，中阳受困所表现的证候，又称湿困脾阳、寒湿中阻证。

【临床表现】脘腹痞闷胀痛，食少便溏，泛恶欲吐，口淡不渴，头身困重，面色晦黄；或肌肤面目发黄，黄色晦暗如烟熏；或妇女带下量多；或肢体浮肿，尿少。舌淡胖，苔白腻或白滑，脉濡缓。

【机理分析】本证多因饮食失节，过食生冷，淋雨涉水，居处湿地，寒湿内侵伤脾；或因嗜食肥甘，湿浊内生，困阻中阳所致。

脾喜燥而恶湿，寒湿困脾，中阳受困，运化失司，故脘腹痞闷胀痛，食欲减退。湿注肠中则便溏。湿阻中焦，胃失和降，则泛恶欲吐。寒为阴邪则口淡不渴。湿性重着则肢体困重。湿阻气机，气血运行不利，不能外荣于肌肤面目，故见面色晦黄。寒湿困阻中阳，肝胆疏泄失职，胆汁外溢，故肌肤面目发黄，色晦暗如烟熏。寒湿阻滞，水湿下注则女子带下量多，水湿外溢肌肤则水肿、尿少。舌淡胖，苔白腻，脉濡缓为寒湿内盛之象。

【辨证要点】本证以寒湿内盛而致脾胃纳运功能障碍的表现为审证要点。

表9－14　脾阳虚、寒湿困脾两证鉴别表

证候	性质	发病机理	相同症	不同症
脾阳虚	虚证为主	脾阳虚衰寒自内生	食少，腹胀，便溏，水肿，带下量多色白，舌淡胖	气短懒言，神疲乏力，形寒肢冷，脉迟无力
寒湿困脾	实证为主	寒湿困脾中阳不展		头身困重，泛恶欲吐，面目肌肤发黄，色晦暗如烟熏，脉濡缓

（六）湿热蕴脾证

湿热蕴脾证是湿热内蕴中焦，脾胃纳运失职所表现的证候。又称脾胃湿热证。

【临床表现】脘腹痞闷，纳呆呕恶，便溏尿黄，肢体困重，渴不多饮，身热不扬，汗出不解；或面目肌肤发黄，色泽鲜明如橘皮；或妇女带下色黄而臭秽；或皮肤发痒。舌红苔黄腻，脉濡数。

【机理分析】本证是感受湿热之邪，或因过食辛热肥甘，或嗜酒过度，酿生湿热，内蕴脾胃所致。

湿热蕴结中焦脾胃，升降失常，故脘腹痞闷，纳呆呕恶。湿热交阻迫下，则便溏而不爽，小便短黄。湿性重着，故肢体困重。湿阻热伏，郁蒸于内，故身热不扬，汗出不解，口渴不欲饮。湿热蕴结脾胃，熏蒸肝胆，疏泄失权，胆汁外溢则发为阳黄，而见面目肌肤发黄，色泽鲜明。湿热熏蒸肌肤，则皮肤发痒。湿热下注则女子带下色黄而臭秽。舌红苔黄腻，脉濡数，为湿热内蕴之象。

【辨证要点】本证以湿热内蕴而致脾胃运化功能障碍的表现为审证要点。

（七）胃阳虚证

胃阳虚证是指胃阳不足，虚寒内生，以致胃失和降所表现的证候。又称胃虚寒证，常与脾阳虚同见。

【临床表现】胃脘冷痛绵绵，时发时止，喜温喜按，食后缓解，泛吐清水或挟有不消化食物，食少脘痞，口淡不渴，倦怠乏力，畏寒肢冷，舌淡嫩或淡胖，脉沉迟无力。

【机理分析】本证多因饮食失调，嗜食生冷，或过用寒凉、攻伐药物，或久病脾胃虚弱，阳气自衰所致。

胃阳亏虚，虚寒内生，寒凝气机，胃气不畅，故胃脘冷痛绵绵、食少脘痞。证属虚寒则喜温喜按，食后缓解。胃阳虚，胃受纳腐熟功能减退，水谷不化，随胃气上逆，则呕吐清水，夹有不消化食物。阳气虚弱，机体失于温养，故畏寒肢冷、体倦乏力。津液未伤，则口淡不渴。舌淡嫩或淡胖，脉沉迟无力，为虚寒之征。

【辨证要点】本证以胃失和降症状与阳虚症状并见为诊断依据。

（八）胃阴虚证

胃阴虚证是指胃阴不足，胃失濡润与和降所表现的证候。

【临床表现】胃脘灼痛隐隐，饥不欲食，或胃脘嘈杂，脘痞不舒，或干呕呃逆，口燥咽干，大便干结，舌红少苔，脉细数。

【机理分析】本证多为温热病后期，胃阴耗伤；或情志郁结，气郁化火，灼伤胃阴；或吐泻太过，伤及津液；或过食辛辣香燥之品，耗伤胃阴；或胃病日久，胃阴不足所致。

胃阴不足，虚热内生，虚火灼胃，胃失濡润，则胃脘灼痛隐隐、脘痞嘈杂。胃失滋润，胃纳失司，故饥不欲食。胃阴虚，失于润降，胃气上逆，故干呕呃逆。胃阴虚，津不上承，则口燥咽干。肠失濡润而大便干结。舌红少苔，脉细数，为阴津亏少之象。

【辨证要点】胃失和降、津液亏损及虚热内扰并见为本证临床特点。

（九）寒邪犯胃证

寒邪犯胃证是指寒邪侵犯于胃，表现以胃脘冷痛为主症的实寒证候。又称胃寒证。

【临床表现】胃脘冷痛剧烈，痛势暴急，遇寒加剧，得温则减，恶心呕吐，吐后痛缓，口淡不渴，口泛清水，肢冷不温，舌淡苔白，脉弦或沉紧。

【机理分析】本证多由过食生冷、寒凉之品及脘腹受凉所致。

寒主凝滞、收引，寒邪犯胃，凝滞气机，故胃脘冷痛剧烈，遇寒则剧。寒得温则散，故痛减。其证属实，则痛势暴急。胃气上逆，则恶心呕吐。吐后气滞暂时舒缓则痛减。寒伤胃阳，水饮不化而随胃气上逆，故口泛清水，口淡不渴。寒邪伤阳，阻遏阳气，不能外达，故肢冷不温。舌淡苔白润，脉弦或沉紧，为阴寒内盛，凝滞气机之象。

【辨证要点】本证发病急骤，以胃脘冷痛和实寒证为特征。

（十）胃火炽盛证

胃火炽盛证是由于胃中火热炽盛，胃失和降所表现的实热证候，又简称为胃火证、胃热证。

【临床表现】胃脘灼痛，泛酸嘈杂，渴喜冷饮，或消谷善饥，或口臭，或牙龈肿痛出血，溃烂，大便秘结，小便短黄，舌红苔黄，脉滑数。

【机理分析】本证多因过食辛辣、温燥之品，化热生火；或情志不遂，气郁化火犯胃；或热邪犯胃，以致胃火亢盛而成。

热邪犯胃，胃气失和，故胃脘灼痛。肝经郁火，肝火犯胃，胃气上逆，故嘈杂泛酸、呕吐。胃火炽盛，灼伤胃津，则渴喜冷饮。胃火亢盛，机能亢进，则消谷善饥。胃络于龈，胃火循经上熏，气血壅滞，可见牙龈肿痛溃烂。胃火伤络则牙龈出血。胃中浊气上逆则口臭。邪热伤津，肠道失润，则便干、尿短赤。舌红苔黄为邪热内盛。热加速气血流行，故脉滑数。

【辨证要点】本证以胃脘灼痛及实火内炽见症为辨证要点。

（十一）饮留胃肠证

饮留胃肠证是指寒饮留滞胃肠所表现的证候，即四饮证之“痰饮”。

【临床表现】脘腹胀满，胃中有振水声，呕吐清涎，肠中水声漉漉，口淡不渴，头晕目眩，舌苔白滑，脉沉滑。

【机理分析】本证多因饮食不节，恣饮过度，或劳倦内伤脾胃，中阳不振，脾失健运，水停为饮，留滞胃肠而成。

饮邪留滞于胃肠，阻遏气机，则脘腹胀满。饮停于胃，故胃中有振水声。饮停于肠，故肠中水声漉漉。饮停于胃，胃气上逆，故呕吐清涎。饮邪中阻，清阳不升，则头晕目眩、口淡不渴。苔白滑，脉沉滑，为水饮内停之象。

【辨证要点】脘腹胀满，胃肠有振水声，呕吐清涎为本证的诊断要点。

（十二）食滞胃肠证

食滞胃肠证是指由于饮食停滞胃肠而表现的食积证候。又称食滞胃脘证。

【临床表现】脘腹胀满疼痛，拒按，嗳腐泛酸，厌食，或吐泻酸腐臭秽，吐泻后胀痛减轻，苔厚腻，脉滑或沉实。

【机理分析】本证多由饮食不节，或暴饮暴食而致。

胃主受纳，以降为和，食滞胃脘，胃失和降，则胃脘胀满疼痛、拒按、厌食。胃气上逆则呕吐。胃中腐败谷物挟腐浊之气上逆则嗳腐泛酸，或呕吐酸馊食物。食滞肠道，阻塞气机，则腹痛矢气、泻下秽浊如败卵。胃中浊气上蒸于舌，则舌苔厚腻。脉滑或沉实，为食积之象。

【辨证要点】本证以有伤食病史，脘腹胀满疼痛和呕嗳酸腐食臭为辨证依据。

表 9－15　胃病六证鉴别表

证候	疼　痛	呕吐	口味与口渴	大　便	舌　象	脉　象
胃阳虚	冷痛绵绵 喜温喜按	清水	口淡不渴	便溏	舌淡嫩或胖	沉迟无力
胃寒证	冷痛暴急 遇寒则剧	清水	口淡不渴	便溏	苔白滑	弦或沉紧
胃火证	胃脘灼痛	酸水	渴喜冷饮	便结	舌红苔黄	滑数
胃阴虚	隐隐灼痛 嘈杂不舒	干呕	口咽干燥	便干	舌红少苔	细数
饮留胃肠	脘腹胀满	清涎	口淡不渴	便溏	苔白滑	沉滑
食积胃肠	脘腹胀满 疼痛拒按	酸腐馊食	口中腐臭	酸臭	苔厚腻	滑或沉实

四、肝与胆病辨证

肝病常见症状有情志抑郁，急躁易怒，胸胁、少腹、乳房胀闷窜痛，善太息，眩晕，肢体振颤，手足抽搐，以及目疾，月经不调，睾丸胀痛等。胆病多表现为口苦，黄疸，惊悸失眠，胆怯及消化异常等。

肝的病证，有虚实之分。实证多由情志所伤，致肝失疏泄，气机郁滞，气郁化火，气火上逆；火劫肝阴，阴不制阳，肝阳上亢；阳亢失制，肝阳化风；或寒邪、火邪、湿热之邪内犯于肝而致。虚证多由久病失养，或它脏病变所累，或失血，或生血不足，致使肝阴、肝血亏少，肝失濡养所致。胆的病变有胆郁痰扰证及肝胆同病的肝胆湿热证等。

（一）肝血虚证

肝血虚证是由于肝血不足，组织器官失养所表现的证候。

【临床表现】眩晕耳鸣，面白无华，爪甲不荣，夜寐多梦，视力减退或夜盲，或见肢体麻木，关节拘急不利，手足振颤，肌肉瞤动，妇女月经量少、色淡，甚则闭经，舌淡苔白，脉弦细。

【机理分析】本证多由脾胃虚弱，生血之源不足，或因失血，久病耗伤肝血所致。

肝血不足，不能上荣于头，则眩晕耳鸣、面白无华。肝开窍于目，主筋，其华在爪。肝血不足，目失血养，故目眩、视物不清或夜盲。血不养筋，则肢体麻木、关节拘急不利；血虚动风则手足振颤、肌肉瞤动。妇女以血为本，肝血不足，血海空虚，故月经量少、色淡，或闭经。舌淡苔白，脉细为血虚之象。

【辨证要点】本证以血虚证及筋、目、爪失于濡养的见症为辨证要点。

（二）肝阴虚证

肝阴虚证是指肝阴不足，阴不制阳，虚热内扰所表现的证候。

【临床表现】头晕耳鸣，两目干涩，视力减退，面部烘热或颧红，胁肋灼痛，口燥咽干，五心烦热，潮热盗汗，或见手足蠕动，舌红少津，脉弦细数。

【机理分析】本证多由情志不遂，气郁化火，火灼肝阴，或温热病后期，耗伤肝阴，或肾阴不足，水不涵木，致使肝阴不足而成。

肝阴不足，头目失于滋养，则眩晕耳鸣、两目干涩、视力减退。肝阴不足，虚热内生，虚火熏灼肝经，则胁肋灼痛。肝主筋，肝阴虚筋脉失养，虚风内动则手足蠕动。虚火上炎，故见面部烘热或颧红。阴虚津不上承而口燥咽干。阴不制阳，虚热内蒸，则五心烦热、潮热。虚火内灼营阴，则为盗汗。舌红少津，脉弦细数，为肝阴不足，虚热内炽之象。

【辨证要点】本证以阴虚内热及头目、筋脉、肝络失于滋养的见症为审证要点。

（三）肝郁气滞证

肝郁气滞证是指肝失疏泄，气机郁滞所表现的证候，又称肝气郁结证。

【临床表现】情志抑郁，胸胁、少腹胀满窜痛，善太息，或咽部梅核气，或瘿瘤，或见胁下癥块。妇女可见乳房胀痛，痛经，月经不调，或闭经，舌苔薄白，脉弦。

【机理分析】本证多由情志不遂，或突然受到精神刺激，或其他病邪侵扰所致。

肝主疏泄，肝郁气滞，经气不利，故胸胁少腹乳房胀满窜痛。肝主疏泄，调畅情志，气机郁结，则情志抑郁，善太息。若肝气郁结，气不行津，津凝为痰，或气郁化火，灼津为痰，肝气挟痰循经上扰于咽喉，可见咽部有异物感，吞之不下，吐之不出，称为梅核气。痰气搏结于颈部，则为瘿瘤。若气滞日久，气不行血，肝络瘀阻，可见胁下癥块。气病及血，气滞血瘀，冲任不调，故月经不调，痛经，或闭经。苔薄白，脉弦为肝郁气滞之象。

【辨证要点】本证多为情志所伤，一般以情志抑郁，肝经所过部位发生胀闷疼痛，以及妇女月经不调等，作为诊断的主要依据。

（四）肝火上炎证

肝火上炎证是指肝经火盛，气火上逆，表现以火热炽盛于上的证候。

【临床表现】头晕胀痛，面红目赤，口苦口干，耳鸣如潮，或突发耳聋，不寐或恶梦纷纭，急躁易怒，或胁肋灼痛，或吐血，衄血，大便秘结，小便短黄，舌红苔黄，脉弦数。

【机理分析】本证由情志不遂，肝郁化火，或火热之邪内侵，或它脏火热累及于肝，以致肝胆气火上逆所致。

肝火上炎，循经上攻头目，气血涌盛脉络，故头晕胀痛、面红目赤。肝胆火热上炎则口苦口干。胆经循行耳中，肝热移胆，胆热循经上冲，故见耳鸣如潮，甚则突发耳聋。火热内扰，神魂不安，以致失眠、恶梦纷纭。肝失条达柔顺之性，故急躁易怒。肝火内炽，气血壅滞于肝络则胁肋灼痛。热灼伤络脉，血热妄行，可见吐血、衄血。热盛耗津，故便秘、尿黄。舌红苔黄，脉弦数，为肝经实火内炽之象。

【辨证要点】本证以肝胆经循行的部位头、目、耳、胁表现的实火炽盛症状为诊断依据。

（五）肝阳上亢证

肝阳上亢证是指由于肝肾阴亏，肝阳亢盛所表现的上实下虚证候。

【临床表现】眩晕耳鸣，头目胀痛，面红目赤，失眠多梦，急躁易怒，腰膝痠软，头重足轻，舌红少津，脉弦或弦细数。

【机理分析】本证多因恼怒所伤，气郁化火，火热耗伤肝肾之阴，或因房劳所伤，或年老肾阴亏虚，水不涵木，致使肝阳偏亢所致。

肝为刚脏，体阴而用阳，肝肾之阴不足，阴不制阳，肝阳升发太过，血随气逆，亢扰于上，故见眩晕耳鸣，头目胀痛，面红目赤，失眠多梦。肝性失柔，则急躁易怒。腰为肾府，膝为筋府，肝肾阴虚，筋脉失养，故腰膝痠软无力。肝阳亢于上则上盛，肾阴亏于下则下虚，上盛则头重，下虚则足轻。舌红少津，脉弦或弦细数，为肝肾阴虚，肝阳亢盛之象。

【辨证要点】本证以上盛下虚症状，如头晕、头胀、头痛、头重脚轻、腰膝痠软为审证要点。

表9-16　肝火上炎、肝阳上亢、肝阴虚三证鉴别表

证　　候	病　　机	性　　质	共　同　点	鉴　别　点
肝火上炎	肝郁化火 气火上逆	实热	均有肝经循行部位头、目、耳、胁、筋的热性症状	病程较短，以肝经实火炽盛症状为主，虚性症状不明显
肝阴亏虚	肝阴亏虚 经脉失养 虚热内蒸	虚热		病程较长，以肝脉失养及虚火内扰症状为主，一般无实性症状
肝阳上亢	阴不制阳 阴亏于下 阳亢于上	本虚标实		既有上盛症状，如眩晕耳鸣、头目胀痛、急躁易怒等；又有下虚症状，如腰膝痠软，头重足飘等

（六）肝风内动证

肝风内动证是泛指患者出现眩晕欲仆、抽搐、震颤等具有“动摇”特点为主的一类证候，是内生之风的病机、病状的概括。根据病因病性的不同，临床常见的有肝阳化风、热极生风、阴虚动风和血虚生风四种。

1．肝阳化风证

肝阳化风证是指肝阳亢逆无制所导致的动风证候。

【临床表现】眩晕欲仆，头摇胀痛，项强肢颤，语言蹇涩，手足麻木，步履不正；或卒然昏倒，不省人事，口眼歪斜，半身不遂，舌强不语，喉中痰鸣，舌红，苔白或腻，脉弦有力。

【机理分析】本证多因情志不遂，气郁化火伤阴，或肝肾之阴素亏，阴不制阳，肝阳失潜，亢极化风，而形成本虚标实，上盛下虚的动风证候。

肝阳亢逆化风，风阳上扰，则眩晕欲仆、头摇胀痛。肝主筋，肝肾阴虚，肝风内动，筋脉失养而挛急，则项强、肢体震颤、手足麻木。阴亏于下则下虚，可见行走飘浮，步履不正。气血随风上逆，阻滞脑络则头胀痛，或突然昏倒、不省人事。风痰上扰，而见喉中痰鸣。足厥阴肝经络舌本，风痰扰窜经络，则舌强不语。风痰窜扰经络，经气不利，则见半身

不遂、口眼歪斜、语言蹇涩。舌红为阴虚之象，苔白提示邪未化热，苔腻为挟痰之征，脉弦有力为风痰扰动。

【辨证要点】本证患者平素即为肝阳上亢之体，突见中风先兆之象，甚则发生中风而卒然昏倒、半身不遂，便可诊断为此证。

2. 热极生风证

热极生风证是指邪热炽盛而引动肝风所表现的动风证候。

【临床表现】高热神昏，躁扰如狂，四肢抽搐，颈项强直，两目上视，甚则角弓反张，牙关紧闭，神志昏迷，舌红绛，苔黄燥，脉弦数。

【机理分析】本证多见于外感温热病中，邪热炽盛，燔灼心肝两经所致。

邪热炽盛，燔灼肝经，耗伤津液，筋脉失养而挛急，故四肢抽搐、颈项强直、两目上视、角弓反张、牙关紧闭。热邪蒸腾，充斥肌肤，则高热。热传心包，心神被扰，轻则躁扰不安如狂，重则神志昏迷。舌红绛，苔黄燥，脉弦数，为肝经热盛之征。

【辨证要点】本证以高热兼见动风之象为辨证要点。

3. 阴虚动风证

阴虚动风证是指由于阴液亏虚，筋脉失养所表现的虚风证候。

【临床表现】手足蠕动，眩晕耳鸣，口咽干燥，形体消瘦，五心烦热，潮热颧红，舌红少津，脉细数。

【机理分析】本证多为外感热病后期，邪热伤阴，筋脉失养，或久病内伤，阴津不足，所致筋脉失养而成。

阴津亏虚，筋脉失养而挛急，故见手足蠕动。阴虚内热，虚火上扰，则眩晕、颧红、耳鸣。津不上蒸则口咽干燥。阴津不足，肌肤失养则消瘦。虚火内扰，而五心烦热、潮热。舌红少津，脉细数，为阴虚内热之征。

【辨证要点】本证以动风兼有阴虚内热症状为辨证要点。

表 9－17　内风四证比较表

证候	性质	主症	兼症	舌象	脉象
肝阳化风	上实下虚	眩晕欲仆，头摇肢颤，语言謇涩，舌强不语，或卒倒不省人事，偏瘫	手足麻木，头重足轻，步履不正，腰膝痠软	舌红苔白或腻	弦而有力
热极生风	实热证	手足抽搐，颈项强直，角弓反张，两目上视，牙关紧闭	高热烦躁，神昏	舌红绛苔黄燥	弦数有力
阴虚动风	虚热证	手足蠕动	五心烦热，潮热，颧红，口干，消瘦	舌红少津	弦细数
血虚生风	虚证	手足震颤，肢体麻木，肌肉瞤动	眩晕耳鸣，视力减退，面色淡白，爪甲无华	舌淡苔白	细弱

4. 血虚生风证

血虚生风证是指由于血液亏虚，筋脉失养所表现的动风证候。

【临床表现】手足震颤，肢体麻木，肌肉瞤动，眩晕耳鸣，面色无华，爪甲淡白无华，视力减退，或女子月经量少色淡，错后或闭止，舌质淡白，脉细弱。

【机理分析】本证多见于内伤杂病，因久病血虚，或化源不足，或因急慢性失血，以致营血亏虚，筋脉失养所致。

肝血不足，血不养筋，筋脉失养，故手足震颤、肢体麻木、肌肉瞤动。肝血虚，血不上荣，则眩晕耳鸣、面白无华。肝开窍于目，肝血虚，血不荣目，则视力减退。血虚冲任空虚，则女子月经量少、错后、闭止。舌淡，脉细弱，为血虚之象。

【辨证要点】本证以动风兼见血虚的表现为审证要点。

（七）肝胆湿热证

肝胆湿热证是指湿热蕴结肝胆，疏泄失职所表现的证候。

【临床表现】胁肋灼热胀痛，厌食腹胀，口苦，泛呕，大便不调，小便短赤；或见痞块；或寒热往来，身目发黄，阴部湿疹，瘙痒，睾丸肿胀热痛；或妇女带下色黄臭秽；舌红苔黄腻，脉弦数或滑数。

【机理分析】本证多因感受湿热之邪，或嗜食肥甘，湿热内生或脾胃运化失常，湿浊内生，郁而化热，熏蒸于肝胆所致。

湿热内阻肝胆，疏泄失职，气机郁滞，故胁肋灼热胀痛。湿热郁阻，脾胃升降及纳运功能失司，故见厌食腹胀、泛呕、大便不调。湿热郁蒸，胆汁上溢则口苦。胆汁不循常道，外溢于肌肤，则身目发黄。湿热郁阻少阳胆经，枢机不利，正邪相争，故见往来寒热。湿热郁阻肝胆，疏泄失职，气血流行不畅而阻滞，可致胁下痞块。足厥阴肝经绕阴器，湿热之邪循经下注，可见阴部湿疹瘙痒、女子带下色黄臭秽、小便短赤等。舌红苔黄、脉数主热，苔腻、脉滑主湿，脉弦为肝胆病，故为肝胆湿热证。

【辨证要点】本证以胁肋胀痛，厌食腹胀，身目发黄，阴部瘙痒及湿热内蕴征象为审证要点。

（八）寒滞肝脉证

寒滞肝脉证是指由于寒邪侵袭，凝滞肝经，表现以肝经循行部位冷痛为主症的证候。

【临床表现】少腹冷痛，阴部坠胀疼痛，或阴囊收缩引痛，得温痛减，遇寒痛剧，或巅顶痛，形寒肢冷，舌淡苔白润，脉沉紧或弦紧。

【机理分析】本证多由外感阴寒之邪，侵袭肝经所致。

足厥阴肝经绕阴器，循少腹，上巅顶。寒袭肝经，寒性收引凝滞，气血运行不畅，经脉挛急，故见少腹冷痛，牵引睾丸坠胀疼痛，或巅顶痛。寒为阴邪，阻遏阳气，机体失煦，则形寒肢冷。寒则气血凝滞，故遇寒疼痛加剧，得热痛缓。舌淡苔白，脉沉紧或弦紧，均为寒盛之象。

【辨证要点】本证以肝经循行部位少腹、阴器、巅顶发生冷痛为临床特征。

（九）胆郁痰扰证

胆郁痰扰证是指痰热内扰，胆失疏泄所表现的证候。

【临床表现】胆怯易惊，惊悸不宁，失眠多梦，烦躁不安，口苦呕恶，胸胁闷胀，善太息，舌红苔黄腻，脉弦数。

【机理分析】本证多由情志不遂，气郁化火，灼津成痰，痰热互结，导致胆气不宁，心神不安等病理变化。

胆主决断，痰热内扰，胆气不宁，故胆怯易惊。胆失疏泄，气机不利，则胸胁闷胀，善太息。痰热内扰心神，则烦躁不安、惊悸不宁、失眠多梦。胆热犯胃，胃气上逆，则呕恶，痰热内扰，胆汁上溢，则口苦。舌红苔黄腻，脉弦数，为痰热内盛之征。

【辨证要点】本证以惊悸失眠，胸胁闷胀，苔黄腻为辨证要点。

五、肾与膀胱病辨证

肾病的常见症状有腰膝痠痛，眩晕，耳鸣耳聋，齿摇发脱；男子阳痿遗精，早泄，精少不育；女子经少经闭，不孕；水肿，气喘，二便异常等。膀胱病常见尿频、尿急、尿痛、尿闭及遗尿、失禁等症。

肾病主要以人体生长、发育和生殖功能障碍，水液代谢失常，呼吸功能减退和脑、髓、骨、发、耳及二便异常为主要病理变化。膀胱病以排尿异常为主要病理变化。肾藏精，主封藏，其病变多为虚证，病因常为先天禀赋不足，或年幼精气未充，或年老精气亏损，或房事不节等损伤肾之精气，从而导致肾的阴、阳、精、气的亏损。

（一）肾阳虚证

肾阳虚证，又称命门火衰，是指肾阳虚衰所表现的一类虚寒证候。

【临床表现】腰膝痠软冷痛，畏寒肢冷，下肢尤甚，面色㿠白或黧黑，神疲乏力。男子阳痿，早泄，精冷不育；女子宫寒不孕，性欲减退。或腹泻便溏，五更泄泻；或小便频数，清长，夜尿多。舌淡苔白，脉沉细无力，尺脉尤甚。

【机理分析】本证多由素体阳虚或久病伤阳，或它脏病变累及于肾，或房事太过损伤肾阳，或年老命门火衰所致。

肾主骨，腰为肾之府，肾阳虚衰，腰骨失于温养，则见腰膝痠软冷痛。肾居下焦，肾阳虚失于温煦，则形寒肢冷，下肢尤甚。阳虚温运无力，面失所养则面色㿠白。肾阳虚，阴寒内盛，面呈本脏之色而黧黑。阳虚鼓动无力，故神疲乏力。肾主生殖，肾阳虚，命门火衰，生殖机能及性机能减退，故见男子阳痿、早泄、精冷不育，女子宫寒不孕、性欲减退等。肾司二便，肾阳不足，温化无力，则小便频数、夜尿多、尿清长、大便溏泄，或五更泻等。舌淡苔白，脉沉细无力，尺脉尤甚，为肾阳不足之象。

【辨证要点】本证以全身机能低下（性功能低下尤为突出）及明显虚寒之象为审证要点。

（二）肾虚水泛证

肾虚水泛证是指肾阳亏虚，气化失权，水湿泛溢所表现的证候。

【临床表现】身体浮肿，腰以下尤甚，按之没指，尿少，腹部胀满。气短乏力，畏寒肢冷，腰膝痠冷，或心悸，喘咳痰鸣，劳累后尤甚。舌淡胖，苔白滑，脉沉迟无力。

【机理分析】本证多由久病失调，或素体虚弱，肾阳亏损，蒸化水液无力，外溢肌肤所致。

肾主水，肾阳不足，气化失权，水液内停，泛溢于肌肤，故身体浮肿。肾位居于下焦，且水湿趋下，故腰以下肿甚，按之没指。劳则气耗，加重病情，故水肿加剧。水湿内停于腹内，则腹部胀满。膀胱气化失职，故小便不利、尿少。水气上凌心肺，则心悸气短。水凝成痰，郁阻于肺而见喘咳痰多、喉中痰鸣。阳虚失于温煦，故畏寒肢冷、腰膝冷痛、气短乏力。舌淡胖，苔白滑，脉沉弱，为肾阳不足，水湿内停之征。

【辨证要点】本证以水肿，腰以下为甚，并见腰膝痠冷、畏寒肢冷等虚寒之象为审证要点。

（三）肾阴虚证

肾阴虚证是指肾阴亏损，虚热内生所表现的证候。

【临床表现】腰膝痠痛，眩晕耳鸣，五心烦热，午后潮热，颧红，盗汗，失眠多梦，口咽干燥，形体消瘦。男子遗精，阳强易举。女子经少经闭，或崩漏。舌红少津，脉细数。

【机理分析】本证多由久病伤肾，或禀赋不足，房事过度所致。

肾阴为元阴，是人体阴液之根本，具有充养脑髓、腰骨之功用，若肾阴不足，脑髓、官窍、骨骼失养，则见腰膝痠软而痛、眩晕耳鸣。阴虚内热，虚热内扰，则五心烦热、潮热、盗汗、颧红、口咽干燥。形体失养则消瘦。肾阴不足，虚火扰动精室则遗精，阴虚阳亢而阳强易举。阴虚灼精，精血不足则女子经少经闭，虚火迫血妄行则为崩漏。舌红少津，脉细数，为阴虚内热之象。

【辨证要点】本证以肾亏症状和阴虚内热症状共见为诊断依据。

（四）肾精不足证

肾精不足证是指由于肾精亏损，表现为生长发育迟缓，生殖机能低下及早衰的一类证候。

【临床表现】小儿发育迟缓，身材矮小，囟门迟闭，智力低下，骨骼痿软，动作迟缓。男子精少不育，女子经闭不孕，性机能低下。成人早衰，耳鸣耳聋，健忘，发脱齿摇，足痿无力，神情呆钝。舌淡，脉细弱。

【机理分析】本证多由先天禀赋不足，或后天失养，元气不充，或房事不节，或久病劳损，耗伤肾精所致。

肾藏精，主骨生髓，肾精不足，不能化气生血，充肌长骨，故小儿发育迟缓，身材矮小，囟门迟闭，骨骼痿软，动作迟钝。脑为元神之府，肾精不足，髓海空虚，神失所养，则智力低下，神情呆钝。肾开窍于耳，精少耳失所充，则耳鸣耳聋。肾藏精，主生长发育与生殖，肾精不足，故男子精少不育，女子经闭不孕，性机能减退，或成人早衰。肾之华在发，精亏则发脱。齿为骨之余，肾精不足，不能生养齿髓，则牙齿松动易脱落。舌淡，脉细弱，为肾精不足之象。

【辨证要点】本证以小儿发育迟缓，成人生殖及性机能低下及早衰为主要特征。

（五）肾气不固证

肾气不固证是指由于肾气亏虚，封藏固摄功能失职所表现的证候。

【临床表现】腰膝痠软，神疲乏力，听力减退，小便频数而清长，或尿后余沥不尽，或遗尿，或夜尿多，或小便失禁；男子滑精，早泄；女子月经淋漓不尽，带下清稀量多，或胎动易滑；舌淡苔白，脉弱。

【机理分析】本证多因年高肾气亏损，或年幼肾气未充，或房劳过度，或久病伤肾所致。

肾为封藏之本，有固摄下元之功。肾气亏虚，肾失封藏，则膀胱开合失度，故小便频数清长、尿后余沥不尽、遗尿、失禁等。精关不固则精液外泄，可见男子滑精、早泄。女子带脉失固，可见带下清稀量多。冲任之本在肾，肾气不固，冲任失约，则月经淋漓不尽。任脉失养，胎元不固，则胎动不安，以致滑胎。腰膝痠软，耳鸣失充，神疲乏力，舌淡，脉弱，均为肾气亏虚，失于充养所致。

【辨证要点】本证以肾气不能固摄尿液、精液、经血、胎儿等为审证要点。

（六）肾不纳气证

肾不纳气证是指肾气虚衰，气不归元所表现的证候。

【临床表现】久病咳喘，呼多吸少，气不得续，动则喘甚，自汗神疲，乏力懒言，语声低怯，腰膝痠软，舌淡苔白，脉沉弱。或喘息严重者，可见冷汗淋漓，肢冷面青，脉浮大无根。

【机理分析】本证多由久病咳喘，肺虚及肾，或年老肾虚，或久病伤肾所致。

肾主纳气，为气之根，肾虚则肾失摄纳，气不归根，故呼多吸少，气不得续。劳则气耗，故动则喘甚。肾气不足，失于鼓动，则自汗神疲、乏力懒言、语声低怯。骨骼失养则腰膝痠软。舌淡苔白，脉沉弱，为肾虚之象。若阳气虚衰欲脱，则喘息加剧，冷汗淋漓，肢冷面青；虚阳外浮，则脉浮大无根。

【辨证要点】本证以久病咳嗽、呼多吸少、气不得续、动则喘甚为辨证要点。

表 9-18 肾气不固、肾虚水泛、肾不纳气三证鉴别表

证候	机理	相同症	不同症	舌象	脉象
肾气不固	肾气虚弱 肾失封藏		尿多清长，余沥未尽，遗尿，尿失禁；滑精，早泄；女子月经淋漓不尽，带下清稀，胎动易滑	舌淡 苔白	脉沉弱
肾虚水泛	肾阳气虚 气化失权	气短乏力，神疲懒言，语音低弱，腰膝痠软	水肿，尿少，腰以下尤甚，畏寒肢冷	舌淡胖 苔白滑	沉迟 无力
肾不纳气	肾气虚衰 气失纳摄		咳喘，呼多吸少，气不得续，动则喘甚	舌淡 苔白	脉沉弱

（七）膀胱湿热证

膀胱湿热证是指湿热蕴结膀胱所引起的以小便异常为主的证候。

【临床表现】尿频，尿急，尿道灼热涩痛，小便黄赤短少，或浑浊，或尿血，或有砂石，小腹胀痛，或伴有发热，腰痛，舌红苔黄腻，脉滑数。

【机理分析】本证多由外感湿热之邪侵及膀胱，或饮食不节，滋生湿热下注膀胱，致使膀胱气化失常所致。

膀胱主贮尿排尿。膀胱湿热，下迫尿道，则尿频尿急、尿道灼热涩痛、尿黄赤。湿热伤及血络，则尿血。湿热煎熬津液成石，故尿中挟有砂石。湿热郁蒸则发热。下焦湿热，波及于肾府，故见腰痛。舌红，苔黄腻，脉滑数，为湿热内蕴之象。

【辨证要点】本证以尿频、尿急、尿痛、尿血、尿石并见湿热之象为辨证依据。

六、脏腑兼病辨证

凡是两个或两个以上脏腑同时发病的，称为脏腑兼病。

人体是一个有机联系的整体，各脏腑之间，在生理上相互资生，相互制约，在发生病变时，它们之间又常相互影响，或脏病及脏，或脏病及腑，或腑病及脏，或腑病及腑。脏腑兼病，并不是两个以上脏器证候的简单相加，而是在病理上有着一定的内在联系和规律。因此，在辨证时就应注意辨析脏腑之间有无先后、主次、因果、生克等病机联系，这样才能明

确其机理，做出恰当的诊断。

（一）心肺气虚证

心肺气虚证是指由于心肺两脏气虚，表现以心悸、咳喘为主症的证候。

【临床表现】心悸咳喘，气短乏力，动则尤甚，胸闷，咳痰清稀，头晕神疲，语声低怯，面色淡白，自汗，舌淡苔白，或唇舌淡紫，脉沉弱或结代。

【机理分析】本证多由久病咳喘，耗伤肺气，波及于心，或因年老体弱，劳倦太过所致。

肺主呼吸，心主血脉，赖宗气的推动。肺气虚弱，宗气生成不足，可使心气亦虚。反之，心气先虚，宗气耗散，亦能导致肺气不足，两者均可引起心肺气虚证。心气不足，鼓动无力，则见心悸。肺气虚弱，肃降无权，气机上逆，则咳喘。气虚则气短乏力，动则耗气，故活动后诸证加重。肺气虚，气机不畅则胸闷。肺气虚，水津不布，停聚为痰，故痰液清稀。气虚全身机能活动减弱，气血运行不畅，则面色淡白，或面唇淡紫。气虚卫外不固则自汗。宗气不足，故懒言、语声低怯。气虚运血无力，则脉沉弱或结代。

【辨证要点】本证以咳喘、心悸，并伴见气虚的表现为辨证要点。

（二）心脾两虚证

心脾两虚证是指心血不足，脾气虚弱所表现的心神失养，脾失健运与统血为主的一类证候。

【临床表现】心悸怔忡，失眠多梦，健忘；食欲不振，腹胀便溏，倦怠乏力，面色萎黄，或见皮下出血，女子月经量少色淡，崩漏等，舌淡嫩，脉细弱。

【机理分析】本证多由久病失调，或思虑过度，或因饮食不节，劳伤脾胃，或因慢性出血，血亏气耗，渐致心脾两虚。

脾气虚弱，生血不足，或统摄无权，血溢脉外，均可导致心血亏少。心血不足，无以化气则脾气亦虚，故两者在病理上常相互影响。

心血不足，心失所养，则心悸怔忡。血不养神则心神不宁，而见失眠多梦、健忘。脾气虚，脾失健运，故食欲不振、腹胀便溏。脾气虚，气不摄血，则皮下出血，或崩漏。脾气虚气血化生不足，冲任失养，则月经量少色淡。气血两虚，肌肤失荣，则面色萎黄。气虚机能活动低下，则倦怠乏力。舌淡嫩，脉细弱，为气血两虚之象。

【辨证要点】本证以心悸、失眠等心失血养症状和食少腹胀、慢性出血等脾气虚弱症状并见为辨证依据。

（三）心肝血虚证

心肝血虚证是指心肝两脏血液亏虚，表现出心神及心所主官窍组织失养为主的血虚证候。

【临床表现】心悸健忘，失眠多梦；头晕目眩，两目干涩，视物模糊；或肢体麻木，震颤拘挛；女子月经量少色淡，甚则经闭；面白无华，爪甲不荣，舌质淡白，脉细弱。

【机理分析】本证多因思虑过度，暗耗心血，或失血过多，或脾虚化源不足所致。

心主血，肝藏血，若心血不足，则肝无血可藏；肝血不足，则无以调节血液回归于心，最终两者均可导致心肝血虚证。

心血不足，心神失养而不宁，故见心悸健忘、失眠多梦。肝开窍于目，肝血虚，目失所养，则两目干涩、视物不清。血虚不荣于上，故头晕目眩。肝主筋，其华在爪，肝血不足，筋脉失养，则肢体麻木、震颤拘挛、爪甲不荣。女子以血为本，心肝血虚，冲任失养，故见月经量少色淡，甚则闭经。血虚不荣于面，则面白无华。血虚舌失所养，则舌淡；血虚脉道空虚，则脉细弱。

【辨证要点】本证以心神失养，目、筋、爪失养症状与血虚征象共见为辨证要点。

（四）心肾不交证

心肾不交证是指心肾阴阳水火关系失调所表现的证候。

【临床表现】心烦不寐，惊悸多梦，头晕耳鸣，健忘，腰膝痠软，或遗精，五心烦热，潮热盗汗，口咽干燥，舌红少苔或无苔，脉细数。

【机理分析】本证多因思虑劳神太过，或情志忧郁，郁而化火，耗伤心肾之阴，或因久病劳损，房事不节等导致肾阴亏损，虚阳亢动，上扰心神所致。

水火互济，心肾相交。若肾水不足，心火失济，则心阳偏亢；或心火独炽，下汲肾水，致肾阴耗伤，均可形成心肾不交的病理变化。

水亏于下，火炽于上，心阳偏亢，心神不宁，则心烦不寐、惊悸多梦。肾阴亏虚，骨髓不充，脑髓失养，则头晕耳鸣、健忘；腰膝失养则痠软。虚火内炽，扰动精室，故见遗精。阴虚内热，虚热蕴蒸，则五心烦热、潮热盗汗、口咽干燥。舌红少苔或无苔，脉细数，为阴虚火旺之征。

【辨证要点】本证的辨证要点是以失眠为主症，并伴见心火亢盛、肾阴不足的征象。

（五）心肾阳虚证

心肾阳虚证是指心肾阳气虚衰，阴寒内盛所表现的虚寒证候。

【临床表现】心悸怔忡，畏寒肢冷，肢体浮肿，小便不利，神疲乏力，甚则唇甲青紫，或朦胧欲睡，舌淡暗青紫，苔白滑，脉沉细微。

【机理分析】本证多由阳气虚衰，病久及肾，或因肾阳亏虚，气化失司，水气上犯凌心所致。

心为君火，能温运气血津液；肾阳为元阳，是人体阳气之根本。心肾阳虚，心失温养及鼓动，故见心悸怔忡。阳气运血无力，血脉瘀滞，则唇甲青紫、舌淡紫。肾阳不振，膀胱气化失司，水湿内停，泛溢肌肤，则肢体浮肿、小便不利。阳虚形神失于温养，故形寒肢冷、神疲乏力、朦胧欲睡。苔白滑，脉沉细微，为心肾阳虚之象。

【辨证要点】本证以心肾两脏阳气虚衰，全身机能低下为辨证要点。

（六）肝火犯肺证

肝火犯肺证是指由于肝经火热上逆犯肺，致使肺失清肃所表现的证候。按五行理论称之为“木火刑金”证。

【临床表现】胸胁灼痛，急躁易怒，头胀头晕，面红目赤，烦热口苦，咳嗽阵作，痰黄黏稠，甚则咳血，舌红苔薄黄，脉弦数。

【机理分析】本证多由郁怒伤肝，气郁化火，或邪热蕴结肝经，上犯于肺所致。

肝火内蕴，熏灼经脉，则胸胁灼痛。肝失柔顺，故急躁易怒。火邪上犯，而见头晕头胀、面红目赤。热蒸胆气上逆，则口苦。肝脉贯膈上肺，肝气升发太过，气火上逆，循经上犯于肺，肺失清肃，气机上逆，则咳嗽阵作。津为火灼，炼液成痰，故痰黄黏稠。火灼肺络，络伤血溢，则为咳血。舌红苔薄黄，脉弦数，为肝经实火内炽之征。

【辨证要点】本证以胸胁灼痛、急躁易怒、目赤口苦等肝火病症与咳嗽、咯血等肺的病症并见为辨证依据。

（七）肝脾不和证

肝脾不和证是指肝失疏泄，脾失健运而表现的证候，又称“肝脾不调证”、“肝郁脾虚证”、“肝气犯脾证”。

【临床表现】胸胁胀满窜痛，善太息，情志抑郁或急躁易怒；纳呆腹胀，便溏不爽，肠鸣矢气，或腹痛欲泻，泻后痛减，或大便溏结不调，舌苔白，脉弦或缓弱。

【机理分析】本证多因情志不遂，郁怒伤肝，肝失条达而横乘脾土，或饮食不节，劳倦伤脾，脾失健运而影响肝失疏泄所致。

肝主疏泄，协助脾胃纳运食物。脾主运化，气机通畅，有助于肝气的疏泄。所以在发生病变时，两者可相互影响。如肝失疏泄，气机不利，每致脾运失健。反之，脾失健运，气滞于中，湿阻于内，亦能影响肝的疏泄，而为脾病及肝。

肝失疏泄，经气郁滞，故胸胁胀满窜痛。太息则气郁得达，胀闷得舒，故喜太息。气机郁滞，情志失调，则急躁易怒。肝气横逆犯脾，脾失健运，则纳呆腹胀。气滞湿阻，则便溏不利，肠鸣矢气。气滞于腹则痛，便后气机得以通畅，故泻后痛缓。苔白，脉弦或缓弱，为肝郁脾虚之征。

【辨证要点】本证既有肝郁症状，又有脾虚表现，以胸胁胀满、腹痛肠鸣、纳呆便溏为审证依据。

（八）肝胃不和证

肝胃不和证是指肝气郁滞，横逆犯胃，胃失和降而表现以脘胁胀痛为主的证候。

【临床表现】胃脘胁肋胀满窜痛，嗳气呃逆，泛酸嘈杂，情志抑郁，或烦躁易怒，善太息，食少纳呆，舌苔薄白或薄黄，脉弦或带数。

【机理分析】本证多由情志不舒，肝气郁结，横逆犯胃所致。

肝气郁滞，疏泄失职，横逆于胃，胃失和降，则见胃脘、胁肋胀闷窜痛。肝气犯胃，胃失和降而上逆，故见呃逆嗳气。肝失条达，气机郁滞，则情志抑郁。若气郁化火，肝性失柔，则见急躁易怒，善太息。气火内郁犯胃，故嘈杂泛酸。肝气犯胃，胃失受纳，而见食少纳呆。苔薄白，脉弦为肝气郁结之象。苔薄黄，脉弦数为肝郁化火之征。

【辨证要点】本证既有肝气郁结，又有胃气不和，以胁肋及胃脘胀满窜痛、呃逆嗳气为主症。

（九）肝肾阴虚证

肝肾阴虚证是肝肾阴液亏虚，阴不制阳，虚热内扰所表现的证候。

【临床表现】头晕目眩，耳鸣健忘，失眠多梦，腰膝痠软，胁痛，口咽干燥，五心烦热，颧红盗汗，男子遗精，女子月经量少，舌红少苔，脉细数。

【机理分析】本证多因久病失调，阴液亏损，或情志内伤，阳亢耗阴，或房事不节，耗伤肾阴，或温热病后期，劫伤肝肾之阴所致。

肝肾同源，精血互生。若肝阴虚下及肾阴，可致肾阴不足，肾阴虚不能上滋肝木，肝阴亦虚，最终可致肝肾阴虚证。

肝肾阴虚，水不涵木，肝阳上亢，则头晕目眩。肾开窍于耳，肾阴精不足，耳失充养，则耳鸣。髓海不足则健忘。腰膝失于滋养则痠软。阴虚生内热，虚热内扰，故见五心烦热、颧红盗汗、口咽干燥。肝肾阴虚，肝络失养，则胁痛。虚火内扰，心神不宁，则失眠多梦。

虚火扰动精室，精关不固，则遗精。阴液亏损，冲任失充，则女子经少。舌红少津，脉细数，为阴虚内热之征。

【辨证要点】本证以腰膝痠软、胁痛、耳鸣、眩晕、遗精，并伴见阴虚之象为辨证依据。

（十）肺肾阴虚证

肺肾阴虚证是指肺肾两脏阴液亏虚，虚火内扰，肺失清肃所表现的证候。

【临床表现】咳嗽少痰，或痰中带血，口咽干燥，声音嘶哑，形体消瘦，腰膝痠软，骨蒸潮热，颧红盗汗，男子遗精，女子月经不调，舌红少苔，脉细数。

【机理分析】肺肾之阴互生，若肺阴不足，不能下滋肾阴，或肾阴亏损，不能上滋肺阴，均可形成肺肾阴虚证。

肺肾阴虚，肺失清肃，则咳嗽痰少。虚火灼伤肺络，则痰中带血。津不上润，故见口咽干燥。虚火熏灼会厌，则声音嘶哑。阴津不足，肌肉失养则形体消瘦。肾阴虚，腰膝失养则痠软乏力。虚火内蒸，故见骨蒸潮热、颧红盗汗。虚火扰动精室，精关不固则遗精。阴精不足，精不化血，冲任空虚，则女子月经量少。虚火扰动，则月经不调，或见崩漏。舌红少苔，脉细数，为阴虚内热之象。

【辨证要点】本证以久咳痰血、腰膝痠软、遗精等症与阴虚征象共见为辨证要点。

（十一）脾肺气虚证

脾肺气虚证是指由于脾肺两脏气虚，出现脾失健运，肺失宣降的证候。

【临床表现】食欲不振，腹胀便溏，久咳不止，气短而喘，痰多稀白，声低懒言，倦怠乏力，面色淡白，或面浮足肿，舌淡苔白滑，脉细弱。

【机理分析】本证多由久病喘咳，耗伤肺气，子病及母；或饮食不节，损伤脾胃，母病及子所致。

脾主运化，为生气之源，脾气不足，不能输精于肺，可致肺气日损。肺主一身之气，肺气不足，又可致脾气虚损。故两者均可形成脾肺气虚证。

脾气虚，脾失健运，则食欲不振、腹胀便溏。肺气虚，宣降失职，则喘咳日久不止、气短。气虚水津不布，聚湿生痰，故痰多而稀白。脾虚水湿不运，水湿外溢肌肤，则面浮肢肿。气虚全身机能减退，故声低懒言、乏力少气。气虚运血无力，面失所荣，则面白无华。舌淡，苔白滑，脉细弱，为气虚之征。

【辨证要点】本证以食少便溏、气短咳喘，伴见气虚之象为辨证要点。

（十二）脾肾阳虚证

脾肾阳虚证是指脾肾阳气亏虚，温化失权而表现的虚寒证候。

【临床表现】面色㿠白，畏寒肢冷，腰膝或下腹冷痛，久泻久痢，或五更泻，或下利清谷，或小便不利，面浮肢肿，甚至腹胀如鼓。舌淡胖，苔白滑，脉沉细。

【机理分析】本证多由脾肾久病耗气伤阳，或久泄久痢，或水邪久踞，以致肾阳虚衰不能温养脾阳，或脾阳久虚不能充养肾阳，终致脾肾阳气俱伤而成。

脾主运化，肾司二便。脾肾阳虚，运化吸收水谷精微及排泄二便功能失职，则见久泄久痢不止。黎明之时，阴气极盛，阳气未复，故五更前泄泻，甚则下利清谷。肾阳虚，无以温化水液，水湿外溢肌肤，则面浮身肿。膀胱气化失职，故小便不利。土不制水，反受其克，水停于腹，则腹胀如鼓。腰膝失于温养则冷痛。肾位于下焦，肾阳虚，阴寒内盛，故下腹冷痛。面色㿠白，舌淡胖，苔白滑，脉沉迟无力，均为阳虚失于温运，水寒之气内停之征。

【辨证要点】本证以久泻不止、腰腹冷痛、浮肿与虚寒证并见为辨证要点。

第四节　外感病辨证

一、六经辨证

（一）六经辨证的概述

六经辨证，是东汉张仲景在《素问·热论》的理论基础上，结合伤寒病的证候与病变特点总结出来的，主要用于外感疾病的一种辨证方法。

六经辨证，将外感病演变过程中所表现的各种复杂证候，以阴阳为纲，分为两大类，并根据疾病发展过程中不同阶段的病变特点，在阴阳两类病证的基础上，又划分为三阴（太阴、少阴、厥阴）三阳（太阳、阳明、少阳）六个证型。六经辨证从人体抗病能力的强弱、病邪的盛衰及病势的进退、缓急等方面，进行分析、综合和归纳，找出外感疾病病变中的某些规律，从而作为指导治疗的根据。凡正盛邪实、抗病力强、病势亢奋的，表现为热证、实证的，多属三阳病证，治疗当以祛邪为主；凡抗病力衰减、病势虚弱，表现为寒证、虚证的，多属三阴病证，治疗当以扶正为主。

六经病证，是脏腑、经络病理变化的反应，其中三阳证以六腑的病变为基础，三阴病证以五脏的病变为基础。所以，六经辨证虽基本概括了脏腑和十二经的病变，但是，由于六经辨证的重点，在于分析外感风寒所致的一系列病理变化及其传变规律，因而不能等于内伤杂病的脏腑辨证。

（二）六经病的传变规律

六经病证是脏腑、经络病理变化的临床反应，而脏腑经络又是不可分割的整体。因此，六经病证可以相互传变，常有合病、并病、传经、直中等几种情况。

1．合病与并病

两者都是不能单独用一经来归纳的复杂证候。

合病：凡两经或三经的证候同时出现者，称为合病。例如太阳病伤寒证或中风证与阳明病同时出现，为“太阳阳明合病”。临床常见的还有太阳少阳合病、阳明少阳合病、三阳合病等。

并病：凡一经的病证未罢，而又出现另一经证候者，称为并病。例如，太阳病发汗不彻而转属阳明，为太阳阳明并病。临床还常见少阳证未罢而已见阳明证的，为少阳阳明并病。

2．传经

病邪从外侵入，逐渐向里传变，由这一经的证候，转变为另一经的证候，称为“传经”。传经与否，关键决定于受邪的轻重，病体的强弱和治疗得当与否几个方面。如邪盛正衰，则易传变，正盛邪退，则病转愈。身体强者，病变多传三阳，身体弱者，病变易传三阴。传经的一般规律有：

（1）循经传：就是按六经的次序相传。一般认为是：太阳病→阳明病→少阳病→太阴病→少阴病→厥阴病

（2）越经传：即是隔一经或隔两经相传。

（3）表里传：即是相为表里的经相传。如太阳传入少阴，阳明传入太阴，少阳传入厥阴。

3. 直中

凡病邪初起不从阳经传入，而直入阴经，表现出三阴经证候的为“直中”。

总之，六经病邪相传，大多自表而里，由阳而阴，由实而虚。此外，临床中还能见到病邪由里达表，由阴出阳，由虚转实，这是正气渐复，病情向愈的证候。

（三）六经病证

1. 太阳病证

太阳主一身之表，统摄营卫，具有抗御病邪侵袭的功能，故称为六经之藩篱。凡外感风寒之邪侵袭人体，大多先从太阳而入，故太阳病常为外感疾病的早期阶段。太阳病以“脉浮、头项强痛而恶寒”为特征，凡外感初期，出现恶寒（或恶风）、发热、头项强痛、脉浮等主要脉证的，叫做太阳病。《伤寒论》中太阳病又分为经证和腑证两大类。本处仅就太阳经证加以讨论。太阳经证，因病人体质不同和感受风寒之邪的偏重，又有中风和伤寒的区别。

（1）太阳中风：太阳中风证，是风邪侵于肌表，营卫不和，卫强营弱所表现的证候。

【临床表现】发热恶风，头项强痛，汗自出，有时可见鼻鸣干呕。苔薄白，脉浮缓。

【机理分析】本证为外感风邪所致，与卒然昏仆伴偏瘫之内伤中风不同。

太阳主表，统摄营卫。卫为阳，功主卫外，营为阴，有营养之功。风邪袭表，卫阳被遏，则恶风寒。卫受病则卫阳浮盛于外而发热。由于卫不外固，致营不内守而汗自出，汗出则营弱。更因汗出肌腠疏松，营阴受损，故脉浮而缓。风邪外袭太阳经，足太阳经脉从头走足，行于身之背后，故太阳经气不利而致头项强痛。鼻鸣干呕是风邪壅滞而影响肺胃之故。由于本证具有自汗出、脉浮缓的特征，所以又称表虚证。

【辨证要点】以发热恶风、汗自出、脉浮缓为临床特征。

（2）太阳伤寒：太阳伤寒证，是寒邪袭表，卫阳被遏，营阴郁滞所致的证候。

【临床表现】恶寒发热，头项强痛，周身或骨节疼痛，无汗而喘，苔薄白，脉浮紧。

【机理分析】本证为外伤寒邪所致，与西医学中的“伤寒病”涵义绝然不同。

寒邪侵犯太阳之表，卫阳被遏，肌肤失于温煦，则见恶寒。卫与邪争，故发热。寒为阴邪，其性凝滞，营阴凝涩则经气不利，故头身骨节疼痛。寒郁于表，腠理闭塞，故无汗。肺合皮毛，皮毛受邪，肺失宣降则作喘。正气欲向于外而寒邪束于表，所以脉浮紧。由于本证具有无汗、脉浮紧的特点，所以又称表实证。

【辨证要点】以恶寒发热、头项身痛、无汗、脉浮紧为临床特征。

中风与伤寒统属于外感表证，均有发热、头项强痛、脉浮等症。其区别在于有汗与无汗，脉浮缓与浮紧，即表虚与表实的不同特征，但这里的虚与实，是以中风和伤寒相对而言。表实虽确系实证，而表虚并非绝对虚证。

2. 阳明病证

阳明病证是外感疾病过程中，阳热亢盛，正邪相争最剧烈的时期。

阳明病的发生可由太阳病入里所致，亦有从本经自发为病者。按其性质来说属于里热实证。根据病变部位及证候特点的不同，阳明病又分为经证与腑证两类，现又称为热证和实证。

（1）阳明经证：阳明经证，现又称阳明热证，是指邪热弥漫全身，充斥阳明之经，而肠道尚无燥屎内结的证候。

【临床表现】身大热，大汗出，大渴引饮，面赤心烦，舌苔黄燥，脉洪大。

【机理分析】邪入阳明，燥热亢盛，蒸腾于阳明经脉，故周身大热。热迫津液外泄，故大汗出。热盛汗出而津伤，故大渴引饮。阳明之脉荣于面，热势上腾，故面赤。热迫心神则心烦。热盛津伤，则舌苔黄燥。阳明为多气多血之经，热充其经，故脉洪大。

【辨证要点】以大热、大汗、大渴、脉洪大为临床特征。

（2）阳明腑证：阳明腑证，现又称阳明实证，是指邪热传里与肠中糟粕相搏而成燥屎内结的证候。

【临床表现】日晡潮热，手足濈然汗出，腹部胀满疼痛，大便秘结，甚则神志不清，循衣摸床，谵语，狂乱，微喘。舌苔黄燥或焦黄，舌边尖起芒刺，脉沉实或滑数，或沉迟有力。

【机理分析】阳明的经气旺于日晡（午后），而腑中实热，弥漫于经，气盛热扰，正邪相争，故发潮热。四肢禀气于阳明，热盛则毛窍开泄，故手足濈然（连绵不断）汗出。热邪与肠中糟粕相结，阳明胃肠之气不通，故腹部胀满而痛，大便秘结。甚则火热炽盛上蒸而熏灼心包，则见神志不清、循衣摸床、谵语、狂乱、微喘等危候。邪热内结，津液被劫，故舌苔黄燥或焦黄，舌起芒刺。燥热内结，脉见沉实；邪热迫急则脉滑数；脉道为邪热壅滞，则脉沉迟有力。

【辨证要点】以日晡潮热、腹痛拒按、大便秘结、脉沉有力等“痞满燥实”为临床特征。

3．少阳病证

少阳病证为邪气内侵，结于胆腑，邪正分争于表里之间的证候，故为半表半里证。

【临床表现】口苦，咽干，目眩，往来寒热，胸胁苦满，心烦喜呕，嘿嘿不欲饮食，苔白或薄黄，脉弦。

【机理分析】少阳之病，可由他经传来，也可从本经发病。病入少阳，邪热熏蒸，结于胆腑，胆热上腾则口苦，热灼津液则咽干。胆与肝合，目为肝胆之外候，少阳风火上腾，所以目眩。由于邪入少阳半表半里之间，正邪相争，正不胜邪则恶寒，正胜于邪则发热，所以寒热往来，此为少阳病的主要特征。胸胁为少阳之脉所布，热郁少阳，经气不利，故胸胁苦满。胆热犯胃，胃气上逆，则时时欲呕。木火上逆于心，则心中烦扰。胆热木郁，横逆犯胃，胃为热扰，故嘿嘿不欲饮食。邪热尚未入里，则苔白或薄黄。肝胆受病，气机郁滞，故脉弦。

【辨证要点】以寒热往来、口苦、咽干、目眩、脉弦为临床特征。

4．太阴病症

太阴病证是邪入阴经，表现为脾阳虚弱，寒湿内阻的证候。太阴病为外感病的中后期，邪由阳经转入阴经，正气开始衰弱的阶段。

【临床表现】腹满而吐，食不下，自利，时腹自痛，口不渴，舌淡苔白滑，脉缓弱。

【机理分析】本证可因三阳病治疗失当损伤脾阳而引起，亦可因风寒外邪直接侵袭太阴脾经而发病。脾土阳虚，寒湿阻滞，胃肠气机不利，升降失常，故腹满时痛，下利呕吐，食欲不振。病属虚寒，所以口不渴，舌淡白，脉缓弱。

【辨证要点】以腹满时痛、食不下、自利不渴等脾虚寒证为临床特征。

太阴病的性质属于里虚寒，阳明病属于里实热。由于脾与胃同居中焦，相为表里，所以两经之证，常可相互转化，如阳明病而中气虚即可转为太阴，太阴病而中阳渐复，亦可转为阳明，故有“实则阳明，虚则太阴”之说。太阴、阳明病的症状亦有相似之处，如二者都有腹满而痛，但却有虚实之别，太阴病之腹痛，为时痛时止，喜温喜按；阳明病则为腹满而痛，持续不减，拒按。

5．少阴病证

少阴病证是外感病过程中的后期阶段，病情多属危重。病入少阴，损及心肾，阳气衰弱，阴血不足，全身抗病机能明显下降。由于心肾统水火二气，所以其证既可以从阴化寒，又可以从阳化热，因而在临床上有寒化、热化的两种证候。

(1) 少阴寒化证：少阴寒化证，是心肾阳气虚衰所表现的全身性虚寒证候。

【临床表现】恶寒踡卧，精神萎靡，但欲寐，手足厥冷，下利清谷，欲吐，口不渴或渴喜热饮，舌淡苔白，脉沉微。或反不恶寒，发热，面赤，脉微欲绝。

【机理分析】本证因少阴阳衰，阴寒内盛所致。阳衰不能温煦形体，故畏寒踡卧、四肢厥冷；心肾虚衰，正气不足，又为邪困，故精神萎靡、昏昏欲睡。肾为诸阳之本，肾阳不足，损及脾阳，不能腐熟水谷，运化精微，故下利清谷。阴寒之气上逆，胃失和降，故时有欲呕。阳虚阴盛，故口不渴，但也有下焦阳衰，不能化气行津，以及下利较重，津伤过多而见口渴者，以喜热饮、饮量不多为特点。舌淡苔白，脉沉微，均为阳衰阴盛之象。

若阴寒极盛于内，将残阳格拒于外，即出现“内真寒而外假热”的现象，反见不恶寒而发热。亦有阴寒盛于下，格阳于上的“戴阳”证，而见面赤。但二者均有下利清谷、四肢厥逆、脉微欲绝等症。

【辨证要点】以精神萎靡、四肢厥冷、下利清谷、欲寐、脉微细等心肾阳虚证候为临床特征。

(2) 少阴热化证：少阴热化证，是少阴从阳化热呈现阴虚阳亢的证候。

【临床表现】心烦失眠，口燥咽干或咽痛，舌红少苔，脉细数。

【机理分析】本证多因邪热不解而耗伤真阴，或素体阴虚，邪入少阴，从阳化热，热灼真阴而致。肾水亏虚不能上济，心火独亢，水火失济，阴不敛阳，故心烦不得眠；阴虚津耗，故口干咽燥；虚火上炎则咽痛。舌红少苔，脉细数为阴虚阳亢之象。

【辨证要点】以心烦失眠、舌红少苔、脉细数等心肾不交（阴虚阳亢）证候为临床特征。

6．厥阴病证

厥阴病证，为六经病证的最后阶段，病变表现寒热错杂。由于足厥阴肝经络胆而挟胃，故常表现出肝、胆和胃的证候。

【临床表现】消渴，气上冲心，心中疼热，饥而不欲食，食则吐蛔。

【机理分析】厥阴为阴之尽，阳之始，阴中有阳。厥阴为病，由于正气衰竭，阴阳调节紊乱，所以往往表现为寒热错杂、厥热胜复等现象。本证为上焦有热，中焦有寒，是阴阳各趋其极之故。阳并于上则热，阴并于下则寒。由于上焦热扰津伤，故见消渴饮水，邪热上逆则气上冲心，心中疼热。下部肠道虚寒，故饥而不欲食，蛔无食则窜动，闻食臭而出，故食则吐蛔。

【辨证要点】以口渴、心中疼热、饥而不欲食等上热下寒证为临床特征。

表9-19　六经病证简表

证型		病机	症状	舌象	脉象
太阳病	中风	风邪伤卫 营卫不和	发热,恶风,汗出,头项强痛	苔薄白	浮缓
太阳病	伤寒	寒邪郁表 卫阳被遏	恶寒,发热,无汗,头痛,身痛,喘咳	苔薄白	浮紧
阳明病	经证	邪入里化热,弥漫全身,充斥阳明之经	身大热,大汗出,大渴引饮,面赤心烦	苔黄燥	洪大
阳明病	腑证	邪热传里,热与屎结,燥屎结肠,腑气不通	日晡潮热,汗出,烦躁,便秘,腹满硬痛,拒按,甚则谵语,狂乱	苔黄燥或焦黄起芒刺	沉实有力
少阳病		邪客半表半里,正邪相争,热犯胆腑	往来寒热,胸胁苦满,嘿嘿不欲饮食,心烦喜呕,口苦,咽干,目眩	苔白或薄黄	弦
太阴病		脾胃阳虚 寒湿内盛	腹满呕吐,食欲不振,腹泻,时腹自痛,喜温喜按,口不渴	舌淡苔白	迟或缓
少阴病	寒化证	心肾阳衰 阴寒内盛	恶寒踡卧,精神萎靡,手足厥冷,下利清谷,欲吐不吐,口不渴或喜热饮,小便清	舌淡苔白	沉微
少阴病	热化证	热耗真阴 阴虚阳亢	心烦不眠,口燥咽干,小便黄	舌尖红赤苔少	细数
厥阴病	蛔厥证	上热下寒,蛔虫窜动,扰胃钻胆	消渴,气上冲心,心中疼热,饥不欲食,食则吐蛔		

二、卫气营血辨证

(一) 卫气营血辨证的概述

卫气营血辨证，是清代叶天士创立的运用于外感温热病的一种辨证方法。卫气营血辨证的理论渊源于《内经》，它是在伤寒六经辨证的基础上发展起来的，又弥补了六经辨证的不足，从而丰富了外感病辨证学的内容。

卫气营血辨证，是将外感温热病发生和发展过程中所表现的证候，概括为卫分、气分、营分、血分四类不同证候，以阐明温热病病位的深浅、病情轻重的四个不同阶段。卫分证是温热病的初期阶段，病情轻浅，病位在肺与皮毛。气分证主里，为温热病的极期阶段，病位在肺、胸膈、胆、胃、肠等脏腑。营分证是邪热内陷阶段，病位在心与心包络。血分证是病情深重的最后阶段，邪热已深入心、肝、肾，重在耗血、动血、生风。

(二) 卫气营血证的传变规律

温热病卫气营血证候的传变，一般有顺传和逆传两种形式。

顺传，即由浅入深，由表入里，由轻到重，病多从卫分开始，按照卫→气→营→血的次序传变，标志着邪气步步深入，病情逐渐加重。正如《外感温热篇》所说："卫之后方言气，营之后方言血。"

逆传，是不循上述次序传变，而是邪入卫分后，不经过气分阶段而直接深入营、血分。实际上"逆传"是"顺传"规律中的一种特殊类型，只不过病情急剧、重笃。因此，在温病发生、发展和变化过程中，卫气营血四个阶段不能截然分开，应根据其临床表现，具体情况具体分析，才能准确地进行辨证施治。

（三）卫气营血病证

1．卫分证

卫分证，是温热病邪初袭肌表，肺卫功能失常所表现的证候，属于表热证。

【临床表现】发热，微恶风寒，舌边尖红，苔薄白，或薄黄，脉浮数。常伴头痛，口微渴，咳嗽，咽喉肿痛。

【机理分析】温热病邪，外袭肌表，卫气被郁，故发热、微恶风寒。温为阳邪，所以发热重，而恶寒轻。温热在表，故舌边尖红、苔薄白或薄黄，脉浮数。阳热上扰清空，故头痛。肺合皮毛，与卫气相通，皮毛受邪，卫气被郁则肺气不宣，故咳嗽。邪热耗伤津液，故病初起即口干微渴。咽喉为肺之门户，温热袭肺，所以咽喉红肿疼痛。

【辨证要点】以发热、微恶寒、苔薄黄、脉浮数等表热证为临床特征。

卫分证与太阳伤寒证的鉴别：二者都有发热、恶寒及头痛等症，但在病因、病机及脉证上均有区别。感受邪气，卫分证是温热之邪；伤寒是风寒之邪。受邪途径，卫分证为邪从皮毛或口鼻而入，袭于手太阴肺经；伤寒是邪由皮毛而入，袭于足太阳膀胱经。病机转归，卫分证易于伤阴；伤寒易于伤阳。临床表现，卫分证多发热重，恶寒轻，伴头痛，口微渴，可有微汗，脉象浮数；伤寒则是恶寒重，发热轻，伴头痛项强，口不渴，无汗，脉浮紧。

2．气分证

气分证是温热病邪内入脏腑，正盛邪实，正邪剧争，阳热亢盛的里热证。多由于卫分证不解，邪热内传入里，或温热之邪直入气分而形成。

由于邪入气分所犯脏腑部位的不同，所以临床所反应的证候也就有很多类型。常见的有热成阳明、热壅于肺、热扰胸膈、热郁于胆、热迫大肠等。

【临床表现】发热，不恶寒反恶热，舌红苔黄，脉数。常伴有心烦、口渴、尿赤等症。

（1）热盛阳明：兼汗多，烦渴引饮，苔黄而燥，脉洪大而数。

（2）热壅于肺：兼咳喘，胸痛，咯吐黄稠痰。

（3）热扰胸膈：兼心烦懊侬，坐卧不安。

（4）热郁于胆：兼口苦咽干，胁肋不舒或灼痛，干呕。

（5）热迫大肠：兼大便干结，胸痞腹满，或热结旁流，甚或谵语。

【机理分析】邪热已入气分，正邪剧争，阳热亢盛，故发热不恶寒反而恶热，尿赤，舌红，苔黄，脉数；邪不在表，故不恶寒；热甚伤津故口渴；热扰心神则心烦。

（1）热盛阳明，胃热亢盛，逼津于外，所以汗多；热盛津伤则烦渴引饮、舌苔黄而燥；内热蒸腾，气盛血涌，故脉来洪大而数。

（2）热壅于肺，肺失清肃，气机不利，故咳喘、胸痛；肺热炼液成痰，其痰多黄稠。

（3）热扰胸膈，心神不宁，故烦闷懊侬、坐卧不安。

（4）热郁于胆，胆热内灼，故口苦咽干、胁肋不舒或灼痛；胆热犯胃，胃失和降故干呕。

（5）热迫大肠，若热与糟粕相结，腑气不通，则便结、胸痞、腹胀满；热迫液下，则热结旁流，泄下黄臭稀水；热邪上扰心神则谵语。

【辨证要点】总的以壮热、不恶寒、口渴、舌红苔黄、脉数等里热证为临床特征。

气分证之热盛阳明、热迫大肠的证候与六经辨证的阳明病经证、腑证类似，但《伤寒论》的阳明病是感受寒邪入里化热所致，而气分证的热盛阳明与热迫大肠是感受温热病邪内入脏腑所致。温热邪气易化燥伤阴，故气分证津伤更为明显，治疗时在清热通腑的同时，应处处顾护津液。

3．营分证

营分证，是温热病邪内陷的深重阶段。以营阴受损、心神被扰为病变特点。

【临床表现】身热夜甚，口不甚渴，心烦不寐，甚或神昏谵语，斑疹隐现，舌质红绛，脉象细数。

【机理分析】本证多由气分不解而内传，或由卫分逆传而直入营分所致，亦有发病而即见营分证者。热入营分，灼伤营阴，真阴被劫，故身热灼手。阳气夜行于阴，与在阴之邪相争，故入夜热甚。热邪入营，蒸腾津液于上，故口干反不甚渴。营为血中之气，行于脉中，通达于心，营分有热，心神被扰，故心烦不寐，甚则神昏谵语。热窜血络，故斑疹隐隐。营热蒸腾，故舌质红绛。营热阴伤，故其脉细而数。

营分介于气分和血分之间。若疾病由营转气，表示病情好转，若由营入血，则表示病情深重。

【辨证要点】以身热夜甚、心烦谵语、舌绛、脉细数等营阴受损，心神被扰的症状为临床特征。

4．血分证

血分证是卫气营血传变的最后阶段，也是温热病发展过程中最为深重的阶段。心主血而肝藏血，故邪热入于血分，势必影响心、肝二脏；而邪热久羁，以致耗伤真阴，病又多及于肾，所以血分证以心、肝、肾的病变为主。其临床表现除具有营分证候且较为重笃外，更以耗血、动血、伤阴、动风为特征。

（1）血分实热：血分实热是指血分热盛，表现为动血、生风的证候。多由营分证传入，亦有由气分邪热直入血分而成者。其病变多偏重于心、肝两经。

【临床表现】在营分证候的基础上，更见热盛动血和热盛动风的表现。

① 热盛动血：狂躁谵妄，斑疹透露，色紫或黑，吐血，鼻衄，齿衄，便血，尿血，舌质深绛或紫，脉细数。

② 热盛动风：四肢抽搐，颈项强直，角弓反张，两目窜视，牙关紧闭，脉弦数等。

【机理分析】血分证候较营分证候更为深重。营为血中之气，心主血脉属营，为神明所出，故热入营血，均有神志异常，但血分证更见狂躁谵妄。热迫营血，均可出现斑疹而舌绛，但营分证是斑疹隐现，舌仅红绛；血分证则斑疹透露，舌质深绛或紫。且血分热极，迫血妄行，可出现诸出血症状，营分证则无此症。血分实热耗血伤阴，故脉见细数。

肝藏血主风，血热内灼肝经，肝风内动，故见抽搐、颈项强直、角弓反张、窜视、牙关紧闭、脉弦数等症。此为“热极生风”，不论气分、营血、血分，只要邪热炽盛，耗伤阴津营血，筋脉失养，均可引起肝风内动。

【辨证要点】热盛动血以斑疹透露及出血见症、舌深绛为临床特征；热盛动风以高热后抽搐、强直、目窜视等为临床特征。

（2）血分虚热：血分虚热是温热久羁血分，劫灼真阴，表现为阴虚阳亢以至虚风内动的证候。多由血分实热证演变而来，亦有从营分证转变、迁延而成者。其病变多偏重于肾、肝两经。

【临床表现】

① 阴虚内热：持续低热，暮热朝凉，五心烦热，口干咽燥，神倦，耳聋，肢体干瘦，舌上少津，脉象虚数。

② 虚风内动：手足蠕动，瘈疭等。

【机理分析】邪热久羁，劫灼肝肾之阴，阴虚而阳亢，故见低热、暮热朝凉、五心烦热、脉象虚数；阴精耗伤不能上承清窍，故口干咽燥、舌上少津、耳聋失聪；阴精亏损，神失所养而神倦。阴精与营血俱亏，肢体失于滋润濡养，故干瘦。若真阴被灼，血不养筋，虚风内动，故见手足蠕动，甚则瘈疭。

【辨证要点】阴虚内热证以低热、五心烦热、舌红少津、脉细数为临床特征；虚风内动证以手足蠕动、瘈疭为临床特征。

温病与伤寒虽然同属于外感病的范围，但两者在病因、病机以及脉证、治法等方面均有所不同。伤寒是感受寒邪，阴胜则阳病，易寒化伤阳；温病则是感受温热邪气，阳胜则阴病，易化燥伤阴。所以在治疗上，病变初期，伤寒宜辛温解表以散寒，温病宜辛凉解表以透热；后期，伤寒应注意回阳，温病则应重在养阴。

表 9－20　卫气营血病证比较表

<table>
<tr><th colspan="3">证　型</th><th>病　机</th><th colspan="2">临　床　表　现</th><th>舌　象</th><th>脉　象</th></tr>
<tr><td colspan="3">卫分证</td><td>温邪犯表
肺卫失宣</td><td colspan="2">发热，微恶风寒，头痛，咳嗽，咽喉肿痛，口微渴</td><td>舌尖边红，
苔薄白</td><td>浮数</td></tr>
<tr><td rowspan="5">气分证</td><td colspan="2">热壅于肺</td><td>热壅于肺
肺失清肃</td><td rowspan="5">发热不恶寒反恶热，心烦，口渴，尿赤</td><td>咳喘，胸痛，痰黄稠</td><td>舌红苔黄</td><td>数</td></tr>
<tr><td colspan="2">热扰胸膈</td><td>阳热亢盛
郁而不达</td><td>心烦懊侬，坐卧不安</td><td>舌红苔黄</td><td>数</td></tr>
<tr><td colspan="2">热郁于胆</td><td>胆热内灼
胃失和降</td><td>口苦，咽干，胸胁不舒或灼痛，干呕</td><td>舌红苔黄</td><td>弦数</td></tr>
<tr><td colspan="2">热盛阳明</td><td>热炽阳明
胃热伤阴</td><td>壮热，烦渴引饮，大汗</td><td>苔黄燥</td><td>洪大</td></tr>
<tr><td colspan="2">热结肠道</td><td>热迫大肠
腑气不通</td><td>潮热，便秘或纯利稀水，腹满硬痛</td><td>苔黄燥或
焦黑起刺</td><td>沉实</td></tr>
<tr><td colspan="3">营分证</td><td>热灼营阴
心神被扰</td><td colspan="2">身热夜甚，口不甚渴，心烦不寐，或神昏谵语，斑疹隐现</td><td>舌质红绛</td><td>细数</td></tr>
<tr><td rowspan="4">血分证</td><td rowspan="2">血分实热</td><td>动血</td><td>血分热盛
迫血妄行</td><td rowspan="2">身热夜甚，躁扰不宁，狂躁谵妄</td><td>斑疹透露，色紫或黑，吐血、便血、尿血等</td><td rowspan="2">舌质深
绛或紫</td><td rowspan="2">细数</td></tr>
<tr><td>动风</td><td>热灼肝经
肝风内动</td><td>四肢抽搐，颈项强直，角弓反张，牙关紧闭，目睛上视</td></tr>
<tr><td rowspan="2">血分虚热</td><td>虚热</td><td>肝肾阴亏
虚热内生</td><td colspan="2">低热，暮热朝凉，五心烦热，口干咽燥，神倦，耳聋，干瘦</td><td rowspan="2">舌上少津</td><td rowspan="2">弦数</td></tr>
<tr><td>虚风</td><td>阴血虚亏
筋失濡养</td><td colspan="2">手足蠕动，瘈疭</td></tr>
</table>

三、三焦辨证

（一）三焦辨证的概述

三焦辨证，是清代吴鞠通根据《内经》三焦部位划分的概念，在《伤寒论》六经辨证及《温热论》卫气营血辨证的基础上，结合温病传变规律总结出来的一种辨证方法。吴氏以“三焦”为温病辨证纲领，将卫气营血贯穿其中，着重阐述三焦所属脏腑在温热病过程中的病理变化、证候特点及传变规律。同时也说明了温热病初、中、末三个不同阶段。就其证候而言，上焦病证为初期阶段，主要包括肺和心包的病变；中焦病证是中期阶段，主要为脾胃的病变；下焦病证是后期阶段，主要为肝和肾的病变。

温热病是感受四时不同温热病邪所引起的急性热病的总称。就病变性质来说，不外温热与湿热两大类。湿热与温热虽有共同之处，但各具特点。如湿热除具“热”的证候特点外，还有“湿”的特点，湿为阴性，其性重浊下流，而三焦本身又是水湿的通道，故湿邪常沿上、中、下三焦相传而自成规律。因此，湿热病用三焦辨证则更为合拍，后世亦多将三焦辨证作为湿热病的主要辨证方法。

（二）三焦证的传变规律

三焦病的传变，一般多病始于上焦，次传中焦，终于下焦，此为顺传，标志着温病的病情由浅入深，由轻到重的病理进程，但也有病邪由肺卫传入心包者，称为逆传。有的又可自上焦径传下焦。此外，还有两焦症状互见和病邪弥漫三焦的。

（三）三焦病证

1. 上焦病证

上焦病证是指温热之邪侵袭手太阴肺经和手厥阴心包所表现的证候。温邪由口鼻而入，鼻通于肺，属手太阴，故温病常始见肺卫的症状。温邪犯肺以后，其传变有两种趋向，一为“顺传”至中焦，出现足阳明胃经的证候，另一为“逆传”手厥阴心包，出现邪陷心包的证候。

【临床表现】

（1）邪犯肺卫：上焦肺卫受邪的证候与“卫分证”相同，但若挟湿者，则为午后身热，伴见头重如裹，肢体困重，面色淡黄，胸闷，不饥不渴，苔白微腻，脉濡细。

（2）逆传心包：神昏谵语，或昏愦不语，舌蹇，肢厥。

【机理分析】

（1）肺合皮毛而统营卫，故邪袭肺卫出现的证候与“卫分证”相同。若兼挟湿邪，因午后属阴，湿为阴邪，旺于阴分，故午后身热较显，状若阴虚，但无颧红、口干咽燥、舌红少苔、脉细数之阴虚阳亢证候，与本证面色淡黄、口不渴、苔白微腻、脉濡细等湿象不同。湿邪郁于卫表，清阳被阻，则头胀痛如裹。湿性重着，客于肌表，所以肢体困重。湿阻于里，气机不畅，故胸闷不饥。

（2）逆传心包者，出现神昏谵语与“营分证”相似，但此为痰热阻闭心包络，故神志被蒙而神昏谵语，或昏愦不语。舌为心之苗，痰热阻于心窍，故舌蹇而语言不利。邪热闭遏于内，所以身体灼热而四肢厥冷，此为热深厥深之征，而非阳虚阴盛之象。

【辨证要点】邪犯肺卫证以发热恶寒、咳嗽、口微渴、脉浮数为临床特征；逆传心包证以昏谵肢厥为临床特征。

2. 中焦病证

中焦病证是指温热之邪侵袭中焦脾胃，邪从燥化或邪从湿化所表现的证候。上焦病不解顺传至中焦，则表现出脾胃之证。脾与胃同居中焦而相表里，而其特性各不相同。胃性喜润恶燥，邪入阳明而从燥化，则出现阳明的燥热证候；脾性喜燥恶湿，邪入太阴而从湿化，则出现太阴的湿热证候。

【临床表现】

（1）阳明燥热：身热，便秘，腹满，口干，唇裂，饮不解渴，舌苔焦躁，脉沉实有力。

（2）太阴湿热：身热不扬，有汗不解，头身重痛，胸闷不饥，或胸腹有白痦，小便不利，大便不爽或溏泄，舌苔黄腻，脉象濡数。

【机理分析】

（1）阳明燥热的病机、临床表现和六经辨证中的阳明病腑证基本相同，但温热之邪传变快，最易伤阴，故口干唇裂、饮不解渴、舌苔焦等津伤现象更为严重。

（2）太阴湿热证，因湿性黏滞，湿热之邪留恋气分不解，郁蒸肌表，故身热不扬，虽汗出而邪不易泄，其热不退。湿性重着，故头身重痛。湿热困郁中焦，气机不畅，升降失常，则胸闷不饥。热与湿合，熏蒸于肌肤之间，每致酿发白痦。湿热阻滞中焦，脾运不健，气失通畅，故小便不利、大便不爽或溏泄。舌苔黄腻，脉象濡数均为湿遏热郁之象。

【辨证要点】阳明燥热证以壮热、便秘、腹满、苔燥、脉实为临床特征；太阴湿热证以身热不扬、脘痞、苔腻、脉濡为临床特征。

表9－21　三焦病证比较表

证型		病位	病机	临床表现	舌象	脉象
上焦病	邪犯肺卫	肺	肺卫受邪气郁失宣	微恶风寒，发热轻微或午后发热，口渴汗出或不渴而咳	苔薄白	浮数
	逆传心包	心包	温邪逆传内闭心包	发热，口渴，面红目赤，神昏谵语，或昏愦不语，舌蹇，肢厥	舌色绛赤	数
中焦病	阳阴燥热	胃	邪从燥化胃失所润	身热腹满，便秘，尿赤，口干咽燥，唇裂	苔黄或焦黄	沉实有力
	太阴湿热	脾	邪从湿化湿热蕴脾	身热不扬，有汗不解，头身重痛，胸闷不饥，或胸腹有白痦，小便不利，大便不爽或溏泄	舌苔黄腻	濡数
下焦病	肾阴欲竭	肾	热灼真阴肾阴亏虚	身热，面赤，手足心热甚于手足背，口干，神倦，耳聋，尿短赤	舌绛无苔少津	细数或虚大
	肝虚风动	肝	肝阴被灼筋失所养	手足蠕动，甚则瘈疭，心中憺憺大动，神倦或欲脱	舌绛苔少	细促或细弦数

3. 下焦病证

下焦病证是指温热之邪犯及下焦，劫夺肝肾之阴所表现的证候。温热之邪，犯及下焦，劫夺肝肾之阴，故出现下焦病证，多为肝肾阴伤之象。

【临床表现】

（1）肾阴欲竭：身热面赤，手足心热甚于手足背，口干，舌绛无苔少津，或神倦，耳聋，脉象细数或虚大。

（2）肝虚风动：手足蠕动，甚或瘈疭，心中憺憺大动，神倦，脉虚或弦细数，舌绛苔少，甚或时时欲脱。

【机理分析】下焦病证的病机与证候和卫气营血辨证中的血分虚热证基本相同。

（1）肾阴欲竭为下焦真阴欲竭，虚热内扰，阴液亏虚所致。

（2）肝虚风动系阴虚水亏，水不涵木，虚风内动所致。两证神倦脉虚，舌绛少津，甚或欲脱，均为阴精耗竭之虚象。

【辨证要点】肾阴欲竭证以手足心热甚于手足背、口干咽燥、脉虚神倦为临床特征；肝虚风动证以手指蠕动或瘈疭、舌绛少苔、脉虚弱为临床特征。

第五节　辨证的综合应用

辨证论治是中医的一大特色。辨证与论治是两个密切相联的环节，辨证是论治的基础，辨证是为了能采用有效的治疗措施与方法。我们学习了八纲辨证、气血津液辨证、脏腑辨证、六经辨证、卫气营血辨证、三焦辨证等多种方法，各种辨证方法都有各自的特点，对不同病证的诊断各有侧重，因此，在临诊时，必须综合地、灵活地应用各种辨证方法，从而获得最有效的诊断与治疗效果。

一、病情资料收集与处理

辨证，是根据四诊所取得的病情资料加以分析综合，从而认识和诊断疾病的证候。病情资料包括病史、症状、体征和理化检查结果等。病情资料是辨证及诊断的证据，证据越充分，诊断结论越正确，因此，病情资料力求完整而系统，必须从多层次、多角度、多方面收集相关的病情资料。如果病情资料过于简单片面，杂乱无章，主次不清，就难以作出正确结论，往往导致漏诊、误诊。在收集病情资料的过程中，必须坚持实事求是的科学态度，进行细致的调查和动态观察，避免主观臆测、先入为主的不认真的工作态度，确保所收集的病情资料的准确性和客观性。

在一般的情况下，症状、体征、舌象、脉象等各种病情资料所提示的病理意义与所主病证是一致的，可用统一的病机来解释，称脉症相应、舌脉相应、症舌相符，这时，医生在辨证时就比较容易认识和把握疾病的本质。但是在一些特殊情况下，病情资料所表现的不一致，临床意义不相同，甚至存在着矛盾的情况，即脉症不符、舌脉不符、症舌相反等，这反应了疾病过程中的特殊规律，体现了疾病的复杂性，如真寒假热、真热假寒、真虚假实、真实假虚等证。这时，给辨证带来了一定的困难，这就要求医生要全面掌握病情资料，认真辨别症状与体征的真假，并熟练地应用中医学理论，综合分析与思考，去伪存真，方可从纷纭复杂的病情中把握病证的本质。

二、辨证诸法的综合应用

在辨证时，要根据病证的特点，综合运用各种辨证方法。八纲既是辨证的总纲，又是辨证论治的理论核心，它具有高度的概括性，有执简驭繁、提纲挈领的作用，因此是气血津液辨证、脏腑辨证、六经辨证、卫气营血辨证与三焦辨证的基础与指南。在八纲辨证的基础上，按外感病和内伤杂病两大类，选用相应的辨证方法。一般说来，六经辨证、卫气营血辨证和三焦辨证适用于外感病的辨证，气血津液辨证及脏腑辨证适用于内伤杂病的辨证。各种辨证方法既有区别，又有联系，如杂病辨证中，虽以脏腑辨证为中心，但若气血津液证突出的，应与气血津液辨证结合进行；外感病虽以六经、卫气营血、三焦作为辨证纲领，但也包含着脏腑辨证和气血津液辨证的内容。

在熟悉了各种辨证方法的特点与相互关系之后，临床便可根据病证的具体情况而灵活地应用各种辨证方法。一般首先分析是属于外感时病还是内伤杂病，再用八纲进行分析，以初步明确基本病性与病位。如果是内伤杂病一般以脏腑辨证为主，结合病因与气血津液辨证等进行辨证。如果是外感时病，一般选用卫气营血辨证或六经辨证，并注意结合六淫、疫疠等内容进行辨证。三焦辨证主要适用于外感湿热病证，且很少单独应用。

三、辨证的具体应用方法

古代医学家在长期的临床实践中，摸索了许多辨证的具体应用方法，建国以来，中医辨证的研究得以深入发展，辨证的方法更为丰富。下面作简要的介绍：

（一）脉症结合辨证法

脉症结合辨证法，是《伤寒杂病论》辨证的一种主要方法，无论内伤、外感疾病，均可应用。具体运用是，首先确定主症（一个症状或一组症状），然后是确定脉象，再把二者结合起来进行辨析，最后确定其证候。如“发热，恶寒，头项强痛，无汗而喘，脉浮紧”，为太阳伤寒证。脉症结合辨证法，脉诊的正确至关重要。

（二）症状相关辨证法

一个孤立的症状或体征，在一般情况下是不能确定一个证的本质，必须几个相关的症结合起来，才能作为辨证的可靠依据。相关症一般以2～4个为一组，如“潮热、五心烦热、盗汗、颧红”为阴虚火旺的相关症，“发热、恶风、汗出、脉浮缓”是太阳中风证的相关症。如能与较多的脉、症结合起来分析，则可使辨证结论更加可靠。

（三）特征辨证法

从辨证学角度看，大多数症状、体征的辨证意义是相对的、一般的。但是，也有少数症状、体征具有一定的特异性的辨证意义，可以作为某个证候的主要依据。如舌绛提示热入营血，苔黄腻提示为湿热，抽搐提示为风证，舌有瘀斑为血瘀等。

（四）识别假象辨证法

临床上出现的大多数症状的性质与证的性质是相符合的。但是在特殊情况下，一些症的性质与证的性质不符，甚至相反，中医称为假象。因此，必须仔细地识别假象。识别方法，一是要整体地看问题，全面地综合分析病人的舌象、脉象、症状、体征等。二是要以发展的观点看问题，从病程发展的全过程进行分析。只有这样，才能识别真伪，防止作出错误的结论。

（五）动态辨证法

根据症状、体征、舌象、脉象的动态变化进行辨证，称为动态辨证法。如发热恶寒一症，发热逐步明显，恶寒逐步减轻，以至消失，这表示证候正由表证转化为里证。

（六）时相辨证法

根据证或症在发生、发展、转归过程中的阶段性和时间性进行辨证，如肺痈，病理过程分为初期、成痈期、溃脓期及恢复期四个阶段，初期为风热束肺袭卫；成痈期为热壅血瘀肉腐；溃脓期为血败肉腐痈溃；恢复期为阴伤气耗肺虚。

（七）治疗反馈辨证法

临床上一般是先辨证后治疗，而前一次治疗之后，病证所发生的变化，又是后一次辨证的依据，这就是治疗反馈辨证法。此法首创于《伤寒论》，如阳明病腑实证服用小承气汤之后，观察其是否有“矢气”，有矢气的可以继续用攻下法治疗；没有矢气的，不可轻易用攻下法了。

（八）汤方辨证法

以适宜应用某一方剂（有效的常用方）的典型证候为标准，分析临床病证，探索其病机及治疗法则，把这一典型证候称为某某汤证（如小柴胡汤证、桂枝汤证），把最有代表性的几个症状、体征，称为某某汤证的主症，并进一步分析其兼证及变证，这就叫做汤方辨证。如小柴胡汤证为“往来寒热，胸胁苦满，默默不欲饮食，心烦喜呕，脉弦”。

（九）分型辨证法

分型辨证法是一种十分常用的辨证法，如《内经》把咳嗽分为肺咳、心咳、肝咳、脾咳、肾咳。《千金要方》把淋证分为气淋、石淋、膏淋、劳淋、热淋。目前应用的全国规划教材，把每一个病都分成若干证型，如肺痨分为肺阴亏损、阴虚火旺、气阴耗伤、阴阳两虚四型。在中西医结合研究中，分型辨证得到了新的发展，对现代医学所诊断的疾病，用中医理论进行辨证分型，并制定了许多疾病的全国性中医辨证分型标准。

（十）微观辨证法

随着现代科技的发展和中西医结合研究的深入，许多现代诊断技术被广泛地应用于中医的诊断和辨证。现代的检验技术、内窥镜、超声诊断、X 光、CT 等，是望、闻、问、切四诊的延伸与发展，适当地把这些现代技术应用于辨证，可促进中医辨证的客观化、标准化和微观化。近几十年来，广大的研究工作者已做出了可喜的探索，如微循环障碍和血液流变学变化已成为瘀血证的诊断新指标，尿中 17－羟降低被作为肾阳虚证的观察指标之一。

四、辨证与辨病相结合

中医诊断疾病，不能只满足于辨证，必须既辨证又辨病，在辨证的前提下辨病，由辨病进一步辨证，使辨证与辨病有机结合。这里包括中医的辨证与辨病相结合，也包括中医的辨证与西医的辨病相相合。

中医既辨证，又辨病，是从不同角度对疾病本质进行认识，使诊断更全面、准确，治疗才更有针对性、全局性。一般是辨病为先，以病为纲，然后再进行辨证论治。如患者咳嗽，有感冒咳嗽，有肺痨咳嗽，有肺痈咳嗽，三种病的病因不同，病理过程不同，疾病的转归也不同，因此首先必须确定是什么病，这就能抓住辨证的纲领，做到了胸有成竹。然后再根据疾病的阶段及临床表现进行辨证，找出疾病当前的主要矛盾，辨别当前阶段的病因、病性与病位，作出准确的证候判断，据此才能确定正确的治疗原则与方法。

辨证是中医之长，它着眼于全局，注重病情的变化，因人因时因地而异，灵活生动，摆脱了见痰治痰、见血止血的弊病。但辨证过于笼统，如积聚一证，是功能性的还是器质性的，是良性的还是恶性的，预后是好还是差，都不十分确切，不利于疾病的早期诊断及根治，故辨证有一定的局限性。辨病是西医之长，它注重实验研究，对疾病的原因、病理及预后的观察比较深入，检查及诊断手段较多，对疾病的定性定位精确，能早期发现疾病及准确处理病情；但不够重视整体，忽视人与人之间的差异性。中医辨证和西医辨病各有所长，各有所短，因此倡导中医辨证与西医辨病相结合。如腹痛患者，首先必须确定是什么病，因为胃肠痉挛、梗阻、炎症、内脏出血、寄生虫、结石、肿瘤等均可导致腹痛，预后完全不同，治疗措施也不同。这时如果只辨证，不辨病，就不利于疾病的早期诊断和早期治疗。因此，中西医双重诊断是提高治疗效果的需要。

总之，辨证与辨病可以相互补充，相得益彰，辨病有助于辨证的预见性，辨证又有助于辨病的针对性；辨病有一定的原则性，辨证有较好的灵活性。因此，辨证与辨病两者有机结合，才能达到辨证论治的最佳效果。

第十章　养生与防治原则

养生强体和防治疾病，是中医学的主要任务。中医学在长期医疗实践中，形成了一套比较完整的养生和疾病防治理论，其基本原则，在健康保健及疾病的防治中具有重要的指导意义。

第一节　养生原则

养生，又称摄生、道生、保生等，即保养生命之意。人类具有相对固定的寿命期限，有着生、长、壮、老、已的生命规律，但是，通过各种调摄保养，可以增强人的体质，提高人对外界环境的适应能力、抗病能力，从而减少或避免疾病的发生，并使机体的生命活动过程处于阴阳协调、体用和谐、身心健康的最佳状态，从而延缓人体衰老的进程。因此，养生对于预防疾病，提高人类健康水平和延年益寿，有着十分重要的意义。养生的基本原则主要有以下几个方面：

一、顺应自然

天人相应，是中医整体观念的集中体现。人生于天地之间，依赖于自然而生存，一方面要依靠自然提供的物质条件，一方面要适应四时阴阳的变化。顺应自然，就是要求人的生命活动，要遵循自然界的客观规律，主动地采取各种养生措施，以适应自然界的变化，达到避邪防病，保健延年的目的。如《素问·四时调神大论》提出的“春夏养阳，秋冬养阴”的顺时摄养方法，就是顺应四时阴阳消长节律进行养生，从而使人体生理活动与自然界变化的周期同步，保持机体内外环境的协调统一。

二、形神共养

形即形体，神即精神。形与神是对立统一的，两者之间相互依存，相互影响。养生只有做到形神共养，才能保持生命的健康和长寿。其中，养神又为首务，神明则形安。中医养生学主张：静以养神，可通过清静养神、修性怡神、气功练神等方法，以保持神气的宁静和“恬淡虚无”的精神境界，增强心身健康；动以养形，通过形体锻炼、劳动、散步、导引、按摩等，以运动形体，疏通经络，促进气血流畅。如此动静结合，适度而持久，就能起到形神共养，延年益寿的作用。

三、调养脾胃

脾胃为后天之本，气血生化之源，故脾胃强弱是决定人之健康和寿夭的重要因素。明代医学家张景岳认为：“土气为万物之源，胃气为养生之主。胃强则强，胃弱则弱，有胃则生，无胃则死，是以养生家当以脾胃为先。”脾胃功能健旺，水谷精微化源充足，则精气充足，脏腑功能强盛，体健神旺。因此，中医养生学十分重视调养脾胃。调养脾胃的关键是饮食的调节，要做到寒热适中，饥饱有度，营养全面，清洁卫生。既保护脾胃功能不受侵害，又保证人体所需营养物质充足平衡。此外可通过药物调节、精神调节、针灸按摩等方法调养，以达到健运脾胃，调养后天，延年益寿的目的。

四、保精护肾

精是构成人体和促进人体生长发育的基本物质。精、气、神乃人身“三宝”，精化气，气生神，神御形，精是气、形、神的基础，为健康长寿的根本，也是养生保健的关键。先天之精与后天之精贮藏于肾，形成肾中精气，是为人体生长发育和生殖机能的本源物质。因此，保精重在保养肾精。保护肾精的关键在于节欲，做到房事有节，不妄作劳，从而使肾精充盈，气足神旺，以利于身心健康。此外可通过运动保健、导引、按摩、食疗、药补等方法，达到养精护肾的目的。

总之，先天之本在肾，后天之本在脾，二者相互依存，相互促进，存在着密切的联系。调补脾肾是培补正气的主要方法，也是养生延年的重要途径。

第二节　治未病原则

治未病，就是采取一定的措施，防止疾病的发生和发展。

治未病，作为一种预防、治疗疾病的原则，被历代医家所重视。早在《内经》中就提出“圣人不治已病治未病，不治已乱治未乱……夫病已成而后药之，乱已成而后治之，譬犹渴而穿井，斗而铸锥，不亦晚乎”。《金匮要略》对治未病的含义又有进一步阐发，指出：“夫治未病者，见肝之病，知肝传脾，当先实脾。”可见古人早已认识到预防疾病，防患于未然的重要意义和方法。治未病包括未病先防和既病防变两个方面。

一、未病先防

未病先防，是指在人体未病之前，做好预防工作，以防止疾病的发生。其主要方法有：

（一）调摄精神形体

1. 调摄精神

人的精神情志活动与脏腑气血之间有着密切的关系。突然、强烈、持久的精神刺激，可导致人体气机紊乱，脏腑功能失调而发病。因此，中医学十分重视人的精神调养，强调“恬淡虚无”精神境界，即要具有高尚情操，淡泊名利，保持心境的平静和舒畅，如此可使气机调畅，气血和平，正气旺盛，从而减少或避免疾病的发生。

2. 锻炼身体

“生命在于运动”，人体通过运动，可以促使血脉流通，关节疏利，气机调畅，脾胃健运，从而增强机体的抗病能力，防止疾病的发生。

3. 注意生活起居

人们的生活起居要有一定的规律性，做到饮食有节，不可五味偏嗜，饥饱无常，过食肥甘。起居有常，能顺应四时气候变化安排作息时间。劳逸结合，注意劳逸适度，防止过劳过逸。这样方能保持精力充沛，正气旺盛，身体健康，减少疾病的发生。

（二）药物预防和人工免疫

早在《内经》中就有用药物预防传染病的记载。早在十一世纪，古人就应用人痘接种法预防天花，并在十七世纪流传到俄罗斯、日本、朝鲜等国，开创了人工免疫的先河。今天，人工免疫技术已有了飞越的发展，如接种疫苗、菌苗、类毒素，使人体产生主动免疫，提高人体免疫能力，成为预防传染病的重要手段。运用中草药预防多种疾病，也收到了很好的效果。如贯仲、板蓝根、大青叶预防流感、腮腺炎，马齿苋预防痢疾等，均是简便有效的方法。

（三）防止病邪侵袭

病邪是导致疾病发生的重要条件，故未病先防除了增强体质，提高正气的抗病能力外，还要注意防止病邪的侵害。具体做法是要讲究卫生，防止环境、水源和食物污染；对六淫、疠气等病邪，应避其毒气；在日常生活中，应留心防范外伤和虫兽咬伤。

二、既病防变

既病防变，是指在疾病发生后，应早期诊断、早期治疗，以防止疾病的发展和传变，达到早期治愈疾病的目的。

（一）早期诊治

疾病初期，病情轻浅，正气未衰，所以比较易治。倘若不及时治疗，病邪就会由表入里，病情由轻而重，正气受到严重耗损，以致病情危笃，难以治疗。因此，既病之后，就要争取时间，及早治疗，防止疾病由浅入深，由轻到重，由局部到整体，做到防微杜渐，这是防治疾病的重要原则。

（二）控制传变

所谓传变，是指脏腑组织病变的传移变化，又称传化。疾病的传变，有一定的规律性。如外感热病有六经传变、卫气营血传变、三焦传变等；内伤杂病有五行生克乘侮规律传变、脏腑表里传变等。在疾病防治工作中，只有全面认识和掌握疾病的传变途径及其规律，及时而恰当地作出防治措施，才能防止疾病的发展和恶化。如《金匮要略》提出的“见肝之病，知肝传脾，当先实脾”，就是根据脏腑的生克制化规律提出的控制疾病传变的具体方法。临床治疗肝病时，常配合健脾和胃之药，可收到良好的治疗效果。又如，在温热病发展过程中，由于热邪伤阴，往往先伤肺胃之阴，然后发展到损伤肝肾之阴。据此，清代医家叶天士提出了“务在先安未受邪之地”的防治原则，在甘寒滋养胃阴的方药中，加入咸寒滋养肾阴的药物，从而防止肾阴的耗伤。

第三节　治疗原则

治疗原则，简称治则，是治疗疾病时所必须遵循的法则。它是在整体观念和辨证论治精神指导下制定的，对临床治疗立法、处方、用药，具有普遍的指导意义。

治疗原则与治疗方法不同，治疗原则是治疗疾病的准则理论，是确立治疗方法的依据；治疗方法是在治疗原则指导下所确立的具体治疗措施，它从属于一定的治疗原则，例如：扶正和祛邪都属于治疗原则，而在扶正原则指导下的益气、养血、滋阴、补阳等，就是扶正的具体方法，在祛邪原则指导下的发汗、涌吐、攻下等，则是祛邪的具体方法。就基本治疗原则而言，本节主要讨论治病求本、扶正祛邪、调整阴阳、调理气血、调理脏腑、三因制宜等内容。

一、治病求本

治病求本，是指在治疗疾病时，必须寻求出疾病的本质，并针对其本质进行治疗。结合临床实际，治病求本，就是针对疾病的病因、病机进行治疗。这是辨证论治的一个基本原则。在临床运用这一原则时，要注意掌握和处理“正治与反治”、“治标与治本”两种情况。

（一）正治与反治

疾病所反应的现象是很复杂的，大多数疾病，其本质与所反应的现象是一致的，但有时也会出现本质与现象不一致的情况，即出现假象。正治与反治是指所用的药物的寒热性质、补泻效用与疾病的本质、现象之间的逆从关系而提出的两种治疗原则。

1．正治

正治，是逆其证候性质而治的一种常用治疗原则，又称“逆治”，即采用与证候性质相反的方药进行治疗。适用于疾病的本质和现象相一致的病证。常用的正治法有以下四种：

（1）寒者热之：指寒性病证表现寒象，用温热性质的方药来治疗。如表寒证用辛温解表的方药；里寒证用辛热温里的方药等。

（2）热者寒之：指热性病证表现热象，用寒凉性质的方药来治疗。如表热证用辛凉解表的方药；里热证用苦寒清里的方药等。

（3）虚则补之：指虚损病证表现虚候，用补益扶正的方药来治疗。如阳气虚弱用扶阳益气的方药；阴血不足，用滋阴养血的方药等。

（4）实则泻之：指邪实病证表现实象，用攻邪泻实的方药来治疗。如食滞病证用消食导滞的方药；瘀血病证用活血逐瘀的方药等。

2．反治

反治，是顺从疾病假象而治的一种治疗原则，又称“从治”。所采用的方药性质，与疾病表现出的假象性质相同。它适用于疾病的本质与现象不完全一致的病证。究其本质，仍是在治病求本原则指导下，针对疾病本质而进行治疗，所以反治法的实质仍属于正治，治病求本是它的核心。反治法主要有以下四种。

（1）寒因寒用：指用寒性药物治疗具有假寒征象的病证，适用于真热假寒证。如热厥证中，因热邪深伏于里，阻遏阳气不能外达，于是出现手足厥冷、脉沉等假寒之象，此时用寒凉性质的方药，顺从其假寒之象而针对其里热本质治疗，即属于寒因寒用。

（2）热因热用：指用热性药物治疗具有假热征象的病证。适用于真寒假热证。如格阳证中，因阴寒壅盛于内，逼迫阳气浮越于外，于是出现烦热、口渴、面赤、脉大等假热之象，此时用温热性质的方药，顺从其假热表象而针对其里寒本质进行治疗，即属于热因热用。

（3）塞因塞用：指用补益的药物治疗具有闭塞不通症状的虚证。脏腑气血不足，功能低下亦可产生具有闭塞不通现象的病证，当以补开塞。如脾胃虚弱，中气不足，气机升降失常，可致脘腹胀满，大便不畅等，当采用健脾益气的方药治疗，即属于塞因塞用。

（4）通因通用：指用通利的药物治疗具有通泻症状的实证。如食积引起的腹痛、泄泻，用消导泻下的方药治疗；瘀血所致的崩漏，用活血祛瘀的方药治疗；膀胱湿热导致的尿频、尿急、尿痛，用清利湿热的方药治疗，都属于通因通用之法。

（二）治标与治本

标本是一个相对的概念，常用来概括说明事物的本质与现象因果关系，以及病变过程中矛盾的主次关系等。如以邪正而言，则正气为本，邪气为标；以病因与症状而言，病因是本，症状是标；以病者先后而言，则先病为本，后病为标；原发病为本，继发病为标。在疾病发展变化过程中，常有标本主次的不同，因而治疗上就有先后缓急的区分。有的当先治其标，有的当先治其本，有的又以标本兼治为宜。这是处理疾病过程中不同矛盾的灵活方法，同样也是针对疾病本质而言的。

1. 急则治其标

所谓急则治其标，是指标病甚急，若不先治标病，病人会有很大痛苦，甚或危及生命，因此应采取紧急措施治疗标病。例如大出血病人，无论何种原因造成的出血，均应采取应急措施，先止血以治标，待血止而病情缓解后再治其本病。又如臌胀病人，腹水严重，呼吸喘促不得卧，大小便不利时，治疗就应先解决腹水之标急，待腹水减轻或消除后，再调理肝脾，以治其本病。总之，“急则治其标”，属于一种应急性的治则，治标以后，仍要从本治疗。

2. 缓则治其本

所谓缓则治其本，是指在病情较缓和的情况下，要抓住疾病的本质进行治疗。例如：肺阴虚引起的咳嗽，肺阴虚为本，咳嗽为标，治疗采用滋阴润肺的方法，肺阴虚得到纠正，咳嗽也就自然消除。又如风寒之邪引起的头痛，风寒之邪为本，头痛症状为标，治疗时采用疏风散寒的方法，风寒祛除了，则头痛可随之而愈。

3. 标本兼治

标本兼治是在标病与本病并重时所采用的一种治疗原则。单治本病而不顾其标病，或单治标病而不顾其本病，均不能适应该病证的治疗要求时，就必须标本兼顾而同治。例如虚人感冒，患者素体气虚或血虚，复感外邪，外邪虽不重，但因正虚而外邪不易祛除，此时当采用益气解表或养血解表的治法，益气、养血为治本，解表祛邪为治标，使正胜邪退而病愈。

二、扶正祛邪

疾病的过程，即是邪正斗争的过程。正邪力量的消长盛衰，决定着疾病的发展变化和转归。因而，治疗疾病的一个基本原则，就在于扶助正气，祛除邪气，使疾病向好转痊愈的方向发展，使机体早日得到康复。

（一）扶正祛邪的概念

1. 扶正

扶正，即扶助机体的正气，增强体质，提高机体抗病能力的一种治疗原则。扶正主要适用于虚证，即所谓“虚则补之”。益气、养血、滋阴、补阳等方法，均是在扶正原则指导下确立的治疗方法。其具体措施和手段，除药物外，还包括针灸、推拿、气功、食养、精神调摄、体育锻炼等。

2. 祛邪

祛邪，即祛除邪气，排除或削弱病邪侵袭和损害的一种治疗原则。祛邪主要适用于实证，即所谓“实则泻之”。在祛邪原则指导下确立的治疗方法很多，如发汗、涌吐、攻下、清热、解毒、利湿、祛痰、消食、化瘀等。其具体措施和手段也是丰富多样的。

（二）扶正祛邪的运用

运用扶正祛邪原则时，要仔细分析正邪力量的对比情况，分清主次，决定扶正或祛邪，以及扶正祛邪的先后。

1．扶正

适用于正虚为主而邪气不盛的虚性病证。如气虚、血虚病人，采用益气、养血法治疗；阴虚、阳虚病人，采用滋阴、补阳法治疗。

2．祛邪

适用于邪实为主而正气未衰的实性病证。如表邪盛者，采用发汗解表法治疗；热结胃肠，采用攻下泻热法治疗。

3．先祛邪后扶正

即先攻后补。适用于邪盛正虚，邪实为主的病证。正气虽虚，尚耐攻伐，若兼顾扶正，反会助邪，因此，当先祛邪，后扶正。如瘀血所致的崩漏，既有瘀血之实，又有失血之虚，瘀血不去，则崩漏不止，故治疗当先祛瘀血，然后补血。

4．先扶正后祛邪

即先补后攻。适用于正虚邪实，正虚为主的病证。因正气过于虚弱，若兼顾攻邪，则更伤正气，病人难以支持。如某些虫积病人，因病久正气太虚，不宜驱虫，应先健脾以扶正，待正气得到一定的恢复时，再用驱虫法治疗。

5．扶正与祛邪并用

即攻补兼施。适用于正虚邪实病证。在具体运用时，应分清正虚与邪实的主次关系，正虚为主者，当以扶正为主，兼顾祛邪；而邪实为主者，则以祛邪为主，兼顾扶正。总之，扶正祛邪并用时应以“扶正不留邪，祛邪不伤正”为原则。

三、调整阴阳

所谓调整阴阳，是针对机体阴阳偏盛、偏衰的病理变化，采取损其有余，补其不足的原则，使阴阳恢复到相对的平衡状态。从根本上讲，疾病是人体阴阳平衡遭到破坏而导致阴阳失调的结果，因此，调整阴阳使之恢复平衡，是中医治疗疾病的一条基本原则。

（一）损其有余

损其有余，又称损其偏盛，是指阴或阳偏盛有余的病证，应当用“实则泻之”的方法来治疗。对“阳盛则热”的实热证，应清泻阳热，采用“热者寒之”的方法来治疗；对“阴盛则寒”的实寒证，应温散阴寒，采用“寒者热之”的方法来治疗。

（二）补其不足

补其不足，又称补其偏衰，是指阴或阳偏衰的病证，应当用“虚则补之”的方法来治疗。如阴虚无以制阳，而致阳亢的虚热证，采用滋阴的方法来治疗，补阴以制阳，又称“阳病治阴”；阳虚无以制阴，而致阴盛的虚寒证，采用补阳的方法来治疗，扶阳以制阴，又称“阴病治阳”。总之，本着“虚则补之”的原则，阴虚者补阴，阳虚者补阳，达到恢复阴阳平衡的目的。

根据阴阳互根理论，临床在治疗阴虚证时，在滋阴剂中适当佐用补阳药，使“阴得阳升而泉源不竭”，称之为“阳中求阴”；治疗阳虚证时，在补阳剂中适当佐用滋阴药，使“阳得阴助而生化无穷”，称之为“阴中求阳”。疾病后期，由于阴损及阳或阳损及阴，导致阴阳两虚的病证，又当分清主次，阴阳并补。

（三）损益兼用

由于阴阳双方之间，存在着对抗制约、消长变化的关系，在阴或阳偏盛的病变中，常会引起对方的偏衰，即所谓“阴胜则阳病，阳胜则阴病”。因而治疗时，在损其有余的同时，还当兼顾其不足，即在温散阴寒的同时，佐以补阳；清泻阳热的同时，佐以滋阴。反之，在阴或阳偏衰的病变中，也可以存在阴或阳偏盛的病机，治疗则应以补其不足为主，兼损其有余。

四、调理气血

气血是构成人体的基本物质，亦是脏腑生理活动的物质基础，疾病过程中，每伴有气血失调的病理变化，调理气血就是针对气血失调的病理变化而确立的治疗原则。

（一）调气

1. 补气

气虚证宜补气。由于气的来源主要是先天之精气、水谷之精气和自然界中的清气，其生成与肺主气、脾主运化、肾藏精气的生理功能有关，因此，在补气时，应注意调补上述脏腑的生理功能，而调补脾胃尤为治疗气虚的重点。

2. 调理气机

适用于气机失调等病证。其原则和方法，可概括为以下两个方面。

（1）顺应脏腑气机的升降规律：脏腑有着特定的气机升降出入规律，如脾气主升，胃气主降，肝主升发，肺主肃降等。调理气机时应针对其证候特点而顺应这种规律，如胃气上逆者，宜降逆和胃；脾气下陷者，宜益气升提。

（2）调理气机紊乱的病理状态：气机紊乱有多种表现形式，如气滞、气逆、气脱、气闭等。治疗时应针对其不同的证候性质而调理，如气滞者宜行气；气逆者宜降气；气闭者宜开窍通闭；气脱者宜益气固脱。

（二）理血

1. 补血

血虚证宜补血。由于血的生成和功能与心主血、肝藏血、脾生血、肾精化血等有着密切联系，因此，补血时应注意调补上述脏腑的生理功能，而调补脾胃尤为治疗血虚证的重点。因气能生血，故常在补血的方药中，配入补气药物，以收补气生血之效。

2. 调理血行

血液对脏腑组织的营养和濡润作用，必须通过血液的正常运行才能得以实现。在致病因素下，血的运行失常可出现血瘀、血热，或出血等病理变化，调理血行，即根据血液运行出现的病理变化而进行调理。血瘀者，宜活血化瘀；血热者，宜清热凉血；出血者，当根据导致出血的病因、病机而施以不同的治法，如清热止血、益气摄血、化瘀止血、收涩止血等。

（三）气血双调

气血之间，存在着互根互用的关系，古人称“气为血之帅，血为气之母”。气血关系失调，常有气病及血，或血病及气的病理变化，表现为气血同病。在治疗时，当气血双调，使气血关系恢复到正常状态。常用方法有：

1．气血双补

气血双补是益气与养血并用的一种治法。适用于气血两虚证。临床根据气血的虚损程度和主次，或以益气为主，辅以养血；或以养血为主，佐以益气。益气养血并用，达到气血双补的目的。

2．行气活血

行气活血是指行气与活血化瘀并用的一种治法。适用于气滞血瘀证。临床若为气滞导致血瘀者，应以行气为主，佐以活血化瘀；若为血瘀导致气滞者，应以活血化瘀为主，兼以行气。行气活血并用，以恢复气血的正常运行。

3．益气摄血

益气摄血是指补益中气而制止出血的一种治法。适用于气虚不能摄血所致的出血证。临床常以益气健脾为主，佐以收涩止血，以达到制止出血的目的。

五、调理脏腑

疾病在发生、发展过程中，不管是外感疾病，还是内伤疾病，每引起脏腑的阴阳气血失调和脏腑的机能紊乱，因而调理脏腑，就成为中医治疗疾病的一项重要内容和基本原则。临床运用这一原则，既要注意调整脏腑的阴阳气血，又要注意协调脏腑之间的关系，使之恢复到平衡有序的状态。

（一）调理脏腑的阴阳气血

脏腑的生理功能不同，其阴阳气血失调的病理变化不尽一致。因此，应根据脏腑病理变化的特点，采取相应的治疗方法，虚则补之，实则泻之，以恢复脏腑阴阳气血的平衡。如肝体阴而用阳，其阴阳气血失调，多见肝气、肝阳有余，肝血、肝阴不足，在治疗时，肝气郁结者，宜疏肝理气；肝火上炎者，宜清降肝火；肝血不足者，宜补养肝血；肝阴不足者，宜滋养肝阴；肝阳上亢、肝风内动者，宜滋阴潜阳、平肝熄风等。

（二）顺应脏腑的生理特性

脏腑的阴阳五行属性、气机升降出入规律、苦欲喜恶等生理特性不同，在调理脏腑时，须顺应脏腑的生理特性而治。例如，脾胃属五行之土，而脾为阴土，阳气易损；胃为阳土，阴气易伤。脾喜燥恶湿，胃喜润恶燥；脾气主升，以升为顺，胃气主降，以降为和。故治脾常宜甘温之剂，以助其升运，而慎用阴寒滋腻之品，以免助湿伤阳；治胃常用甘寒之剂，以助其通降，而慎用温燥之剂，以免化燥伤阴。

（三）协调脏腑之间的关系

人体是一个有机整体，脏腑之间在生理上相互为用，在病理上也相互影响。当某一脏腑发生病变时，会影响到别的脏腑，故在治疗脏腑病变时，不能单纯考虑一个脏腑，而应从整体出发，注意调整各脏腑之间的关系。如肺之病变，既可因本脏受邪而发病，也可因心、肝、脾、肾、大肠的病变所引起。如因心气不足，心脉瘀阻而致肺气失降的喘咳，应温补心阳；因肝火亢盛，气火上逆所致的咳血，则应清泻肝火；因脾虚湿聚生痰，痰湿壅肺，以致肺失宣降的咳嗽痰多，应健脾燥湿；因肾阴虚不能滋肺，肺失津润而致干咳、口咽干燥，则应滋肾润肺；若因大肠热结，肺气不降而致的气喘，则宜通腑泻大肠实热。同样，其他脏腑的病变，也应根据各脏腑生理、病理上的联系和影响，注意调整其间的关系。

六、三因制宜

三因制宜，包括因时制宜、因地制宜、因人制宜。由于天时气候因素，地域环境因素，患者个体的性别、年龄、体质、生活习惯等因素，对于疾病的发生、发展、变化与转归，都存在着不同程度的影响，因此，在治疗疾病时，就必须考虑这些具体因素，区别对待，制定出适宜的治疗方案。这也是治疗疾病时必须遵循的一个基本原则。

（一）因时制宜

根据时令气候特点，考虑治疗用药的原则，称为“因时制宜”。

一般来说，春夏季节，气候由温转热，阳气升发，人体腠理疏松开泄，即使外感风寒，也不宜过用辛温发散药物，以免开泄太过，耗伤气阴；而秋冬季节，气候由凉变寒，阴盛阳衰，人体腠理致密，阳气内敛，此时，当慎用寒凉药物，以防伤阳。《素问·六元正纪大论》说：“用热远热，用温远温，用寒远寒，用凉远凉。”讲的就是这个道理。

（二）因地制宜

根据不同地域环境特点，考虑治疗用药的原则，称为“因地制宜”。

不同地域，其地理环境、气候特点以及生活习俗不同，人们的生理活动和病理变化也有所差异，因而在治疗用药方面，亦应有所区别。即使是同一种疾病，地域不同，亦常可采用不同的治法。如我国的江南一带，气候温暖潮湿，人们腠理多疏松，感受风邪所致的感冒，以风热为多，常采用桑叶、菊花、薄荷之类辛凉解表；而西北地区，天寒地燥，人们腠理多致密，感受风邪所致的感冒，以风寒居多，常使用麻黄、桂枝、羌活之类，辛温发汗以解表。此外，某些地区还有地方病，治疗时应加以注意。

（三）因人制宜

根据病人年龄、性别、体质等不同特点，考虑治疗用药的原则，称为“因人制宜”。

1. 年龄

年龄不同，其生理状况和病变特点亦不同。老年人生机减退，气血衰少，患病多虚证或正虚邪实。治疗时，应注意扶正补虚，或为邪实须攻者，用药量亦需慎重，以免伤正。小儿生机旺盛，但脏腑娇嫩，气血未充，易寒易热，易虚易实，病情变化较快。故治疗小儿病，忌投峻攻，慎用补益，药量宜轻。

2. 性别

男女性别不同，各有其生理特点，如妇女有经、带、胎、产等情况，治疗用药应加以考虑。妇女在妊娠期患病，当慎用或禁用峻下、破血、滑利、走窜和有毒药品。产后诸疾的治疗，又应考虑气血亏虚及恶露等情况。

3. 体质

人的体质有强弱不同和阴阳之偏，所以在治疗时应有一定的区别。如阳旺之躯慎用温热；阴盛之体慎用寒凉；强壮之体，耐受攻伐，泻实清热，用药可重；体弱之人，不耐攻伐，清热泻实，药量宜轻。此外，某些疾病与病人的职业、生活习惯等有关，在诊治时也应注意。

三因制宜的原则，充分体现了中医学的整体观和恒动观，反应了辨证论治在实际应用中的原则性和灵活性。在临床治疗中，只有全面、动态地看问题，具体情况作具体分析，因时、因地、因人制宜，确定正确的治疗原则和方法，才能取得理想的治疗效果。

附一　四诊技能考核标准

技能项目：<u>舌　诊</u>

学习目标	1. 掌握正确的望舌方法。 2. 能辨认淡白、红、绛、紫等四种舌色和白苔、黄苔、灰苔、黑苔等四种苔色。 3. 能基本辨认舌形的荣枯、老嫩、胖瘦、裂纹、芒刺和舌态的强硬、痿软、颤抖、歪斜、跷缩、吐弄以及舌苔的厚薄、润燥、腐腻、剥脱等。 4. 具有严谨认真的工作作风。
操作要求	医生与病人坐位与姿势正确；态度认真，注意力集中，望舌先后有序；能基本正确描述舌象，并能作出一般分析。

	考核内容		操作要求	分数	评分说明
考核项目	准备 （10分）	1. 病人位置	1. 坐位或仰卧位，伸舌自然，舌体放松，舌面平展，舌尖略向下。	5	完全正确给满分，有错误者酌情扣分。
		2. 医生位置与姿势	2. 端坐，略高于病人。	2	
		3. 光线	3. 自然光线，舌面光线明亮。	3	
	望舌过程 （60分）	1. 顺序	⑴ 舌象：先察舌质次察舌苔。 ⑵ 部位：先看舌尖、舌中、舌侧，最后观察舌根部。	10	判断完全正确给满分，基本接近给6～8分，部分正确给2～5分，完全错误不给分。
		2. 舌质 ⑴ 舌色	⑴ 正确描述舌色	10	
		⑵ 舌形	⑵ 正确描述舌形	10	
		⑶ 舌态	⑶ 正确描述舌态	10	
		3. 舌苔 ⑴ 苔色	⑴ 正确描述苔色	10	
		⑵ 苔质	⑵ 正确描述苔质	10	
	舌象分析 （20分）	1. 舌象分析	能简要分析舌象形成的机理。	10	分析完全正确给满分，回答不完全酌情扣分。
		2. 舌象主病	能完整地说出舌象的主病。	10	
	态度 （10分）	1. 工作态度	思想集中，观察细致。	5	态度差者，根据情况扣分。
		2. 对待病人态度	态度和蔼，关心爱护病人。	5	

技能项目：问　诊

学习目标	1．掌握正确的问诊方法。 2．熟悉问诊的内容。 3．具有严谨认真的工作作风及良好的医德医风。
操作要求	态度认真，说话和蔼，对病人疾苦有同情心；语言通俗易懂，问诊条理有序，善于抓住重点和关键进行提示和启发；避免按主观意愿套问、暗示和诱导病人；注意观察病人情绪变化，善于做思想工作和心理开导。

考核项目	考核内容		操作要求	分数	评分说明
考核项目	准备（5分）	1．病人情绪 2．医生姿态 3．周围环境	1．稳定病人情绪。 2．心态平静，稳重大方。 3．环境安静、舒适。	2 2 1	准备充分、正确给满分，有错误者酌情扣分。
	问诊方法（35分）	1．技巧性 2．重点性 3．条理性 4．真实性	1．平易近人，说话和蔼亲切，通俗易懂，以取得病人的信任与合作。 2．善于抓住重点，围绕主诉深入询问，避免闲话废话。 3．条理有序，主次分明。 4．不能凭主观意愿对病人进行暗示、套问和诱导，避免病情资料失真。	10 10 10 5	每项内容分优、良、中、差四等。优为满分，良为8分或4分，中为6分或3分，差为4分或2分。
	问诊内容（50分）	1．一般情况	1．姓名、性别、年龄、婚姻、职业、住址等。	5	一般情况每缺1项扣1分。
		2．主诉	2．最痛苦症状与体征的部位、性质、时间。	10	主诉不准确扣6分，每少一项内容扣2分。
		3．病史	3．现病史（发病情况、病情变化、诊治经过）、既往史（既往健康情况、既往患病情况）、个人生活史（生活经历、情志、饮食、婚姻生育）、家族史（传染病、遗传病）。	15	现病史6分，每项内容2分。既往史、个人生活史及家族史各3分，每缺一项内容扣1分。
		4．现在症	4．问寒热（恶寒、发热）、问汗（有汗无汗、汗出时间、部位、量）、问胸腹（胸、胁、脘、腹）、问饮食口味（口渴、食欲、食量、口味）、问二便（二便次数、量、质）、问妇女病（经、带、胎、产等）、问小儿病（出生情况、喂养方法、预防接种史、传染病史）。	20	每项现在症3分，内容完整给满分，不完整给1～2分。
	态度（10分）	1．工作态度 2．对待病人态度	1．态度认真，作风严谨。 2．和蔼可亲，关心体贴病人。	5 5	态度差酌情扣分。

技能项目：脉　诊

学习目标	1. 学会正确的切脉方法。 2. 初步掌握正常脉象的基本特征。 3. 能基本辨认沉、浮、虚、实、洪、细、迟、数、弦、滑等主要脉象。 4. 具有严谨认真的工作作风。
操作要求	医生与病人坐位及姿势正确；态度认真，注意力集中，气息调匀。切脉部位准确，布指定位正确，指力轻重适宜，举、寻、按步骤与方法正确，候脉时间不少于1分钟；能基本正确描述脉象，并能作出初步的分析。

考核项目	考核内容		操作要求	分数	评分说明
考核项目	准备（10分）	1. 病人位置	1. 坐位或仰卧位，手臂平放，掌心向上，与心脏大致同高，手腕下垫一脉枕。	4	病人及医生位置和姿势正确给满分，如有错误，酌情扣分。
		2. 医生位置与姿势	2. 端坐，右手诊左脉，左手诊右脉。	4	
		3. 周围环境	3. 安静，舒适。	2	
	切脉过程（50分）	1. 定位	1. 寸关尺定位准确。	10	每项完成情况分优、良、中、差四等，优为满分，良为8或4分，中为6或3分，差为4或2分。
		2. 布指	2. 三指呈弓形，指头齐平，以指腹接触脉体，布指疏密适当。	10	
		3. 调息	3. 气息调匀、呼吸平稳、一息脉动4～5次。	5	
		4. 举、按、寻	4. 指力轻重适宜，有举有按有寻。	10	
		5. 总按	5. 三指平布切诊，方法正确。	5	
		6. 单按	6. 一指切诊，应用自如。	5	
		7. 切脉时间	7. 不少于1分钟。	5	
	脉象分析（30分）	1. 脉象描述	1. 基本正确描述脉象	20	描述和分析完全正确给满分，回答不完全酌情扣分。
		2. 脉象分析	2. 能简要地分析脉象形成的机理	5	
		3. 脉象主病	3. 能较准确地说出该脉象的主病	5	
	态度（10分）	1. 工作态度	1. 认真细致，一丝不苟	5	态度差者，酌情扣分。
		2. 对待病人态度	2. 态度和蔼，关心爱护病人	5	

技能项目：按　诊

学习目标	1. 学会正确的按诊方法。 2. 能正确地进行按胸胁、按脘腹、按肌肤、按手足、按腧穴等。 3. 具有严肃认真的工作态度和良好的医德医风。
操作要求	根据疾病需要，正确选择按诊的部位和方法。关心体贴病人，医患双方密切配合，位置及姿势正确。手法轻巧柔和，避免用力暴猛。先触摸后按压，由轻到重，由表入里，先远后近，先上后下。

	考核内容		操作要求	分数	评分说明
考核项目	准备（10分）	1. 病人位置与姿势	1. 按胸腹时，病人采取仰卧位，暴露按诊部位，双膝屈起，使腹壁松弛。	4	病人及医生位置、姿势正确给满分，有错误酌情扣分。
		2. 医生位置与姿势	2. 按胸腹时，医生站在病者右侧，用右手或双手对病人胸腹进行切按。	4	
		3. 周围环境	3. 室温适宜，安静	2	
	按诊过程（60分）	1. 按胸胁	1. 按胸部：叩胸部，按虚里。	10	每项完成情况分优、良、中、差四等，优为满分，良为8或4，中为6或3分，差为4或2分。
			按胁部：触、按、叩胁部。	10	
		2. 按脘腹	2. 按脘部：辨疼痛、痞满、积聚。	10	
			按腹部：辨满痛、肿胀、肠痈、积聚、蛔虫。	10	
		3. 按肌肤	3. 察寒热，察润燥，察肿胀，察疮疡。	10	
		4. 按手足	4. 触摸冷热，辨别肿胀。	5	
		5. 按腧穴	5. 触按压痛点及结节。	5	
	按诊描述（20分）	1. 体征描述	1. 准确发现阳性体征并进行正确描述	10	描述和分析完全正确给满分，回答不全酌情扣分。
		2. 体征分析	2. 能简要分析体征的发病机理。	10	
	态度（10分）	1. 工作态度	1. 严肃认真，稳重大方，手法轻巧。	5	态度差者，根据情况扣分。
		2. 对待病人态度	2. 关心体贴病人，医患密切配合。	5	

附二　实验指导

实验一　阳证与阴证的实验观察

【目　　的】

通过本实验，观察阴和阳的偏盛所致的阳证和阴证，加深对“阳盛则热”、“阴盛则寒”理论的理解，进一步掌握阴阳学说的基本概念与内容。

【原　　理】

寒性或热性药物过量，可导致体内阴阳的平衡失调，产生阴阳的偏胜，而发生疾病。本实验给小鼠注射热药（阿托品，从辛温药曼佗萝中提取），以致阳气偏亢，而出现一派热象（阳证）；给小鼠注射寒药（利血平，从苦寒药萝芙木中提取），以致阴气偏盛，而出现一派寒象（阴证）。

【准　　备】

1．动物：健康雄性小鼠 2 只，体重 20 克左右。

2．器材：体温计（半导体或数字体温计），1ml 注射器 2 副，5 号注射针头 2 个，小鼠游泳缸 2 只，天平一架。

3．药物：利血平 1mg/ml，阿托品 0.5mg/ml。

【方法与步骤】

1．随机将小鼠分为阳证鼠、阴证鼠，并称重，标记。

2．观察两鼠的精神、活动、弓背情况及耳廓颜色，并测量体温，触摸心跳频率。

3．阳证鼠按 0.2ml/只腹腔注射阿托品。阴证鼠按 0.2ml/只腹腔注射利血平。

		阳　证　鼠	阴　证　鼠
体　　重			
用药及剂量			
精神活动	用药前		
	用药后		
体　　温	用药前		
	用药后		
心　　率	用药前		
	用药后		
用药后眼球变化			
用药后耳廓及尾部颜色变化			
游泳时间			

4. 给药5~10分钟后观察比较两鼠耳廓、尾部的色泽变化。

5. 给药20分钟后，再测两鼠的体温、心跳频率。

6. 比较观察两鼠的活动、精神状况及眼球凸凹变化。

7. 给药40分钟后，分别将两鼠（尾部负重2克）投入游泳缸内进行游泳试验，观察两鼠抗疲劳强度。小鼠头部沉入水中10秒钟不能浮出水面者为体力耗竭，即刻计时，为小鼠游泳时间。

【观察结果】（见上表）

【思 考 题】

1. 比较阳证与阴证的症状特点。

2. 请用所学的阴阳学说理论分析阳证与阴证的症状发生机理。

实验二　“肺与大肠相表里”的实验观察

【目　　的】

通过钳夹肠系膜上动脉的方法，观察实验性缺血性肠道功能紊乱导致肺脏的损害，使学生认识肺与大肠相互联系与影响的客观现象，深入理解“肺与大肠相表里”的理论。

【原　　理】

临床中，一些严重肠道功能障碍的病人（如麻痹性肠梗阻、肠扭转及坏死性肠炎）常伴发急性呼吸衰竭，如成人型呼吸窘迫综合征等。从目前的现代医学观点看，很难理解肺与肠道之间在生理、病理等方面的关联。祖国医学认为“肺合大肠”、“肺与大肠相表里”，在生理、病理上两者都存在着密切的联系。

本实验用钳夹肠系膜上动脉的方法使结肠缺血损害而导致肺脏损害，并同时观察心、肝、胰、肾有无损害。再改用钳夹肾动脉的方法，观察能否导致肺脏损害，从而证实“肺与大肠相表里”的特异性。

【准　　备】

1. 动物：健康家兔2只，体重范围为2~2.5kg，雌雄相同。

2. 器材：兔解剖台，手术刀，手术剪，各种血管钳，注射器，缝合针和丝线，放大镜，病理切片及病理检查设备。

3. 药物：苯巴比妥钠，普鲁卡因。

【方法与步骤】

1. 随机将2只家兔分为实验兔和对照兔。

2. 对两只兔进行耳部皮肤消毒，然后自耳缘静脉注入苯巴比妥钠0.1g，并于仰卧位固定四肢及头部，在局麻下无菌操作剖腹。

3. 实验兔钳夹肠系膜上动脉根部45分钟后，松开钳夹，缝合腹壁，手术结束。

4. 对照组钳夹左侧肾动脉45分钟，然后缝合腹壁，手术结束。

5. 术后24小时如兔死亡，立即开胸取全肺，另外切取心脏、肝脏、胰脏、肾脏，如术后24小时仍存活，在乙醚麻醉下取上述内脏，并取各内脏的组织，作病理切片观察。

6. 肉眼（可用放大镜）观察实验兔和对照兔肺的病理变化，两者相互对照比较。然后肉眼观察心、肾、胰腺和肝有无变化。

7. 将两只兔的内脏用10%福尔马林固定，并制片、镜检，进行显微观察。

【观察结果】

		肺	心	肝	胰	肾
实验兔	肉眼观察变化					
	显微镜观察变化					
对照兔	肉眼观察变化					
	显微镜观察变化					

【思 考 题】

1. 根据本实验结果，分析肠道功能障碍与内脏的病理联系。

2. “肺与大肠相表里”有何临床意义？

参　考　文　献

王今达等. 祖国医学“肺与大肠相表里”学说的临床意义及本质的探讨. 中西医结合杂志，1982；2（2）：77

实验三　气的推动作用的实验观察

【目　　的】

通过观察人参的抗疲劳作用，认识气的推动功能。

【原　　理】

气是活力很强的精微物质，人体的一切生命活动都是以气为动力的。若气充沛，则各脏腑组织的活力就旺盛，四肢强健有力。人参是最常用的补气药，能大补元气，可减轻体力劳动时的疲劳。给小鼠灌服人参水煎液后，其活力加强，游泳时间延长，这间接地反应了气的推动作用。

【准　　备】

1. 器材：50cm×30cm×25cm的玻璃缸，负重物（每个2克），温度计，粗天平，注射器。

2. 动物：20克左右小白鼠10只。

3. 药物：人参水煎液（0.1g/ml），生理盐水。

【方法与步骤】

1. 玻璃缸内加水，水深20cm，水温保持在20±0.5℃。

2. 取10只体重、性别相同小鼠，随机分为2组，标记。

3. 实验组小鼠每只腹腔注射人参水煎液（0.03ml/g），对照组小鼠每只腹腔注射等容量的生理盐水，注射后立即计时。

4. 给药后30分钟分别放入玻璃缸内游泳，并重新计时。注意观察，当小鼠头部沉入水中10秒钟不能浮出水面者为体力耗竭，即刻计时，为小鼠游泳时间。

5. 多只小鼠在一缸内游泳，应注意观察，不使小鼠彼此靠近，否则会影响实验结果。水温如升到28～30℃和小鼠负重物较轻，均可使小鼠游泳时间明显延长，而影响实验结果。

【观察结果】

组别		体重（g）	剂量	游泳时间（min）	平均游泳时间
实验组	1				
	2				
	3				
	4				
	5				
对照组	1				
	2				
	3				
	4				
	5				

【思考题】

1. 用中医理论解释人参的抗疲劳机理。
2. 本实验结果有什么临床意义？

实验四　寒热对血行的影响

【目　的】

通过观察寒热对血行的影响，进一步理解“血得温则行，得寒则凝”的理论。

【原　理】

《素问·调经论》说：“血气者，喜温而恶寒，寒则涩而不流，温而消则去之”。血液的寒热，直接影响着血液运行的迟或速。血寒时，血的运行变得迟缓，甚至凝滞不行。血热时，血液运行加快。在临床上，寒客于脉是导致血瘀的原因之一，在活血祛瘀方剂中，常配伍一些温经散寒的药物，可以加强其行血化瘀的力量。

【准　备】

1. 动物：泥鳅若干条（约5~7厘米长）。
2. 器材：滴管，小烧杯，载玻片，胶布，显微镜二台。
3. 试剂：温水（40℃左右），冰水。

【方法与步骤】

1. 取泥鳅一条，用干布吸干体表黏液后，用胶布将泥鳅固定于玻片上。
2. 在显微镜下（10×25）观察泥鳅尾部的血液循环。
3. 按以下顺序观察血液循环：

(1) 首先观察正常血液循环速度与状况。
(2) 在泥鳅尾部上滴温水数滴，然后观察血行变化。
(3) 在泥鳅尾部上滴冰水数滴，然后观察血行变化。

(4) 血液凝滞后，再在泥鳅尾部上滴温水数滴，观察血行变化。

【观察结果】

观察时间	血行状况
正常状态	
滴温水后	
滴冰水后	
再滴温水后	

【思考题】

1. 寒与温对血液运行有什么影响?
2. 请结合临床谈谈“血得温则行，得寒则凝”的意义。

实验五　电脑多媒体人体经络模型的观察

【目　的】

通过对电脑多媒体人体经络显示的观察，加深学生对经络循行分布的认识。

【原　理】

电脑多媒体人体经络模型，是将传统的经络理论，编成电脑程序，并通过灯光、声音形象地表现经络的循行、分布情况，使学生比较直观地看到经络的循行情况、分布规律等。

【准　备】

多媒体人体经络模型一套，电脑设备一套，操作光盘。

经络名称	循行路线				
	头面	上肢	胸部	腹部	下肢
手太阴肺经					
手厥阴心包经					
手少阴心经					
手阳明大肠经					
手少阳三焦经					
手太阳小肠经					
足太阴脾经					
足厥阴肝经					
足少阴肾经					
足阳明胃经					
足少阳胆经					
足太阳膀胱经					
任　脉					
督　脉					

【方法与步骤】

1. 连接电脑多媒体人体经络模型与电脑之间的控制线，接通电源。

2. 将操作光盘放入电脑，开动多媒体控制系统。

3. 根据教学要求，分步演示所需教学内容。

4. 观察十二正经及任脉、督脉的循行路线，阴阳经的分布规律等。

5. 根据实验内容写出实验报告。

【观察结果】（见上表）

【思 考 题】

1. 试分析十二经脉的流程次序及交接规律。

2. 阴阳经的分布规律是什么？

实验六　人体经络显性感传的观察

【目　　的】

通过对本实验的观察，增强学生对经络的认识。

【原　　理】

利用大功率激光发生器，刺激人体四肢末端的井穴，或利用脉冲电流发生器，刺激人体四肢的合穴，促使人体经气出现显性感传现象。初学者通过在自身直观体验经络的传导现象，从而建立经络的感性认识。

【准　　备】

1. 受试者：全体学生。

2. 器材：大功率激光发生器1台，脉冲电流发生器10只，光导管1根，皮肤清洁剂若干。

【方法与步骤】

1. 大功率激光发生器：

(1) 受试者平躺于测试床上。

(2) 测试者按步骤打开激光器。

(3) 选择受试者上肢或下肢井穴，进行测试。

(4) 用有色笔在受试者身上画出所感传的经气循行路线，并作好记录。

(5) 将在受试者身上所测试的经络路线与传统经络循行路线进行对照。

2. 脉冲电流发生器

(1) 受试者端坐或平躺。

(2) 测试者打开电源开关，调试刺激强度，以受试者能耐受为度。

(3) 用酒精或生理盐水棉球擦试被测部位后，将两个电板纵向摆放，横向快速从穴位的一侧拉向另一侧。

(4) 受试者描述经气感传的路线，并作好记录。

(5) 与传统的经络循行路线进行对照。

【观察结果】

<table>
<tr><td>姓名</td><td></td><td>性别</td><td></td><td>年龄</td><td colspan="2"></td><td>时间</td><td></td></tr>
<tr><td>天气</td><td></td><td>温度</td><td colspan="2"></td><td>湿度</td><td></td><td>地点</td><td></td></tr>
<tr><td colspan="2" rowspan="2">被测穴位或经络</td><td colspan="6">感　传　部　位</td><td rowspan="2">备　注</td></tr>
<tr><td colspan="3">起</td><td colspan="3">止</td></tr>
<tr><td colspan="2"></td><td colspan="3"></td><td colspan="3"></td><td></td></tr>
<tr><td colspan="2"></td><td colspan="3"></td><td colspan="3"></td><td></td></tr>
<tr><td colspan="2"></td><td colspan="3"></td><td colspan="3"></td><td></td></tr>
<tr><td colspan="2"></td><td colspan="3"></td><td colspan="3"></td><td></td></tr>
<tr><td colspan="2"></td><td colspan="3"></td><td colspan="3"></td><td></td></tr>
</table>

【思 考 题】

1. 对受试者所测试的经络感传路线与传统经典经络路线进行比较。

2. 分析实验结果，你认为经络是否客观存在?

实验七　人体穴位皮肤电阻测定

【目　　的】

通过实验，掌握皮肤电阻的测定方法，比较穴位与非穴位间的电学特异性，进一步认识穴位、经络存在的客观性。

【原　　理】

近代研究发现，穴位具有低电阻特性，即当电流经过经穴时，穴位具有较其周围皮肤为高的导电量（低电阻）的特性。穴位的低阻抗特性，也表现在沿经路线上。经穴的电学特征，是反应穴位与经络客观存在的一个重要的生物物理学的证据。

【准　　备】

1. 受试者：学生若干人。

2. 器材：皮肤电阻测定仪（可用万用电表代替），叩诊锤形移动式电极，固定电极。

3. 试剂：脱脂棉球，生理盐水或酒精。

【方法与步骤】

1. 受试者测试前应安静休息 10 分钟以上，采用卧位或坐位，肌肉放松，在测试过程中，应保持安定。

2. 用生理盐水或酒精棉球擦拭被测区域，动作要轻柔，擦拭后待皮肤外观恢复正常后方可测试。

3. 按皮肤电阻测定仪操作要求，调节仪器，使之正常。万用表在调零后置于“10K”档。

4. 安排电极，将固定电极安放在耳尖部（或握在受试者手中），再将活动电极放在受试部位，等电表指针偏转稳定后读取电阻值，并记录下来。测试时应控制好电极压力（68 ~100mg/10mm^{2}为宜）和时间（2 秒左右），否则可能出现假反应点。

5. 比较穴位与非穴位的测值，或比较两侧同名穴位的测值，然后评价其差值的意义。非穴位点常取距穴位中心 1cm 以外的部位（穴位上下左右均可）。

【观察结果】

<table>
<tr><td>姓名</td><td></td><td>性别</td><td></td><td>年龄</td><td colspan="2"></td><td>时间</td><td></td></tr>
<tr><td>天气</td><td></td><td>温度</td><td colspan="2"></td><td>湿度</td><td></td><td>地点</td><td></td></tr>
<tr><td colspan="2">穴位名称</td><td colspan="3">电阻值</td><td colspan="3">非穴位电阻值</td><td>差值</td></tr>
<tr><td colspan="2" rowspan="2"></td><td colspan="3">左</td><td colspan="3">左</td><td>左</td></tr>
<tr><td colspan="3">右</td><td colspan="3">右</td><td>右</td></tr>
<tr><td colspan="2" rowspan="2"></td><td colspan="3">左</td><td colspan="3">左</td><td>左</td></tr>
<tr><td colspan="3">右</td><td colspan="3">右</td><td>右</td></tr>
<tr><td colspan="2" rowspan="2"></td><td colspan="3">左</td><td colspan="3">左</td><td>左</td></tr>
<tr><td colspan="3">右</td><td colspan="3">右</td><td>右</td></tr>
</table>

【思考题】

1. 穴位点与非穴位点电阻值有何差异？

2. 本实验结果有什么意义？

实验八　中医体质类型的测定

【目　　的】

通过实验，掌握体质测定的基本方法，比较不同体质类型的差异性，进一步认识中医体质学说及在发病、辨证、养生、治疗学中的意义。

【原　　理】

人群由于先天禀赋不同，饮食的偏嗜及地理环境与气候变化等，从而存在着不同的体质类型。重视人体的体质差异性，是中医学的一大特色，中医学认为疾病的发生、发展及疾病的诊断、治疗均与体质密切相关。

【准　　备】

1. 受试者：本班的全体同学。

2. 体质测定表，每人一份。

3. 电子计算机及软件。

【方法与步骤】

1. 表格测试法：

(1) 老师对表格的内容进行适当解释。

(2) 受试者在不施加任何因素的前提下，按照表格 1 中的问诊内容，对照自身的实际情况进行选择，在符合自己情况的格子里打“√”。

(3) 带教老师对受试者进行望诊与切诊，将所得结果在表 2 的相关格子内打“√”。

(4) 结果判断：将体质类型分为七型：即正常质①、阴虚质②、阳虚质③、痰湿质④、湿热质⑤、气虚质⑥、瘀血质⑦。每一型包括若干症状，症状分特异性症状、主症、次症。

根据每一个症状在本型判断中的作用确定分值。特异性症状记 40～50 分；主症记 20～30 分，次症记 5～10 分。

主　型：100 分以上。

倾向型：70 分至 95 分。

65 分以下无意义。

2. 电脑测试法：

(1) 开机，找出文件，然后进行人机对话。

(2) 受试者根据电脑提问，结合自身情况，选择“Yes”或“No”。

(3) 将表格 2 结果按要求输入电脑。

(4) 电脑将对受试者的体质类型作出判断，并根据受试者体质类型提供保健处方。

3. 中医体质倾向调查表

表 1　由受试者根据自身情况选择并打“√”。

	(1)		(2)		(3)		(4)		(5)		(6)		(7)	
四肢	四肢有力	35			神疲乏力	10	肢体困重	20	困　倦	20	四肢无力	30		
耐温	耐寒耐热	20	手足心热 怕　热	20 10	四肢不温 怕　冷	15 30			怕　热	10	怕冷	20		
口味	口中和	10	口燥咽干	30	口淡不渴	10	口黏腻或甜	10	口干微苦	10	口淡	10	口干欲饮不欲咽	5
出汗	正常	10	盗汗	20	易出汗	20					动则出汗	30		
性格	平和	10	急躁易怒	15	沉静内向	10			烦躁易怒	10	喜静懒言	20		
饮食	胃口佳	20	喜冷食 喜凉润性食物	10 10	喜热食 喜温燥性食物	5 15	嗜食甘肥	20	喜甘肥厚味 喜烟酒煎炒	10 10	食少不化	10		
大便	正常	10	便干或结	10	稀溏	15	不成形	10	干结 有黏液	10 30	不成形	10		
小便	正常	10	短、色黄	10	夜尿频多 清长	20 10	短赤	10	量少频繁	10	尿多	10		
睡眠	安定	10	多梦失眠	10	嗜睡	10								
其它			午后潮热	30			胸闷痞满	30			头晕心悸	10	斑痕	20
							眩晕	20					月经色黑有块	30
							痰多	30					痛经	10

表2：由带教老师经过望诊、切诊后选择打“√”。

体态	匀称	5	消　瘦	10	肥　胖	5	肥胖	10					消　瘦	5
肤色	红黄隐隐	10	苍赤	5	柔白	10			偏黄	5	黄	10	暗滞 红丝赤缕 肌肤甲错	10 40 40
面色	红润	30	颧红	20	白、少华	15	淡黄而暗	5	面垢 痤疮粉刺	20 20	黄、白不华	15	黑暗滞	20
唇色	红润	20	唇红、干	10	淡	5					淡而不华	15	暗淡或紫色	20
舌质	淡红	10	红、瘦	15	色淡、胖齿印	20			舌质红	10	舌胖齿印	20	青紫、暗瘀点	40
舌苔	薄白而润	20	少苔、无苔	25	白润	20	腻苔	50	黄腻	50				
脉象	和缓有力	20	细数	20	沉微迟	20	濡滑	20	滑数	20	虚无力	30	细涩或结代	30

结果：主要类型　　　　　　兼型

【观察结果】

收集并统计全班的结果，由老师进行综合分析。

【思 考 题】

1. 试述中医体质类型的特点。

2. 体质在发病、诊断、治疗等方面有什么意义？

参 考 文 献

王琦等. 中医体质学说. 第1版，南京：江苏科学技术出版社，1982：52

实验九　寒邪与热邪致病特点的实验观察

【目　　的】

通过寒邪、热邪致病的实验动物模型的制作，观察寒邪、热邪致病后机体出现的病理变化及症状，从而深入理解与掌握寒邪与热邪的致病特点。

【原　　理】

寒为阴邪，易伤阳气。若在寒冷的环境中感受了寒邪，以致阴寒内盛，阳不制阴，阳气失其正常的温煦、推动作用，而出现机能减退、产热不足的阴寒证。

热为阳邪，其性炎上。气温炎热，热邪为患，以致阳热亢盛，阴不制阳，火热内扰，而出现机能亢奋、热量过剩的阳热证。

【准　　备】

1. 动物：小鼠（雄性）4只。

2. 器材：广口瓶（带有两孔的胶塞），500ml 烧杯一只，20×25cm 标本缸一只，天平，温度计，体温计，酒精灯，三脚支架，石棉网，白瓷板。

3. 试剂：食盐，冰块，95%酒精。

【方法与步骤】

1. 热邪致病的观察

(1) 将体重相近的雄性小鼠 2 只，测量体温后分别放于两个广口瓶内，随机分组，一广口瓶内小鼠为实验鼠，另一广口瓶内小鼠为对照鼠。

(2) 将装有 250 毫升左右普通水的大烧杯置于三脚支架上。

(3) 把装有实验鼠的广口瓶置于上述烧杯内，然后用酒精灯慢火加温，控制火焰，使瓶内温度保持在 35～40℃之间。随温度逐渐升高，观察小鼠有何异常表现。

(4) 待小鼠出现热汗、呼吸急促、惊厥等症状时，从广口瓶中取出小鼠，再测体温，观察精神、黏膜色泽、被毛、汗液、心跳、呼吸及饮水等情况，并与对照鼠进行比较.

2. 寒邪致病的观察

(1) 将体重相近的雄性小鼠 2 只，测量体温后分别放入两个广口瓶内，随机分组，一广口瓶内小鼠为实验鼠，另一广口瓶内小鼠为对照鼠。

(2) 将食盐与冰块按 1∶2 重量比混匀放入 20×25cm 的标本缸内。

(3) 将实验用的广口瓶置于上述标本缸内，随着温度逐渐的降低，观察小鼠有何异常表现，待小鼠表现出末梢皮肤黏膜变得苍白、皮紧毛乍、肢体僵硬时，从广口瓶内取出，再测量体温和触摸心跳，并放于白瓷板上观察寒颤和行走步态等，并与对照鼠进行比较。

【观察结果】

项目	组 别	体 温	精神	四肢	被毛	黏膜色泽	汗液	心率	饮水
热邪致病	实验鼠	实验前： 实验后：							
	对照组								
寒邪致病	实验鼠	实验前： 实验后：							
	对照组								

【思 考 题】

1. 热邪致病有哪些症状？本实验能见到哪些症状？请叙述产生这些症状的机理？

2. 寒邪致病有哪些症状？本实验能见到哪些症状？请叙述产生这些症状的机理

参 考 文 献

北京农业大学．中兽医学实验指导．第 1 版，北京：农业出版社，1986

实验十　饮食偏嗜致病的实验观察

【目　　的】

通过观察因过食高粱厚味而导致的病理变化，加深对饮食不节致病作用的认识。

【原　　理】

食物有寒热温凉四性，有辛甘酸苦咸五味。中医学十分重视饮食的调节，主张杂食，反对偏食，注意饮食物性味的调配，使各种营养成分相互补偿，以致机体阴阳平衡，气血平和。若饮食过寒过热，或五味有所偏嗜，或过食肥甘，则可导致脾胃损伤，阴阳失调，气血紊乱，而发生疾病。本实验片面地给小鼠喂养高粱厚味，导致了小鼠食积不化的病理变化，从而证实饮食偏嗜的致病作用。

【准　　备】

1. 动物：8～9克左右的儿鼠12只。

2. 器材：天平、体温计、显微镜、玻片。

3. 饲料：鸡蛋四枚，普通混合饲料，清洁水。

【方法与步骤】

1. 将儿鼠随机分为实验组与对照组，每组6只，分组称重量，测量足趾温度。然后分笼饲养。

2. 将鸡蛋煮熟，去蛋壳与蛋白，将蛋黄烤干，捣成颗粒状，装瓶备用。

实验组每天喂给干蛋黄，对照组每天喂给普通混合饲料。两组均喂给清洁水。

4. 实验的第3天观察和测量两组小鼠的足趾温度、体重、活动、出汗、饮食、皮毛、粪便等，并将粪便涂片后镜检，并记录结果。

【观察结果】

	动物数	体重（$\bar{X}$）	足趾温度（$\bar{X}$）	食量	活动	饮水	皮毛	出汗	粪便镜检
实验组		实验前：	实验前：						
		实验后：	实验后：						
对照组		实验前：	实验前：						
		实验后：	实验后：						

【思 考 题】

1. 为什么饮食偏嗜可导致疾病的发生？

2. 请用所学的理论解释实验组小鼠出现的症状的发生机理。

实验十一　七情性格倾向与疾病关系的调查

【目　　的】

通过问卷的调查，进一步认识人群中七情倾向的客观存生性，加深对七情内伤致病作用的认识。

【原　　理】

七情是人体对外界客观事物的不同情感反应，是脏腑生理功能的外在表现，因人体脏腑气血功能和对外界反应存在着差异，故七情倾向在人群中是客观存在的。

【准　　备】

1. 受试者：本班的全体学生。

2. 每人一份调查表格（见附表）。

【方法与步骤】

1. 老师对调查表的内容进行适当的解释。

2. 受试者在不施加任何因素的情况下，按调查表的内容对照自身的实际情况，进行选择，如符合自己的情况则在空格中打“√”。并填写疾病调查栏中项目。

性别________　年龄________　工作种类________　民族________

（1）喜		（2）怒		（3）忧		（4）思		（5）悲		（6）恐		（7）惊	
觉得生活充满着乐趣		常有无名怒火		沉默少言安静		好独自沉思，常走路、吃饭时考虑问题		认为人生无多大乐趣		常不敢单独行动		遇到强烈的刺激如尖叫、噪音会心惊胆战	
情绪乐观，没有什么可怕的事		遇到有气的事怒不可遏		总有事情牵肠挂肚		有问题非想通不可		对前途没有多少期望		时常心慌，心跳不安		怕打雷、闪电	
得了较重病，认为没有多大关系		常与人争吵		多忧伤感、闷闷不乐，喜叹气		常因思考问题而失眠		容易流泪		许多时候想得到别人的保护		总怕骤然碰见坏人	
时常放声大笑		易怒也易平息，过后无所谓		有了点不舒服，总认为自己得了很重的病		紧张学习后饮食减少		悲伤时难以自解		总担心和怀疑自己得了重病绝症		不喜观看凶杀武打的电影和小说	
情绪兴奋时常引起失眠		好抱不平		遇到问题常举棋不定		当注意力集中一事物时，别的事很难分心		看到电影、电视、小说悲伤情节常常伤感、流泪		碰到危险情景常有一种极度恐怖感		睡梦中常突然惊醒	

疾病调查：

1. 你以前患有什么疾病________________
2. 你现在患有什么疾病________________
3. 你现有什么不适症状

心系统症状：心跳　心慌　心烦　心前区疼痛　失眠　多梦　记忆力减退

肺系统症状：咳嗽　胸痛　气喘　咯血　痰多　易感冒

脾系统症状：纳呆　腹痛　胃痛　腹胀　呕吐　嗳气　反酸水　大便秘结　大便稀

肝系统症状：头痛　头晕　烦躁易怒　视力下降　眼睛痒痛　口苦　两胁胀痛

肾系统症状：腰痠　耳鸣　听力下降　头发早白或落头发　遗精　性能力下降　尿多　浮肿

女性月经情况：月经提前　月经推后　色黑　色淡　量多　量少　有血块　有剧痛　有胀痛　有隐痛

结果判断	主型	
	倾向型	

【观察结果】

1. 七情倾向的判定

将性格倾向分为八型，即喜型、怒型、忧型、思型、悲型、恐型、惊型、中间型。每一型的主要表现有五项，每项记2分。

主　型：8分以上。

倾向型：6分。

中间型：每型均在4分以下。

2. 分析七情倾向与疾病的相关性。

3. 统计全班的调查结果，由老师进行综合分析。

【思 考 题】

1. 人群中七情倾向的生理基础是什么？

2. 试述七情致病的特点。

参 考 文 献

王米渠. 中医心理学纲要. 第1版，成都：四川科学技术出版社，1988

实验十二　舌　诊

【目　　的】

通过观察舌象模型、舌诊录像、图谱及正常人与病人的舌象，学习掌握舌诊的方法，熟悉常见病理性舌象的特征和临床意义。

【原　　理】

人体是一个有机的整体，舌通过经络直接或间接地与脏腑相联系，脏腑的精气皆可上营于舌，脏腑的病变亦可以从舌象变化中反应出来。所以观察舌象可以了解内脏的病变、气血的盛衰、津液的盈亏，推断疾病的预后。

【准　　备】

1. 舌象模型二套。

2. 多媒体投影仪一台。

3. 舌象录像片、图谱。

4. 若干个异常舌象者。

【方法与步骤】

1. 集体观看录像片。

2. 分小组观看舌象模型和舌象图谱，注意观察各种病理性舌象的特征。

3. 分组相互观察正常舌象，熟悉舌的结构。熟悉不同部位与脏腑的分属关系，掌握正常舌象的特征。

4. 观察若干位病人（或具病理舌象的学生）的舌象，包括以下内容：

舌质的神、色变化：荣、枯、淡白、红、绛、青紫等。

舌形变化：老、嫩、胖、瘦、芒刺、裂纹、齿痕等。

舌态变化：痿软、歪斜、踡缩、颤动、吐弄、强硬等。

苔质变化：厚、薄、润、燥、滑、腐、腻、剥落等。

苔色变化：白、黄、灰、黑等。

【观察结果】

将病理性舌象观察结果进行综合分析，记入下表。

病人号	舌　质	舌　苔	临床意义（综合分析）
1			
2			
3			
4			

【思考题】

1. 望舌有哪些注意事项？

2. 在实验中所观察的病理性舌象有何临床意义？

实验十三　脉　诊

【目　的】

通过实验，学习并掌握正确的切脉方法，熟悉平脉与常见病脉的主要特征。

【原　理】

寸口是手太阴肺经的动脉，为气血会聚之处，“肺朝百脉”，五脏六腑的气血均会合于肺，故脏腑气血的盛衰都可反应于寸口，脏腑病变也可反应于寸口。所以，通过切诊可以诊察脏腑气血的盛衰，判断疾病的病位、性质，推断疾病的进退及预后。

脉象包括脉位、脉形、脉力、脉率、脉律、脉势等方面，这些方面的指感特征，必须应用正确的切脉指法才能全面感知和体会，只有通过反复的训练才能逐步获得对各种脉象的辨识能力。

【准　备】

脉诊录像片，脉枕等。

【方法与步骤】

1. 集体观看脉诊录像，熟悉正确的切脉方法。

2. 由学生相互练习切脉。

⑴ 被切脉者取正坐位，身体靠近诊察桌边，左（或右）手臂自然伸出，屈肘100度左右，直腕仰掌，腕下垫一脉枕，使腕部与心脏处于同一水平位置，以保持气血的流畅和脉象的正常显现。

⑵ 定位与布指：切脉者以右（或左）手中指按在被测者腕部桡骨茎突内侧桡动脉搏动处定为“关”部，再以食指按在“关”前定“寸”部，无名指按在“关”后定“尺”部。

切脉手指微曲，呈弓形，三指头平齐，以指目（指腹与指尖的交界处）按脉体。布指疏密应根据被测者手臂长度而定，长者宜疏，短者宜密。

⑶ 先以三个手指轻按在寸口皮肤上（举法），然后用力按到筋骨（按法）；再以不轻不重的中等指力，上下左右推移，以取得脉搏最清晰的感觉（寻法）。

⑷ 运用上述指法，取得最佳指感时，认真细心地体会和辨别脉象的频率快慢、力度强弱、部位深浅、脉体大小等。

⑸ 比较总按和单按时三部脉象的差异。

⑹ 从学生中选择比较典型的脉象（如平、浮、沉、虚、实、数、缓、滑、弦、濡、细脉等），让同学们切按，体会典型脉象的指感特征。

【观察结果】

被切脉者编号	脉位	脉力	脉率	脉形	脉律	脉势	其它特征	脉象名称
1								
2								
3								
4								
5								

【思 考 题】

1．切诊的原理是什么？

2．切诊时有哪些注意事项？

实验十四　脉图描记和分析

【目　　的】

本实验通过运用脉象仪描记桡动脉寸口部的脉图，学习脉象仪的使用方法，了解脉图所反应的脉象信息及生理、病理意义，初步掌握脉图判读的内容与方法。

【原　　理】

脉象是脉动应指的形象，现代脉诊研究应用脉象仪检测脉图，模拟手指切脉过程，由指端压力感受器等感觉装置获取脉搏信息，采用压力感应元件测录压力脉搏波图，是脉诊客观化的一种手段。

【准　　备】

1．硬件：本仪器由 MH－IIA 型单探头脉象换能器，ZM－IIIC 型脉象采集器（含 A/D 转换器），串口通讯电缆，以及用户自备的 586 以上型号的个人电脑和 LQ 模式建阵打印机等组成。

2．软件：AM－IIIC 型智能化中医脉象仪操作系统（由仪器附带的软盘安装），WIN98 工作平台。

【观察内容】

1. 描记六段系列脉图，选择最佳脉图和趋势图。

2. 观察P（取脉压力）——h_1（脉幅）趋势图。

3. 描记40S（40秒）脉图检测。

4. 打印显示辨脉、辨证报告。

【方法与步骤】

1. 系统的连接

⑴ 将脉象换能器连接线端的插头，插入脉象采集器正面板上的脉象换能器输入插座。

⑵ 脉象采集器连接电源。

⑶ 将串口通讯电缆分别与脉象采集器背面板上的串口电缆以及用户电脑的串口插座相连接好。

⑷ 用户的电脑和打印机处于联机状态，并各自连接电源。

2. 开机

⑴ 将脉象采集器前面板上的“工作/校正切换开关”置“工作”档，打开后面板上的电源开关，前面板上的电源指示灯亮，表示电源接通。

⑵ 启动用户已安装了ZM－IIIC型智能化中医脉象仪器操作系统的计算机的主机和打印机，当显示器指示进入WIN98工作平台后，用鼠标点出脉象仪操作系统快捷方式的图标，系统随即进入“智能脉象仪辨脉辨证系统”的界面。此辨脉辨证系统由系统、信息输入、脉图采样处理，40S脉图采样处理、辨证、打印/显示数据保存、读取数据、退出系统和关于等十个功能栏组成。

3. 系列脉图（含40S脉图趋势）检测

开机进入辨脉、辨证系统界面后，依下列顺序操作：

⑴ 输入病人信息：打开“信息输入”栏操作，如未输入病人信息，操作者想直接进入脉图采样，系统会提醒要先输入病人信息。

⑵ 进入系列脉图检测：“打开脉图采样处理”栏操作。

按屏幕上方中部操作提示区的提示要求，先固定好脉象换能器。换能器的探头，一般固定于腕部掌侧面桡骨小头内侧桡动脉搏动点部位，即“关”部。亦可按医嘱固定于寸或尺部检测。然后，调节换能器的取脉压力调节螺旋钮，观察显示屏左上角的取脉压力数值〔P（g）:〕，调节到提示的压力值。系列脉图采样时，屏幕上提示的规范化压力梯度为50g\100g\125g\150g\175g\225g六个档次，计采样六段信号。每次按提示的压力要求加压完毕后，待屏幕显示的脉波信号稳定后，应立即采样，防止出现因不及时采样而取脉压力变小的软组织应力松弛现象。另外，第二、第四两档压力，应控制在≤100g，≥175g附近的数值，其他压力则控制在规定数值上下附近。

每次采样完毕操作提示部显示“重放/返回/储存?”的提问。如对所采集的脉波数据疑有随机信号干扰，则可点击“重放”键，重新显示本段采样的信号。显示完毕，提示部出现“返回/储存?”的提问。如信号质量不佳，点击“返回”键，则放弃本段采样的数据，保持本段采样序号，操作提示保持原段的采样压力重新采样。如信号质量满意，则可点击“储存”键，将所采的数据存入堆栈。点击“储存”键后，采样序号刷新一次，并提示按下一段采样的压力数值进一步操作；屏幕下部左侧会显示刚采完的一段脉波，供下一步采样操作做波形对比参考；屏幕下部右侧的P－h_1趋势图上，则会显示刚采完一段波形取脉压力与平均幅值的坐标点，并以连线与前一段的坐标点相连，显示 $P-h_1$变化趋势。

六段系列脉图采样完毕后，脉图采样界面上弹出“选择最佳脉图”的窗口，系统以红色曲线标记其选择的最佳脉图。如果操作者判定系统识别有误，则可点击各段序号前的圆圈，人工干预作最佳脉图选择。选定后或者系统识别正确，均应点击“进入参数调整”键，进入下一步骤。

屏幕弹出“参数调整”窗口后，界面上显示由系统识别的最佳脉图幅度，时间参数的位置。如系统识别有误，操作者则可点击 H_1—H_5幅值参数后的圆圈，调整该参数。点击圆圈后，该参数的标记线段变红色，可移动[→][←]两个方向键，把标记线移到正确的位置。参数调整过程中，屏幕上相应的参数值跟随改变。当应调整的参数操作完毕后，点击“调整结束”键，进入下一步骤。

屏幕返回到脉图采样界面，采样序号提示为“40S”，操作提示部要求调整到最佳取脉压力测脉，操作者可经“采样”、“储存”两个步骤，完成40S 脉图检测。之后，点击“分析”键，则屏幕返回系统界面，弹出的窗口逐一显示辨脉的过程和结论。如果操作者放弃本次全部采样，则点击“结束”键。

4．辨证

完成系列脉图（含40S 脉图）检测，并显示辨脉分析结论后，应进入系统的辨证程序。点击辨证栏，界面弹出辨证分析的窗口。操作者应按屏幕显示的问诊信息，在主症、兼症、舌象、追问各界面，点击病人具备的症状，完成人机对话。该栏最后可显示临床结论。确认后，返回系统界面。

5．打印/显示辨脉、辨证报告

点击打印/显示栏后，屏幕弹出辨脉、辨证报告的窗口。逐次确认显示完毕后，点击“打印”键，则可打印辨脉、辨证报告。

(1) 测脉结论报告

脉位：分浮、中、沉三类；

脉力：分有力、中、无力三类；

脉势：分满实、正常、低平虚、中空虚四类；

脉率：分迟、缓、平、带数、数、疾六类；

节律：分正常、不齐、结代、促四类；

脉名：按位、数、形、势综合判别，有平、弦Ⅰ、弦Ⅱ、弦Ⅲ、弦Ⅳ、滑、平滑、平弦、弦滑、涩、芤、濡、虚、实、弱、微、散、革、牢、紧、洪、细、浮、沉、迟、缓、数、疾、结代、促等。

(2) 临床辅助诊断报告

张力：反应动脉管壁紧张程度，结论分张力高、张力正常、张力低三类；

阻力：反应动脉系统外周阻力，结论分阻力高、阻力正常、阻力低三类；

生理年龄：系统脉图特征参数与生理年龄相关性推出的结论，可提示动脉系统的生理状态；

自律神经平衡状态：系反应交感神经与副交感神经平衡状态的指标，结论包括低水平平衡、正常水平平衡、高水平平衡、大体平衡、交感神经功能亢进、副交感神经功能亢进等类型；

辨证结论：根据脉象分析和问诊的综合分析，从八纲、脏腑、气血津液等方面提供临床辨证的结论。

6. 数据保存

在打印辨脉、辨证报告完毕后，建立数据文件。或者在不需现场打印报告的时候，先打开数据保存栏，建立文件保存数据。

附：脉图基础知识介绍

⑴ 脉图：脉图（图1）可分为升支与降支两部分。升支与降支形成主波。降支上前后分别出现重搏前波和重搏波。后两个波之间的波谷为降中峡。

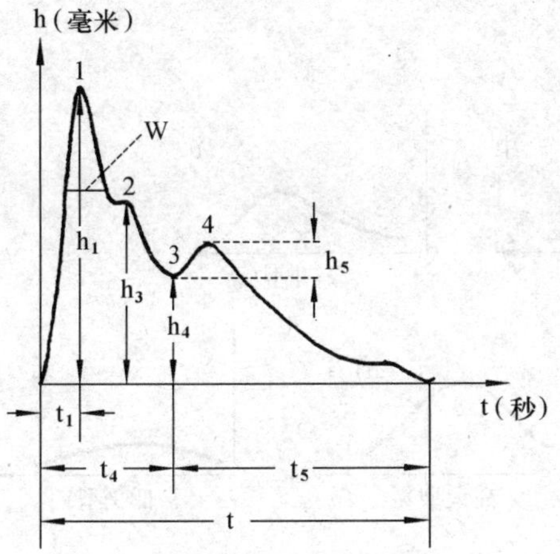

图1　脉图波形和生理参数

1. 主波　2. 重搏前波　3. 降中峡　4. 重搏波

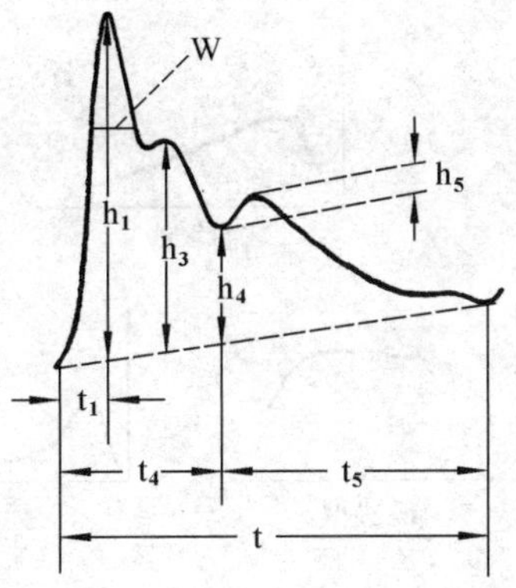

图2　基线波动的脉图的生理参数测定

脉图的主要参数及其生理意义为：t_1快速射血期；t_4收缩期；t_5舒张期；t 脉动周期。W 主波上1/3宽度，相当于动脉内高压力水平所维持的时间。h_1主波高度，主要反应左心室的射血功能，大动脉的弹性（顺应性），即左室射血功能强，大动脉顺应性大，则h_1高大。h_3重搏前波高度，一般认为重搏前波由外周向心传播的反射与脉搏传出波迭加而成，主要反应动脉血管的张力和顺应性，张大增大或顺应性减少，可引起h_3抬高及其时相提前。H_4降中峡的幅度主要与外围阻力有关。H_5重搏波可提示血管壁的弹性和主动脉瓣的功能情况。另外，上述生理参数的比值t_1/t、t_1/t_4、t_4/t、t_5/t、t_5/t_4、w/t、h_3/h_1、h_4/h_1、h_5/h_1，可进一步准确、灵敏地反应心脏和动脉系统的状况。基线波动的脉图测量方法如图2所示。

⑵ 速率图：速率图（图3）是对脉图波形微分处理后所得的曲线。脉搏波与动脉血管内压力等因素密切相关，因而其一阶导数，即脉图曲线的变化速率，对于心血管功能和脉图形态的分析有重要的意义。速度图零线上的点，与脉图的拐点相对应。零线上方表示速率为正的部分，对应脉图波形的上升段。零线下方表示速率为负的部分，对应脉图的下降段。典型的三峰波脉图的速率图，可见由正波1、2、3，负波1′、2′、3′组成。正波1对应脉图升支上升速率最大的部分。

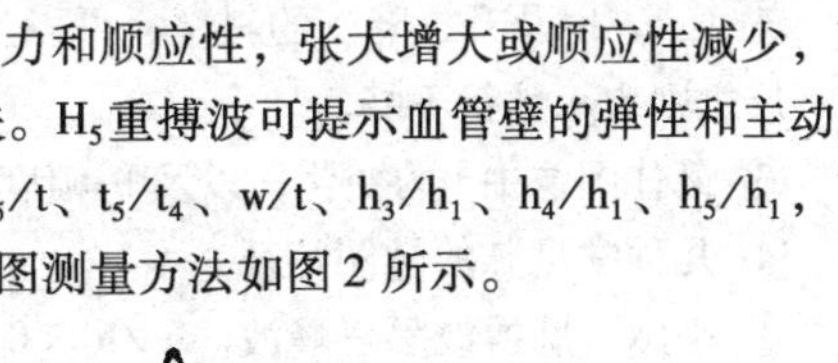

图3　脉图与速率图的对应关系

⑶ 脉象信息的提取

① 将由轻取到重按十个压力段的系列脉图中的h_1高

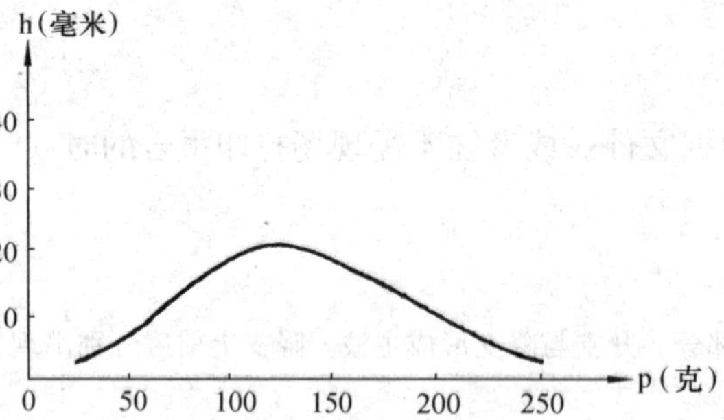

图4 取法压力—脉幅趋势图

度对应取法压力变化的情况，反应到二维坐标系中，即可绘制出取法压力—脉幅趋势图（图4）。根据 h_1 趋势曲线的变化，可以区分脉位、脉力大小和脉势虚实（图5）。h_1 趋势曲线呈渐降型为脉位浮，正态型为脉位中，渐升型为脉位沉。轻取重按 h_1 皆大，h_1 趋势曲线呈满实型为实脉；轻取 h_1 较大，重按则迅速下降，h_1 趋势曲线呈无根型为虚脉。h_1 趋势曲线呈高大型为有力脉，呈低平型为无力脉。

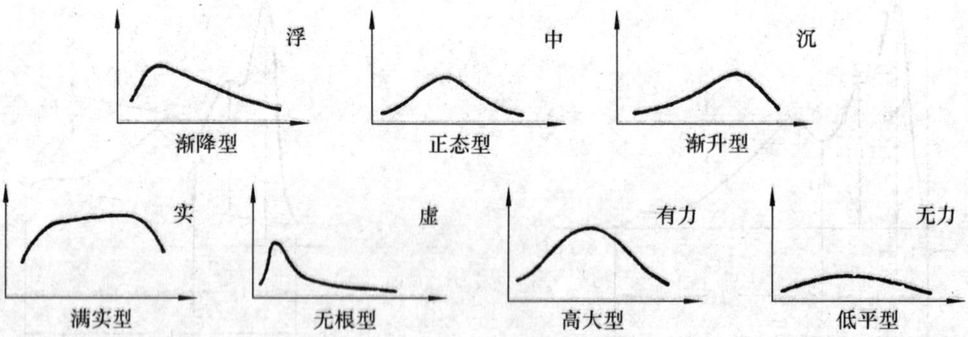

图5 h_1 趋势曲线分类

② 脉率 = $\frac{60\text{秒} \times 25\text{毫米/秒}}{t\text{毫米}}$（次/分）。25毫米/秒为心电图机固定的走纸速度。t 取连续 3 或 5 个脉搏波周期的均值。

③ 重搏前波的高度与主波高度的比值 h_3/h_1，可以分析脉的紧张度。h_3/h_1 变大表示紧张度增高。

④ w/t，以及升、降支的斜率，可以反应脉的流利度。w/t 减小，升、降支斜率增大。表示流利度增大。反之则表示脉行不畅。

⑤ 最佳图像中 t 的变化，以及 h_1 幅度的变化，可反应脉的均匀度。

⑷ 几种常见脉的脉图特征

① 平脉　脉搏波呈三峰波。$h_3/h_1 < 0.7$，$h_4/h_1 < 0.4$；脉率约为 60～75 次/分钟，脉搏波振幅、节律均匀；h_1 趋势曲线呈正态型；速率图波 1、2、3 均匀分布于零线（图6）。

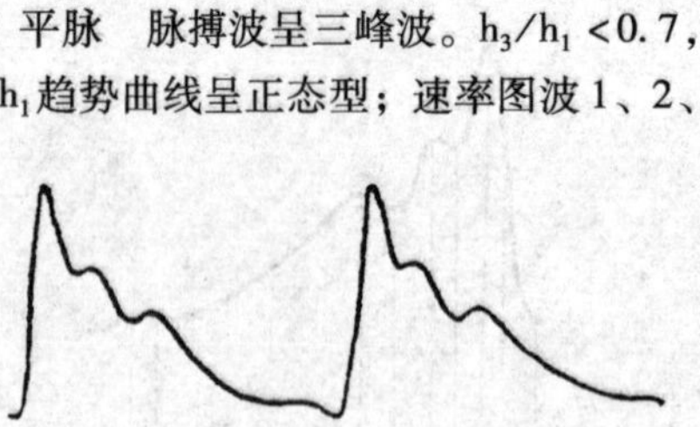

图6 平脉

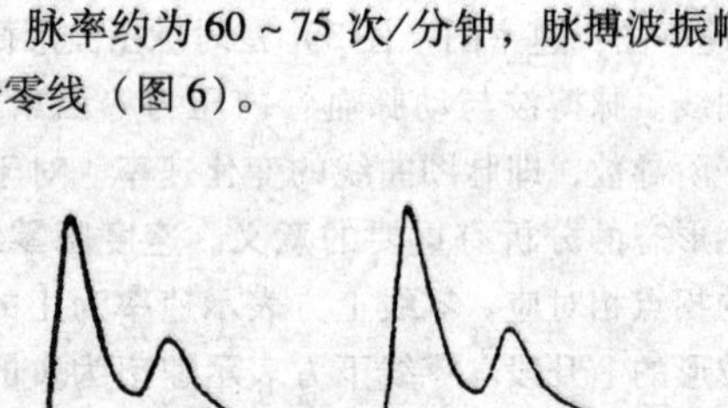

图7 滑脉

② 滑脉　脉搏波呈双峰波。升、降支斜率大，$w/t<0.2$；重搏前波时相后移，位置低，迭加或隐没于降中峡附件；降中峡降低，$h_4/h_1<0.3$；重搏波较大；速率图波1较高，负波1′加深，波2可消失（图7）。

③ 弦脉　脉搏波显示重搏前波抬高，与主波接近或与主波融合，呈宽大主波，$h_3/h_1\geq0.7\sim1$，$w/t>0.2$；降中峡抬高，$h_4/h_1>0.5$；重搏波平坦，$h_5/h_1\leq0$；速率图波1高大，波2不明显，负波2′加深。根据重搏前波位置高低和主波形态的变化，弦脉脉图可分为弦Ⅰ（斜宽）、弦Ⅱ（平宽）、弦Ⅲ（后突）、弦Ⅳ（圆宽）这四型（图8）。

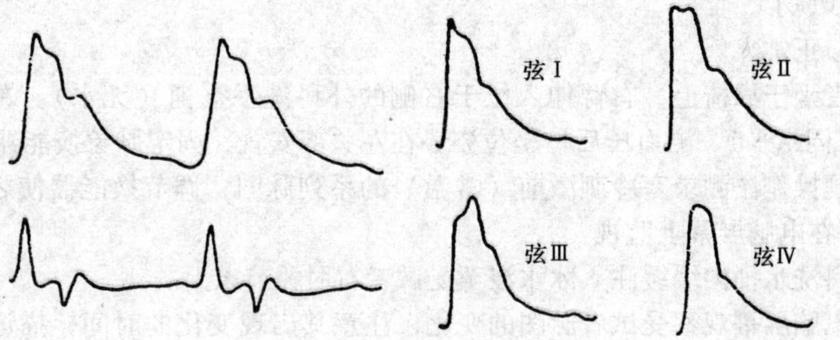

图8　弦脉及其分类

④ 浮脉　h_1趋势曲线呈渐降型，示脉力举之有余，按之不足（图5）。

⑤ 沉脉　h_1趋势曲线呈渐升型，示脉力举之不足，按之有余（图6）。

⑥ 涩脉　脉搏波升、降支斜率减小；波峰、波谷不明显，呈土堡形，或升支上有明显顿挫；脉的节律、幅度不均匀（图9）。

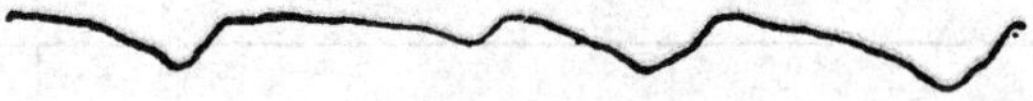

图9　涩脉

⑦ 数脉　$t<17$ 毫米（0.64 秒），相当于脉率 >90 次/分钟。

⑧ 迟脉　$t>25$ 毫米（1 秒），相当于脉率 <60 次/分钟。

实验十五　寒冷刺激及运动对脉图的影响

一、寒冷刺激及运动对脉图的影响

【目　　的】

观察寒冷刺激对人体脉图的影响。

【原　　理】

中医认为“寒主收引、其性凝滞”，寒甚则经脉拘急，气血凝滞，外界的寒冷刺激可反射性引起皮肤及体表血管的收缩，使血压升高、肌肉紧张度增加等，这些变化直接或间接地反应了机体气血运行及脏腑功能的改变，在一定程度上反应于脉象的变化。通过观察寒冷刺激前后的人体脉象变化可以了解寒冷对气血的影响。

【器　　材】

MH－IIA 型单探头脉象换能器，ZM－IIIC 型脉象采集器，586 以上电脑，LQ 模式点阵打印机，有扶手的靠背椅、脉枕、外科洗手桶、冰水（0～4℃）、血压计。

【观察内容】

1．观察并描记寒冷刺激前、后的系列脉图，记录同侧肱动脉血压。

2．比较分析脉图参数、最佳取法压力及血压的改变。

【方法和步骤】

1．对象：正常人。

2．受试者坐于靠椅上，右臂伸入位于右侧的外科洗手空桶（无水），左臂放于靠椅扶手上（与心脏同水平）、测血压后按坐位姿势在左关部安置、固定脉象换能器。

3．按常规操作法测录寒冷刺激前（常温）的系列脉图，调节换能器使之处于最佳取脉压力状态，并在电脑屏幕上监视。

4．向外科洗水桶内缓缓注入冰水浸至受试者右肘关节以上。

5．通过电脑屏幕观察受试者脉图的变化，注意其出现变化的时间，描记该时的系列脉图，观察并描记变化最明显时的系列脉图，同时记录血压。

【注意事项】

1．本实验宜在较暖和的季节进行。

2．向桶内注冰水前应先告诉受试者，注入冰水速度宜缓，并须没过肘关节以上，避免突然的寒冷刺激，引起体位及换能器位位置的改变。

3．如反应不明显，可将受试者双足放入冷水盆内。

【结果记录】

编号 测脉	1		2		3	
脉图对比	常温脉图	寒冷脉图	常温脉图	寒冷脉图	常温脉图	寒冷脉图
脉位						
脉力						
脉势						
脉率						
脉律						
脉形						
脉名判读						

二、运动对脉图的影响：

【目　　的】

观察运动前后人体脉图的变化，了解运动对脉图的影响。

【原　　理】

运动时，为适应机体耗氧量的增加，在各种反射的调节下，心血管系统发生一系列改变，如：运动器官血管扩张，血流加速，心率加快，心肌收缩力加强，心搏出量增加，非运动器官血管收缩，血液从血库释放，循环血量增加等等。这些改变必然会引起脉象的变化，通过测录静息时与运动后的脉图，可以了解运动对人体脉图的影响。

【器　材】

MH－IIA 型单探头脉象换能器，ZM－IIIC 型脉象采集器、586 以上电脑、LQ 模式点阵打印机、诊察床、节拍器。

【观察内容】

1．测录正常人静息时及运动后的脉图。

2．测算前后两次脉图参数 h_1、h_3/h_1、h_4/h_1、t、w/t、w/t_4，并进行比较分析。

【方法和步骤】

1．对象：正常人。

2．脉象仪、电脑、打印机连接，并调节至标准状态。

3．被测者取平卧位，用笔标记出其左关部位置，按常规脉图操作法测录其静息状态时的系列脉图。

4．被测者直立，两足与肩同宽，按节拍器的频率（由测试者控制）作下蹲运动，下蹲时两臂向前平伸、臀部要碰到足跟，起立时两臂下垂，两腿伸直，1 分钟内下蹲 30～40 次。

5．被测者停止运动后立即平卧于诊察床上，迅速、正确地在原先标记的左关部安置换能器，测录其运动后之脉图。

6．通过电脑屏幕观察运动后至逐渐恢复静息状态过程中的脉图变化，注意脉幅、脉形、脉动周期的改变。

【注意事项】

1．进行运动试验时，测试者应注意控制节拍器的频率以掌握适当的运动量。运动量可视被测者体质而定，体质虚弱者，节拍器速度宜稍慢，运动时间可缩短，体质健壮者，节拍器速度可稍快，运动时间可适当延长。

2．运动后测试脉图，须注意被测者的体位、换能器固定位置等，应与静息状态时保持一致。运动后由于呼吸加深加快，测试脉图时须注意防止呼吸造成脉图基线的漂移。

【结果记录】

编号 测脉	1		2		3	
脉图对比	静息脉图	运动脉图	静息脉图	运动脉图	静息脉图	运动脉图
脉位						
脉力						
脉势						
脉率						
脉律						
脉形						
脉名判读						

实验十六　　脾气虚证的实验观察与分析

【目　　的】

通过对脾虚组小鼠与对照组小鼠的比较观察，进一步地认识脾虚证的主要临床特性及病理变化，加深对脾主运化、主升清、主肌肉、主四肢功能的理解。

【原　　理】

饮食不节、过食油腻或过服久服苦寒药物，可损伤脾胃，致脾运化失职，化源不足，气血亏虚，机体失于营养，而出现一系列脾虚的症状与体征。本实验给实验鼠喂养寒凉的甘兰菜和灌服苦寒泻下药大黄，导致脾气受损，造成脾虚的动物模型。

【准　　备】

1. 动物：16~18g 小鼠 10 只。

2. 器材：天平，体温计，5 毫升注射器、游泳缸。

3. 试剂：大黄煎出液（1g/ml）。

4. 饲料：甘兰菜，普通饲料。

【方法与步骤】

1. 将 10 只小鼠随机分为二组，一组为脾虚造模组，一组为对照组。

2. 给脾虚组小鼠喂养普通饲料及甘兰菜，连续 9 日；对照组只给普通饲料喂养。并给脾虚组小鼠灌喂生大黄煎液（1g/ml）0.6~1.0ml/只，每日一次。对照组每日灌喂普通水 0.6—1.0ml/只。

3. 5 天、7 天、9 天后，分别观察两组小鼠体重、摄食量、肌肉、四肢、毛发、活动、体温等，并记录观测结果。

4. 抗疲劳试验：实验第九天，将脾虚组与对照组小鼠的尾部负重（5%），放入 20℃左右水中，记录两组动物的游泳时间（以下沉水中 10 秒钟不能浮出水面为游泳时间终点）。

【观察结果】

观察项目	对照组	脾虚组
体温（$\overline{X}$）		
摄食量		
肌肉四肢		
毛发		
活动		
肛门		
体重（$\overline{X}$）		
游泳时间（$\overline{X}$）		

【思 考 题】

1. 脾气虚证有哪些主要症状与体征？

2. 结合脾的生理功能分析这些症状与体征产生的机理。

声　　明

中医药学是一门不断发展的学科，随着临床经验的不断积累，在中药的运用上，也出现了一些新的变化，本书的编者根据他们自己的临床经验，并参考了已发表的各类文献，编成此书。本书所提供的所有资料都是准确、完整、可靠的，但是本书的编者、出版者在此郑重声明：他们对因使用本书资料而引起的任何医疗差错和事故一律不能负责。同时，天然药物的使用，应遵循保障生物物种多样化的原则，对濒危物种在临床上的药用，应遵循国家法律之规定，鼓励使用替代品。